黒田洋一郎
木村-黒田純子

発達障害の原因と発症メカニズム

脳神経科学からみた予防、治療・療育の可能性

河出書房新社

本書を
ヘンリー・マッキルウェイン先生
高垣玄吉郎先生
団ジーン先生
に捧げる

はじめに――米国小児科学会や欧州食品安全機関の声明、三つの伝えたいこと

二〇一二年一一月、米国小児科学会は政策声明(1)を公表し、米国の政府や社会に「脳の発達障害や脳腫瘍など、農薬による子どもの健康被害」を警告した（次頁図）。

米国の小児科学を代表する学会が、農薬などの発達神経毒性をもつ環境化学物質の危険性を医学会として公に認めて発表したのは、二〇一〇年の「有機リン系農薬に曝露された子どもにＡＤＨＤ（注意欠如・多動性障害）のリスクが約二倍高まる」というハーバード大学からの論文(2)を始め、農薬と脳の発達障害との相関関係を示す疫学データが次々に報告されたタイミングがある。また、その因果関係を証明する根拠となる実験論文はすでに多数蓄積されており、声明文と同時に二〇〇以上の論文が証拠として引用(3)されている。この声明は、最近の発達障害の原因研究が、遺伝要因から環境要因へ向かう新しい流れを象徴している。

さらに、二〇一三年一二月、欧州食品安全機関は、ネオニコチノイド系農薬に「子どもの脳の発達に異常をおこす」発達神経毒性がある可能性を認め、規制を強化するように勧告し(4)、欧米の一流紙に大きく報道された*注1（8章4項に詳述）。

この本は、一九九九年から二〇〇五年まで、「環境化学物質の脳機能発達への影響と毒性メカニ

American Academy of Pediatrics

DEDICATED TO THE HEALTH OF ALL CHILDREN

FROM THE AMERICAN ACADEMY OF PEDIATRICS

Organizational Principles to Guide and Define the Child Health Care System and/or Improve the Health of all Children

POLICY STATEMENT

Pesticide Exposure in Children

COUNCIL ON ENVIRONMENTAL HEALTH

KEY WORDS

pesticides, toxicity, children, pest control, integrated pest management

ABBREVIATIONS

EPA—Environmental Protection Agency

IPM—integrated pest management

abstract

FREE

This statement presents the position of the American Academy of Pediatrics on pesticides. Pesticides are a collective term for chemicals intended to kill unwanted insects, plants, molds, and rodents. Children encounter pesticides daily and have unique susceptibilities to their potential toxicity. Acute poisoning risks are clear, and understanding of chronic health implications from both acute and chronic exposure are emerging. Epidemiologic evidence demonstrates associations between early life exposure to pesticides and pediatric cancers, decreased cognitive function, and behavioral problems. Related animal toxicology studies provide supportive biological plausibility for these findings. Recognizing and reducing problematic exposures will require attention to current inadequacies in medical training, public health tracking, and regulatory action on pesticides. Ongoing research describing toxicologic vulnerabilities and exposure factors across the life span are needed to inform regulatory needs and appropriate interventions. Policies that promote integrated pest management, comprehensive pesticide labeling, and marketing practices that incorporate child health considerations will enhance safe use. *Pediatrics* 2012;130:e1757–e1763

米国小児科学会の政策声明

「脳の発達障害や脳腫瘍など、農薬による子どもの健康被害への警告」（文献１）

ズム」といったテーマで、CREST研究プロジェクト＊注2の研究代表者として関わった私（黒田洋一郎）とその研究を班員として担ってきた連れ合いの木村‐黒田純子が、最近までの研究成果を、発達障害についての膨大な数の論文や本を参考にして考察し、現在の到達点を、協同してまとめたものである。

このプロジェクトの前までは約三五年間、私は発達障害の生物学的基盤であるヒトの脳、ことに記憶・学習などヒト脳の高次機能の分子（遺伝子）・細胞レベル、ことに「シナプス可塑性」の基礎研究を東京都神経科学総合研究所＊注3で続けてきた。基礎研究と同時に行ってきた、公立の医学研究所の目標である臨床に直結する研究・精神神経疾患の原因を解明する研究のターゲットも、定年をまたいだ晩年、それまでの記憶障害であるアルツハイマー病から、自閉症スペクトラム障害（以下、自閉症と略す）・ＡＤＨＤなど発達障害の原因研究に変えた。

これには、一九九〇年前後から日本で行動に異常がある子どもが増えていることに気がつき、「将来、大変なことになるのではないか」と自閉症など子どもの行動異常の関連文献を集め、増加の原因を考え始めながら準備していた事情がある（黒田洋一郎『アルツハイマー病』最終章、参照）[5]。

木村‐黒田純子は、同じ研究所でウイルス学を専門としていたが、本格的に環境化学物質の脳への影響の研究に参画し、二〇一七年まで東京都医学総合研究所・脳発達・神経再生研究分野・こどもの脳プロジェクトで研究を続行、二〇一七年以降は環境脳神経科学情報センターを共催している。

１．発達障害の原因と予防、発症メカニズムと治療・療育

この本で、発達障害の子どもたちにかかわっている方々、興味をお持ちの方々に伝えたいことは、大きく分けて三つある。

第一は、脳の仕組み働きの原理「遺伝と環境の相互作用」のヒト脳内での実態である。さまざまな環境要因で、遺伝子の発現が変わり、異なった神経回路（シナプス結合）が形成・維持され、シナプスの可塑性を通じ変化していく。自閉症など発達障害の発症では、これまで遺伝要因が過大評価されてきた。しかし子どもたちの発症の、少なくとも増加の原因は、環境要因による。

第二は、原因が環境要因とわかれば、原理的に予防できることである。ヒト脳、ことに胎児期からの発達中の脳は、シナプスを中心に化学物質情報が飛び交う「複雑精緻な化学機械」で、ことにシナプスが外部からの人工化学物質の侵入に、成人の脳よりはるかに脆弱で遅発性の発達神経毒性による障害をもたらす（7章、図7‐2に概念図）。

証拠はこれから述べるが、自閉症など発達障害増加の原因のかなりの部分は、発達神経毒性をもつPCBや農薬などの環境化学物質汚染が日本で四〇年以上にわたって進行していることによるものと考えられる。これら毒性化学物質の母体から胎児への曝露、乳児、小児への直接曝露を防ぐことにより、その分のリスクは予防が可能となる。

第三は、発症メカニズムと治療・療育の可能性である。

発症メカニズムは、症状となっている脳の高次機能をになっている特定の神経回路（ことにシナプス結合）の異常である。分子、細胞レベルの脳神経科学研究を長年続けた経験からいえば、統合失調症、うつ病、双極性障害などと同じく「シナプス症」の一種と考えられる（5章参照）。これによって自閉症など発達障害児の症状にみられる著しい多様性（heterogeneity）と併発・合併性（co-morbidity）が容易に説明できる。

また脳神経科学が明らかにしている、幼児・小児期の神経回路形成、シナプス結合の大きな可塑性を考えれば、個人の症状に合った治療・療育を早期から行うことができれば、症状の改善・回復は原理的に可能で、現実に「治った」といわれる自閉症の例は、最近三〜二五％と報告されている。

これらの議論のベースには、「発達障害の発症しやすさ」と「治りやすさ」にかかわる遺伝子背景（関連遺伝子群）がある。発達障害はシナプス関係をふくめ、自閉症だけでも判明しているだけで数百から数千種の遺伝子が関係するといわれる著しい多因子遺伝疾患で、詳細はまだよく分かっていない部分もあるが、おおまかな全体像は分かってきた。

これらの情報・議論のあるものには「今まで聞いたことがない」と驚く方が多いかもしれない。その理由は、発達障害をおこす脳そのものの構造や機能を統合的に研究している脳神経科学者が、これまでは、発達障害の研究を実際にはあまり行っておらず、最新の脳神経科学ことに脳の高次機能の分子・細胞レベルの情報が膨大で理解しにくいことに加え、発達神経毒性をもつ化学物質の情報が、あまり公になっていなかった事情がある。

2　脳神経科学の急激な発展と発達障害

脳の研究は、ここ四〇年で急激に著しい進歩をとげた。私が分子遺伝学（遺伝の仕組みをDNAなど分子レベルで研究する分野）から脳の研究に転向したのは一九七一年である。四二年後の今、その頃には思いもよらなかった、脳の細胞レベルの構造や構成タンパク質（生体高分子）、行動を支える脳のメカニズムやシナプスの可塑性など、次々に明らかになってきている。これは一九七〇年代から米国を中心に盛んになった、脳神経系を総合的に研究するニューロ・サイエンス（神経科学）に、多くのすぐれた研究者と研究費が集中したためである。

脳のことが、ことに分子（遺伝子）や細胞のレベルでよくわかると、それまで「原因不明、治療法なし」といわれていた精神や神経の病気も、その原因や発症メカニズムが分かり、予防や治療の可能性が広がってきている。

たとえば、私が直接研究にたずさわったことのあるアルツハイマー病（高次機能の基本にある記憶・学習システムの障害）では、稀な遺伝性（家族性）の患者さんの遺伝子（DNA）解析で、βアミロイド・タンパク質の関与が分かり、その神経毒性などが発症の引き金を引いていることが判明し、治療薬の開発のターゲットになっている。

しかし、自閉症のような、さらに複雑で手がかりが少ない病気や障害は、これまでは脳神経科学者の研究対象になりにくかった。複雑なヒト脳の研究には、「脳ほど面白いものはない」といわれるほど、数千の興味深い未知の研究テーマがある。脳の構造や機能そのものの基礎研究だけで十分面白く、実験手段もあり、研究費も継続的にもらえることが多い。したがって、発達障害など症状が時間軸で変化し多様性に富んだ、とりわけ複雑な病態をもち、遺伝子解析や脳の画像解析を除き研究方法、技術があまり確立していない（研究成果がすぐに出にくい）テーマをわざわざ専門に選ぶ人は、今までほとんどいなかった。さらに「共発達」として、この本で新しく提唱した、複雑・頑健・個人差のある「脳の発達システム」が基礎研究としてもやりにくかった事情もある。

日本の現状では、すでに激増してしまっている発達障害児とその予備軍の数にくらべ、発見、治療・療育に対応できるスタッフ（ことにきちんと診断のできる専門の児童精神科医や小児神経科医）の数が著しく足りない。その上、過去の無策・放置による「大人の発達障害」の問題が重なり、ただでさえ困難な状況で奮闘されている医療・療育現場の方々に、脳レベルの生物学的研究にさくことができる時間は、情報収集だけでもごく限られているのは当然である。

　一方、脳神経科学者のほうは、たとえば日本の神経科学の合同学会Neuro 2013では、自閉症の演題も少しずつ増えている。発達障害の専門家だけでなく、若い脳研究者が発達障害に興味をもち研究に参入していただく〝たたき台〟にも、この本がなれば幸いである。

3．なぜ、発達障害にかかわるようになったか

　私が発達障害にかかわるようになった原点には、あるお母さんとの出会いがある。一九九〇年頃、「記憶・学習の脳内メカニズム」といった題の講演会が終わった私が帰ろうとすると、「私の子どもは《学習障害》*注4と学校からいわれたが、治るのでしょうか」とそのお母さんがおずおずと、しかし必死の表情で質問された。自閉症など発達障害児は、文献で増加を知っていた米国だけでなく、日本にもいることを実感した。その頃から「切れやすい」「引きこもる」子どもの増加も報道され、子どもたちの脳になにか異常がおこっていると思い、《学習障害》問題を先駆的に提起された上野一彦先生（東京学芸大学）を訪ね、「すでに『LD親の会』ができ、教育界では問題になっている」と教えていただいた。その時「アルツハイマー病より日本社会への影響は深刻では。なんとかしなければ」と直感した。

　その時から現在まで発達障害関係の論文や本を山ほど読んだが、精神医学系の難病ではありがちなこととはいえ、脳や遺伝子の基礎研究者にとっては理解しにくい面が多かった。ことに自閉

症の原因や発症メカニズムほど、科学的には根拠が弱いまま、異なったレベル、概念の仮説が次々に提出され、変遷した歴史をもつ分野は他にあまりないように思う。

もちろん、現在併存しているようにみえる多数の仮説は、この障害のもつ病態の半端ではない多様さを反映しており、自閉症関連遺伝子が典型であるが、一般性のないものが非常に多い。ただし仮説が出された時点では、脳神経科学、分子生物学などが十分に進んでおらず、今だから批判できる面は確かにある。

たとえば、「自閉症の原因としては遺伝要因が大きい」としばしば、教科書的な本にさえ書かれている。

しかし、科学的根拠となる原論文をきちんとたどると、その研究を行った当の共著者でさえ、自著に引用しなかったような初期の不十分な一卵性双生児法による研究で算出された「〝遺伝率〟が約九二％」という、遺伝学を大学院で専攻したことのある私には、信じられない極端な数字が、いまだに独り歩きしているようである。一卵性双生児研究法の原理的欠陥をふくめ、〝遺伝率〟の問題は、環境とエピジェネティックス*注5の重要性が理解されていなかった一昔前までは、脳の発達を遺伝子レベルできちんとした大枠として解説できなかったために、誰も指摘できなかったのであろう。

医学ばかりでなく科学の歴史を少しでも読めば、「進歩」とは、過去の通説が新しい仮説とその実証により覆える歴史であったことがわかる。

自閉症など発達障害は、人体のなかでも一番未知のことの多い脳、ことに発達中の脳のなかにおこる、今までの病理学では可視化しにくい「微細脳機能障害（MBD）」で、子どもごとに異なる症状の多様性、併発性など病態の複雑さが著しい。さまざまな脳の病態のなかでも、もっとも研究しにくいのが、一〇兆とも一〇〇兆ともいわれる多様なシナプス結合（1章、図1・1）であろう。そのごく一部の機能的障害、「シナプスの可塑性」などのかかわる自閉症、統合失調症、うつ病などの「シナプス症」の研究が遅れている理由である。

シナプスは脳の中で一番肝心な機能をもつ微小な〝器官〟である。

脳神経科学や分子生物学の最近の進歩をふまえると、発達障害のみでなく統合失調症、うつ病、双極性障害などの精神疾患の原因と発症メカニズムについても、全体像がこの「シナプス症」として、ほぼ煮つまった感じがあり、現在の到達点をこの本にまとめてみた。ことに、日常的に悩みをかかえておられる両親、家族の方、臨床医、療育関係の方々に脳研究からの情報をお知らせして、参考にしていただき、ともに考えていただくきっかけとなればと期待している。

この本が発達障害の子どもたちへのさまざまな誤解を解く一助となり、ことに予防、早期発見、治療・療育法の進歩に少しでも役に立てば、幸いである。本文中での敬称は省略、所属は原則として、引用した仕事をしたときのものを示させていただいた。

＊注1：この情報は英国『ガーディアン』紙（二〇一三年一二月一七日付）に「ミツバチを大量死させた農薬、生まれていない赤ちゃんの脳の発達も障害か」と速報されたのを始め、『ル・モンド』『ニューヨーク・タイムズ』『ウォール・ストリート・ジャーナル』など欧米の一流紙や『日本経済新聞』（二〇一四年一月二日付）に大きく取り上げられた。

＊注2：科学技術振興財団（JST）の戦略的基礎研究推進事業（CREST）、「内分泌かく乱物質」研究領域（研究総括：故鈴木継美・元国立環境研究所・所長）

＊注3：二〇一一年、東京都神経科学総合研究所は同じ都の医学系研究所である、臨床医学総合研究所、精神医学総合研究所と統合され、都立松沢病院の隣りに公益財団法人・東京都医学総合研究所が新設された。

＊注4：教育界でつかわれる《学習障害（Learning Disability：LD》のことで、発達障害の子どもなど、学校の通常学習について行けない子どものこと。医学用語の「学習障害（Learning Disorder：LD）」とまぎらわしい。

＊注5：エピジェネティックス：DNA塩基配列の変化を伴わないで、環境の影響などで遺伝子の働き（遺伝子発現）の調節が変わり、細胞分化や機能の異常（ガンなどの病気や発達障害）をおこす現象。「ヒトや生物は、すべてDNAで決まる」のではない。

第二版にあたって

新しい研究の展開

二〇一四年に初版を発行してからすでに六年が経過した。専門書として初版五千部を出したが、五年経過した時点で完売して重版が決まった。初版の内容に大きな訂正はないが、初版の七～一〇章に新しい科学的知見や訂正・加筆を入れ、最後に腸内細菌と自閉症に関わる新しい知見を加えて、二〇二〇年版とする。自閉症など発達障害の原因と発症メカニズムについては、まだまだ解明されていないことも多く、今後の研究によって新たな展開があるかもしれない。今後の新しい科学情報については、著者らの環境脳神経科学情報センターのＨＰで更新していきたい(https://environmental-neuroscience.info/)。

二〇二〇年一月一五日

目次●発達障害の原因と発症メカニズム——脳神経科学からみた予防、治療・療育の可能性

発達障害の原因と発症メカニズム

――脳神経科学からみた予防、治療・療育の可能性

第１章　「遺伝と環境の相互作用」からくる脳の個人差の実態
——脳の構造と機能は一人一人みな違う

自閉症、ＡＤＨＤなど発達障害の症状は多様であり、第２章で詳しく述べるが、発達障害の子どもたちは、個性の強い子ども、さらに一般の子どもとスペクトラム状に連続している。

この個性の違い、行動や能力の多様性は、発達障害のある子どもに限らず、多くの子どもたちを良く観察すれば、誰にでもわかる事実である。子どもの脳の構造と機能は実際に調べれば調べるほど、一人一人少しずつ違うのだ。

「脳がどんなものであるのか」の理解がむずかしいのは、ヒト脳のもつ多様性、階層性、冗長性が重なった複雑さにある。

記憶などヒト脳の高次機能を研究してきた立場からすると、この脳の機能の多様性、ことに高次機能の多様性の個人差は、以下に説明するように、行動を支える脳の発達の生物学的基盤である神経回路（シナプス）形成・維持の分子・細胞メカニズムからいって当然であるといえる。

【なお、複雑精緻なヒトの脳の構造と機能を、脳神経科学の最先端の知識で、簡単に正確に、かつ分かりやすく説明することは至難の業で、発達障害を理解する最低限の知識だけでもこの章は長くなる。まず自閉症など発達障害のことを知りたい方は、第2章から始めて、神経回路、シナプスなどわからない用語、概念があったときに、この第1章に戻って読まれることをおすすめする。】

1. 脳の構造と機能の概説：神経回路、神経細胞、シナプスの実像と階層性

ヒトの行動や能力は、すべて脳神経系にできあがった神経回路の活動による。

神経回路とは、図1-1の概念図のように多数の神経細胞（ニューロン）がシナプスと呼ばれる接続部で構造・機能的につながったものである。複雑すぎて図示できないが、実際の脳内では一般に、「一つの神経細胞は数多くの他の神経細胞と互いにネット状にシナプス結合している」ので、ニューロン・ネットワークともいう。脳内で機能する基本の（局所）神経回路（O・ヘッブのいう細胞集成体 cell assembly）を構成する神経細胞の数は、その実態を世界の最先端で研究している池谷裕二（東京大学大学院薬学系）によれば、最近の回路内発火の実験データからの逆算で一〇〇から数百個と推定されている（私信、文献(6)）。

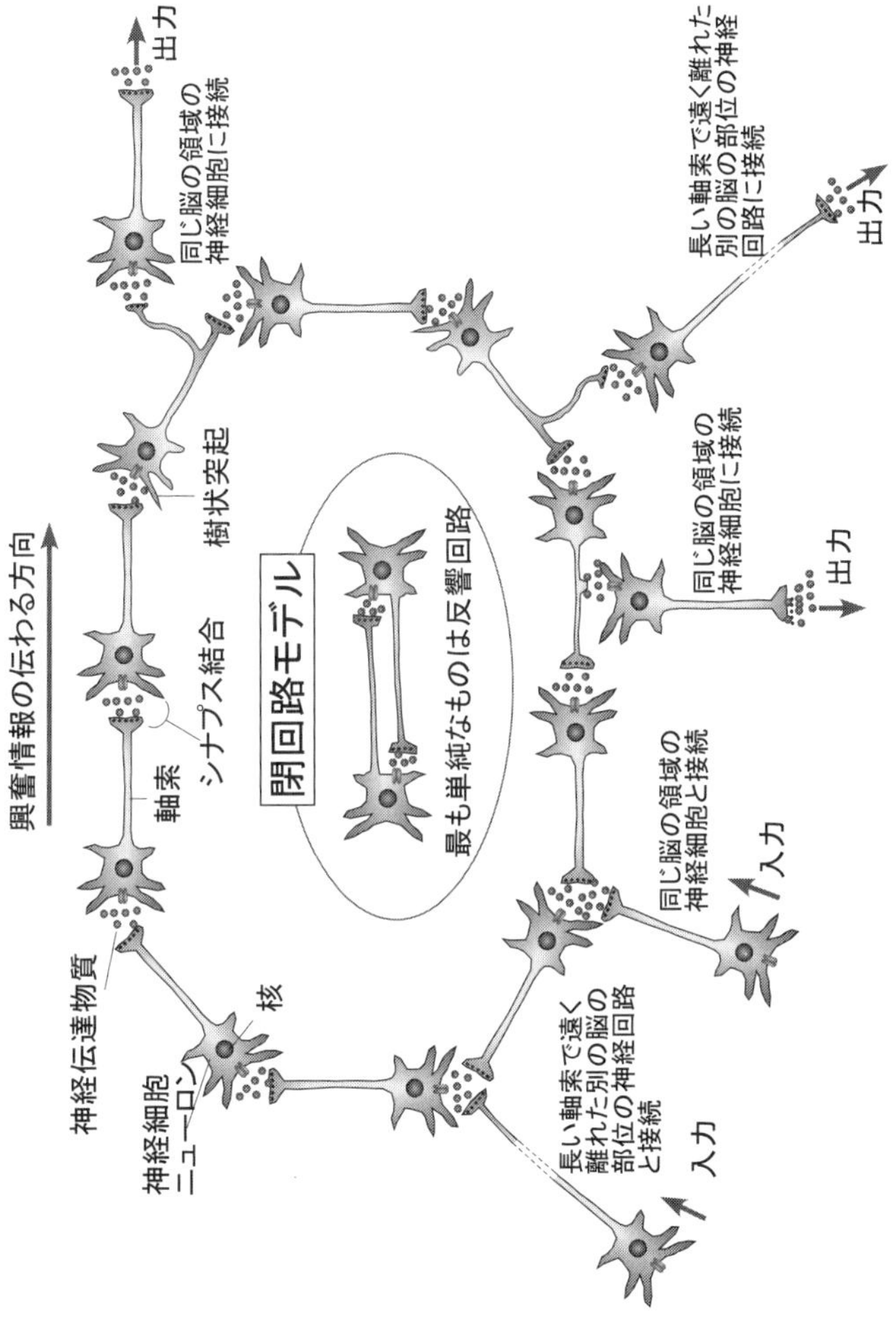

図 1-1　高次機能を担う皮質の神経回路とシナプス（結合）の概念図

・軸索には非常に長いものがあり、遠く離れた神経細胞とシナプスをつくる。

・軸索の先端が分枝したり、軸索の途中が膨らんでシナプスをつくり、一つの神経細胞が多数の神経細胞とシナプスをつくる。

機能神経回路の実体である神経細胞集成体（cell assembly）は、現在は入出力が一つの神経細胞あたり千以上もあるような神経細胞（図 1-2 C、D）の集団と考えられ、とてもそのまま図示できない。詳しくは桜井芳雄『脳と機械をつないでみたら』（文献 7、8）などを参照。神経細胞集成体を約 80 年前に予見した D. O. ヘッブに敬意を表して、彼が提唱した閉回路（反響回路）モデルをもとに、この本の内容を理解するのに必要な脳の他の部位との間の出入力を加え、図示した。

特定の行動のもとは、特定の回路パターンをもった、このような機能神経回路の活動、すなわち神経細胞の興奮・発火にある。

(1) 脳の構造の「階層性」と「多様性による複雑さ」

脳の機能と構造の「階層性」と「多様性による複雑さ」には、大まかにまず「個体レベル」＝行動、能力の複雑さ、「組織レベル」＝大脳、小脳、海馬、扁桃体などの複雑さ、「細胞レベル」＝神経回路とシナプス結合の複雑さ、「分子レベル」＝関係する遺伝子とその発現の複雑さ、がある。「高次機能にかかわる大脳皮質の神経回路網やシナプスの形態的構造が実際にどのように複雑であるか」は、二二一〜二二三頁（見開き）の図1‐2を見ていただきたい。

ヒト脳の解剖学的な複雑・精緻さ、多様さを、「階層性」にそって、神経細胞やシナプスの形が見えるように光学顕微鏡や電子顕微鏡でズームアップしながら、なるべく実像に近いように大まかにまとめた。

さらに脳機能の可塑性の要《かなめ》である、アセチルコリンなど神経伝達物質と呼ばれる化学物質で情報を伝える「通常の（化学）シナプス」のシナプス構造と神経伝達物質の受容体など主な機能分子は、第5章の図5‐1（二二六頁）と第8章の図8‐3（二五三頁）に、シナプス機能に必須の結合タンパクなどタンパク質群の、分子・遺伝子レベルの実態はさらに複雑・多様で、第5章の図5‐2（二二七頁）、図5‐4（二三九頁）に、なんとか簡略化したものを図示してある。

ヒト脳の病気や機能の障害を化学物質（分子）レベルで理解することは、病気や障害の原因を探り、治療薬の開発を行うためにも必須なのだが、これらの複雑・多様な図を見ていただければ、シナプス関係はことに簡単ではないことがわかるであろう。

しかも、症状（行動レベル）、シナプス（細胞レベル）、薬（化学物質＝分子レベル）のあいだに横たわる「階層性」と「多様性による複雑さ」が、「ある病気（症状）に、どんな薬がきくのか」「この化学物質（薬）に、どんな毒性（副作用）があるのか」といった重要な因果関係の発見と証明を困難にしている。うつ病などの良い治療薬がなかなか市販されない理由である。

（2）脳の機能をになう神経回路の「階層性」と「多様性」

眼、耳、皮膚からの感覚刺激が視床を介して大脳皮質に伝わり、「その刺激がどの神経細胞層に入力し機能神経回路をつくっているか」、脳内での情報処理の始まりの部分の基本的なシナプスのつながり方は分かっており、図1‐3のようになっている。[9] 主要な神経細胞である「錐体細胞」は大脳皮質などで多く、その細胞体の六層に分かれる大脳皮質内の位置（Vb層）とI層への垂直に長い樹状突起を介する機能的つながりとともに図示してある。

嗅覚系は直接別ルートで脳内に入力しており、特別な問題が生じる。

感覚刺激の処理をはじめ、特定の行動や情動が、「どの脳の領域・部位の神経活動によるか」は「脳の機能局在」という概念で大まかに理解されている。

C　神経細胞の一例（星状細胞）
真ん中の黒く塗ってある部分が**細胞体**で、そこからたくさんの**樹状突起**と一本の**軸索**が出ている。**軸索**はこの絵の途中で切れているが、この先は数百から数千の枝（側枝）にわかれ、他の多くの**神経細胞**と数百から数千のシナプスをつくり、情報を出力している。

C 一つの神経細胞

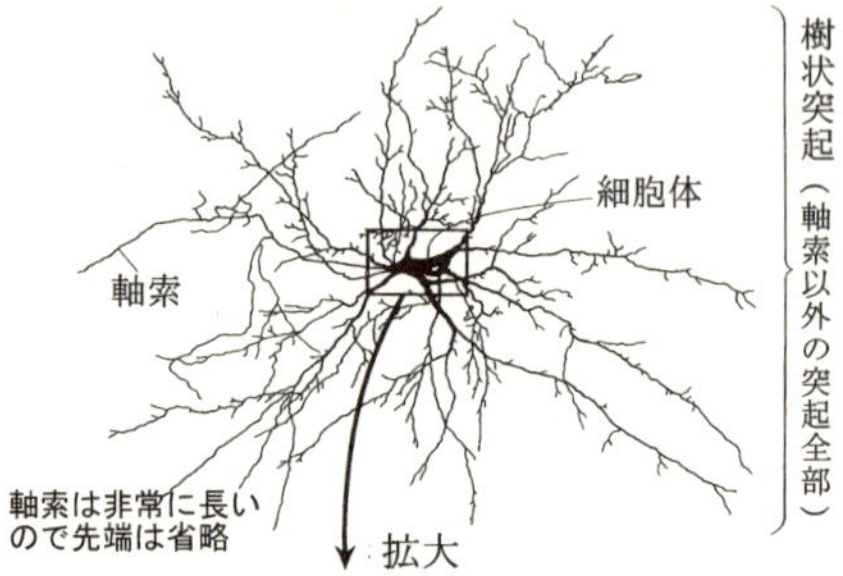

D　神経細胞の細胞体の拡大図
神経細胞の**細胞体**や**樹状突起**には、他の**神経細胞**からの**軸索**の側枝の先が入力していて（前の図Cでは分かりにくくなるため描いていない）、その先端の**神経終末**は丸くふくらんで（黒い点）**シナプス**をつくっている。一つの皮質神経細胞（細胞体と樹状突起）は、一般に非常に多く（最大約１万）の他の神経細胞の**軸索**とシナプスをつくる。

D 神経細胞は多数のシナプスで他の神経細胞とつながっている

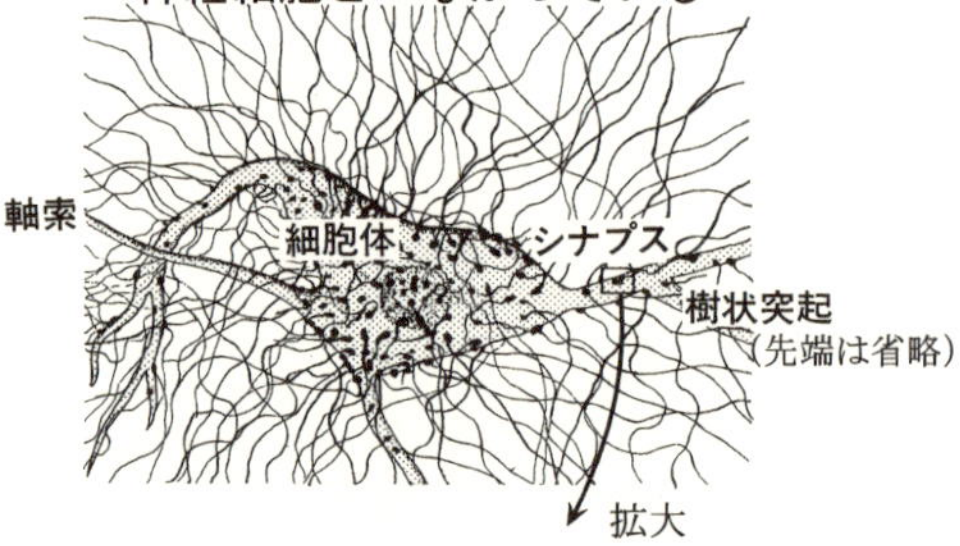

E 樹状突起上の一つのシナプス

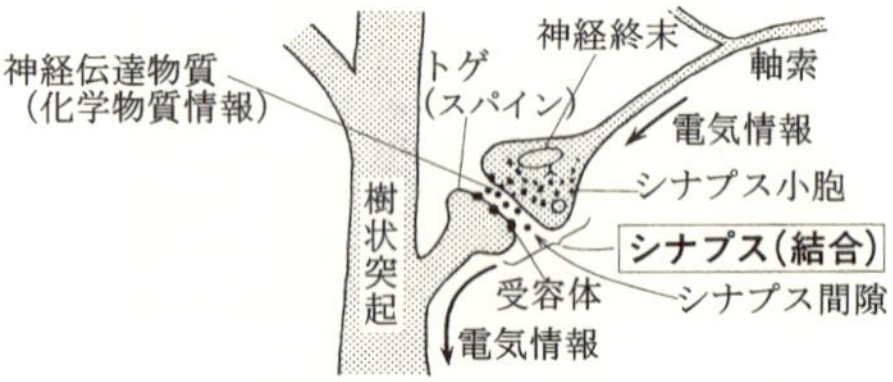

E　樹状突起の上のシナプスの拡大図
脳では**神経細胞**の**細胞体**よりも**樹状突起**の上につくられる**シナプス**の数が非常に多い。**軸索**の先端は**神経終末**とよばれ、非常にせまい**シナプス間隙**（20 ～ 50nm）で、**樹状突起**側の**棘**（とげ、**スパイン**）とよばれる構造とつながり、**シナプス（結合）**をつくっている。**シナプス**は**軸索**の途中がふくらみ、近くの樹状突起上につくられることも多い。**軸索**を伝わってきた**興奮（電気情報）**は**神経終末（前シナプス部）**で**シナプス小胞**から**神経伝達物質**を放出させる。**神経伝達物質**とよばれる化学物質（**アセチルコリン、グルタミン酸、ドーパミン、セロトニン、ノルアドレナリン**、これらは興奮性、**GABA、グリシン**は抑制性）は、**シナプス間隙**に拡散し、**後シナプス膜**にあるそれぞれの**受容体**に結合し、**電気情報**が生まれ、**樹状突起**を伝わり次の**神経細胞**の細胞体を**興奮**させる。**抑制性シナプス**ではその興奮を**抑制**する。**シナプス伝達**は一般にこのように化学物質情報を用いる**化学シナプス**だが、電気情報がそのまま伝わる**電気シナプス**もある。（黒田洋一郎　『ボケの原因を探る』岩波新書より改変）

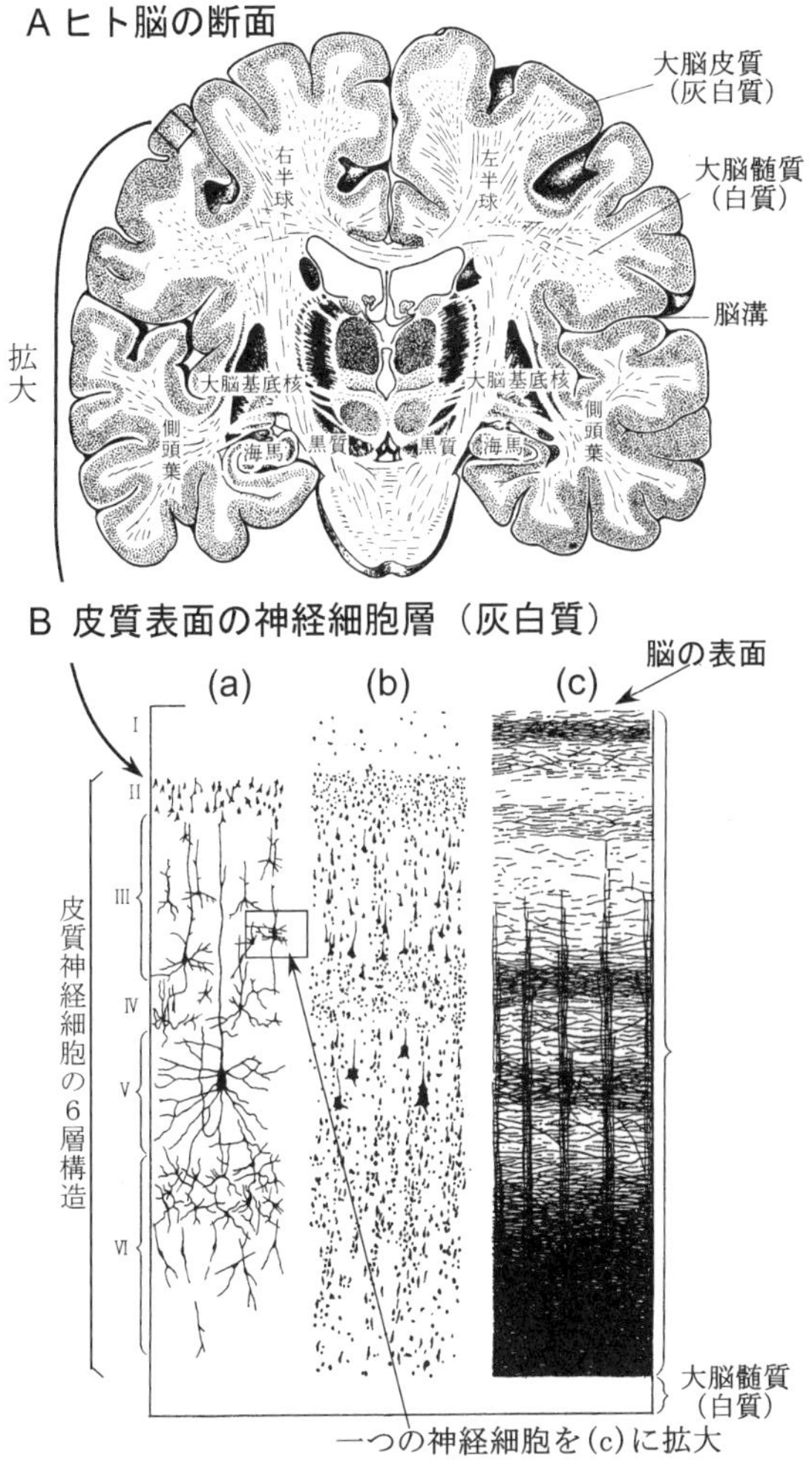

図 1-2　ヒト脳の構造と神経回路、神経細胞、シナプス

A　大脳の断面　ヒト脳のシワ（**脳溝**）は深く、**大脳皮質**そのものの表面積、体積を非常に大きくしている。**大脳皮質**は数百億個といわれる**神経細胞**などの細胞の集まりで、色がついてみえるので**灰白質**とよばれる。**大脳髄質**は、**神経細胞**を結ぶ配線にあたる細くて長い**軸索**の集まりで、あまりに数が多いので、**灰白質**におとらない体積をもっていて白く見えるので**白質**とよばれる。

B　大脳皮質の断面の一部を拡大したもの　神経細胞は6層に重なって並んでおり表面からI〜VI層とよばれる。(a) はゴルジ法とよばれる方法でごく一部の**神経細胞**の**細胞体、樹状突起、軸索**を染めている。**神経細胞**の形や大小（直径20 μm前後）、その**樹状突起**（長いもので約2〜3mm）や**軸索**（長いものは1m以上）の様子はさまざまで、この図では見えないが**神経回路**としてつながり合っている。
(b) はすべての**神経細胞**の**細胞体**がよく染まる方法で染めたもので、それぞれの層によって異なる大小のさまざまな**神経細胞**が並んでいる。
(c) は主として絶縁のため**髄鞘**をまいた成熟した**軸索**のつながり方を示したもので、これでも**髄鞘**をまいていない多数の**軸索**はあらわされていない。**神経細胞**は同じ層同士、強い横の連絡がある。また層をまたがる縦の連絡も重要で、非常に複雑である。この複雑な**神経細胞**同士のつながり、すなわち構造的な**神経回路網**が記憶など行動の**機能神経回路**を作りあげるもととなっている。

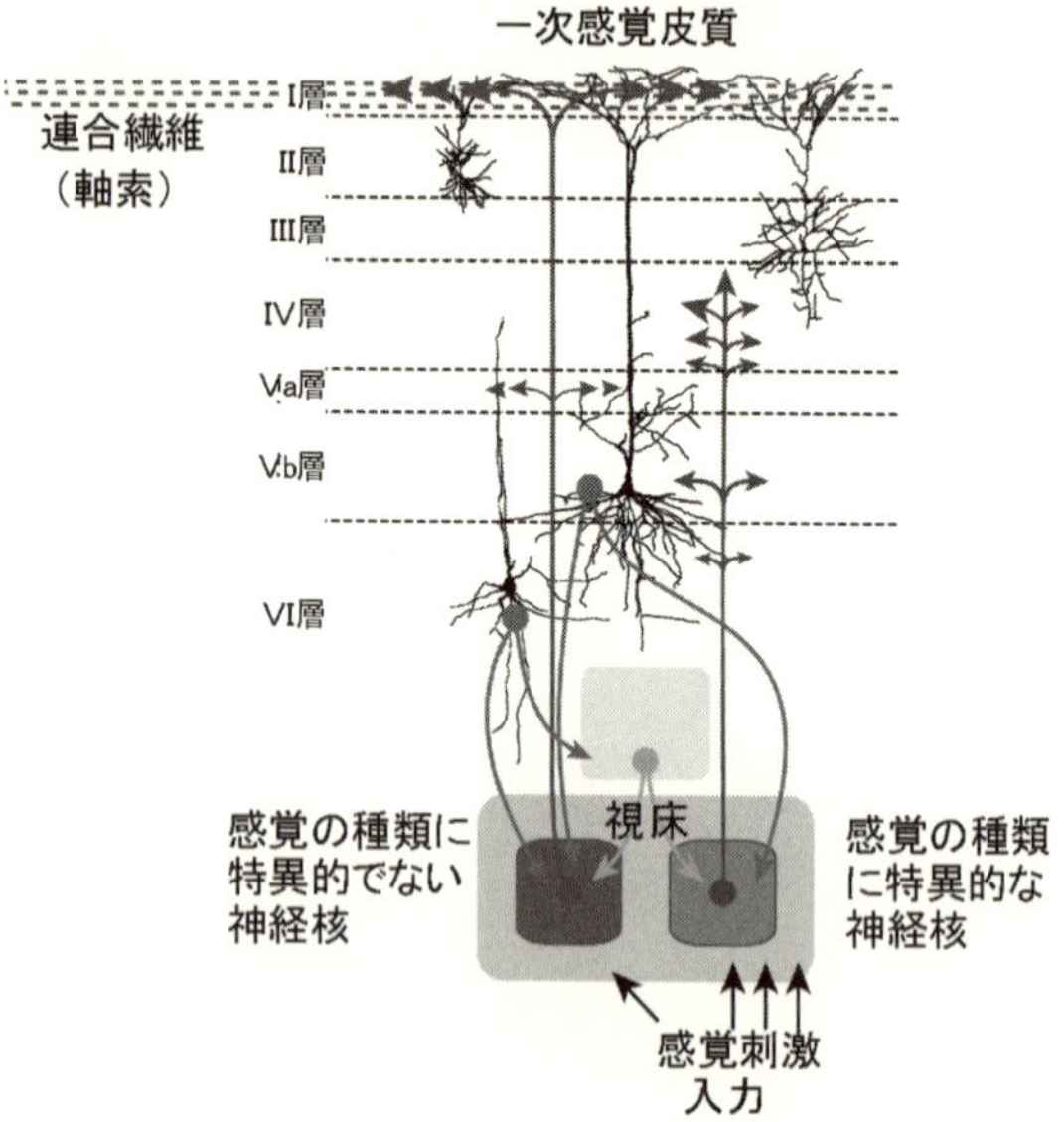

図 1-3　感覚刺激（視覚、聴覚、触覚）の脳への入力　入力は視床を介して大脳皮質の一次感覚野へ伝わる。矢印は情報の伝わる方向。（文献９より引用改変）嗅覚は別経路。

しかし、大脳皮質の機能神経回路レベルでは、図１‐１で概念的に示しているように、「入力を受けた各層の錐体細胞が、同じ領域、あるいは脳のより離れた他の部位の、どの神経細胞に出力しているか」が一般に実験的には同定できない。

したがって、図１‐２（Ｂ）で見られるような皮質中の形態的神経回路網のうち、約数百の神経細胞がシナプスで機能的につながって基本の局所神経回路をつくっているのだが、図１‐４（Ａ）に「神経回路の階層性」の概念図を示したように、局所神経回路が階層的に結合、複雑に統合された高次機能神経回路全体の回路パターンを、実際の神経細胞の発火で網羅的に観察することは困難である。

しかし、宮下保司（東京大学大学院医学研究科）

A. 機能神経回路の階層性

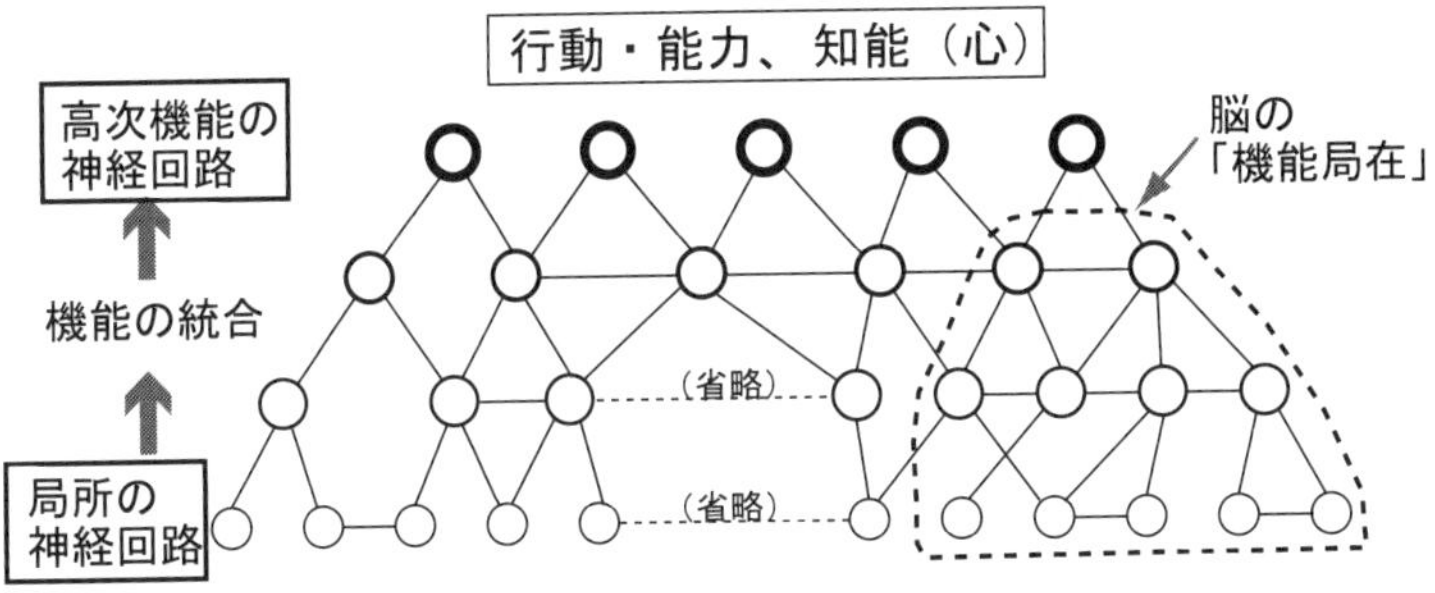

B. 機能の共同性（A の図を平面に投影。各階層で回路同士がシナプス結合し、相互作用。発達でも「共発達」をする。6章）

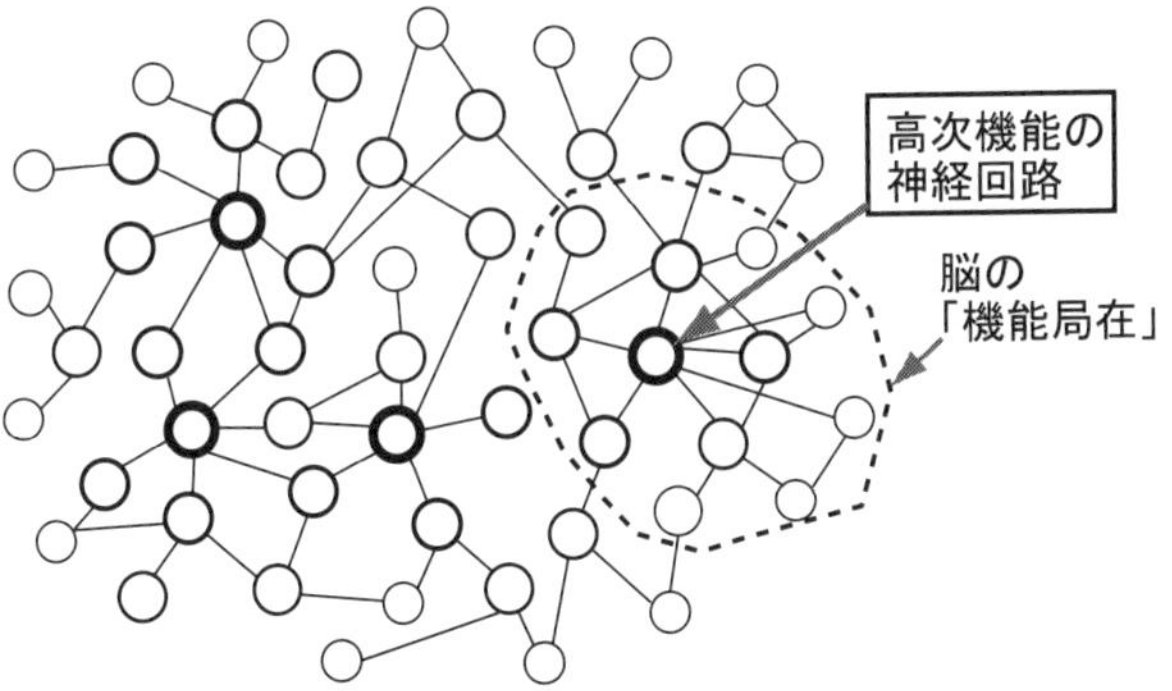

○で表したそれぞれのユニット機能をもつ膨大な数の局所神経回路が「お互いにシナプス結合」により共同して、より高次のユニット機能を実現している。
局所神経回路以上のユニットを「モデュール」とも呼ぶ。一般に同じようなモデュール機能は脳内でも同じ所に集中しており、「機能局在」といわれる最も高次の機能は、一般に離れたモデュールを長い軸索で統合して実現している。

図 1-4　脳機能の階層的統合と高次機能の概念図

らは、サル側頭葉の隣接した二つの領野の神経回路から、複数の神経細胞の発火を同時記録・解析し、低次の領野回路での「前駆コード」発火が、高次の領野回路に送られ増殖し統合されること、すなわち視覚情報の神経回路間にある階層的統合を証明した。(10)

現状では、ヒトの脳から出る脳波や、局所的に神経活動が活発な脳の部位をfMRIなど各種の脳画像技術（2章4項1参照）で集合的・間接的に大まかに観察することはできる。

そもそも大脳皮質の機能神経回路の活動パターンは、感覚入力刺激の種類やパターンにより多様で、かつもともと常にある自発的活動が入力に依存して一時的に変化した活動なので、実際のヒト脳内では個人差もあり精緻に観察しにくい。

ましてや、自閉症などで障害される高次機能の機能神経回路となると、大脳皮質・連合野の局所神経回路が、他の感覚野・運動野領域、さらに大脳皮質と海馬／扁桃体、小脳などの局所回路と長い軸索（神経線維）でシナプス結合した、組織・器官レベルまで広がる階層構造をもっておりさらに複雑である。

また右脳と左脳をつなぐ膨大な数の長い軸索の束を介するシナプス結合もあり、これら異なった組織・領域の接続をする長い軸索の束やかたまりが脳の中身の大部分をしめる白質（図1-2のA）になっている。

生まれてから獲得された行動や能力などヒト脳の高次機能は、すべての関係する入出力を統合した「高次な」機能神経回路がになっている。

発達段階で遺伝要因や環境要因により、ある神経回路（シナプス）形成が異常であれば、その神経回路が担当する行動や能力が異常となり、後になっていずれ症状として顕在化する（DOHaDの概念、４章）。

一度形成された神経回路でも、その後の環境要因で回路内のシナプス結合、シナプス機能にたとえ一部でも異常がおこれば、その回路が担当している行動や能力に異常がおき発症する。異常部位や複雑さの違いはあるが、このような仕組みが各種の精神神経疾患の基本的な発症メカニズムと考えられ、『シナプス症』とまとめられる。

神経細胞はなくてはならないが、シナプスが「脳の機能とその可塑性」の本当の要《かなめ》なのである。

【自閉症など発達障害を理解するための脳神経科学、ことに高次機能を支えるヒト脳の構造や機能メカニズムに関しては、一般の方に詳しく、分かりやすく説明しだすと別の厚い本が必要で、省略せざるを得なかった。詳しいことを知りたい方は、網羅的な教科書（例えば『神経科学―脳の探求』(11)など）を読むか、分からない専門用語をキーワードにネット検索すれば、さまざまな画像や膨大な情報がでてくる。しかし、ネット情報は、当然のことながら、誤ったことや古い情報が平然と書かれていることも多い。少なくとも、書いてあることの根拠になる、出典や科学文献が明示されているタイプのものに限って参考にした方が良い。】

2. 遺伝と環境が相互作用した遺伝子発現による脳の機能発達

これらの神経回路は脳の発達にともない、図1-5のような**遺伝子の発現**（働き）でできあがる。ヒトのもつ遺伝子（ゲノム）は約二万以上あるが、遺伝子は基本的に設計図にすぎず、脳など人体の大まかな構造・機能を決める情報をもっているにすぎない。実際に脳をつくるのは、その遺伝子の情報が転写（m）RNAに転写され、さらにそれが翻訳されて、遺伝子の情報が指定したタンパク質が生産される。すなわち遺伝子の発現による。実際には生産された酵素などのタンパク質群がさらに細胞内外で生化学反応をおこし合成する、多種多様な生体（高）分子群も脳の構成分子である。

ヒトのもつ病気、ことに脳の疾患や発達障害の原因や発症メカニズムを考える上で重要な基本であるのでくりかえすが、脳など人体の実際の構造や機能は遺伝子でなく、最終的には環境要因で変わり得る遺伝子の発現が決めている。いわゆる「遺伝病」すなわちメンデル型の単一遺伝子疾患でも、その遺伝子が発現されないか、異常のある遺伝子が発現され、その結果が発症に結びついており、最終的に遺伝子の発現が決めていることには変わりはない。これが、たとえ遺伝性の疾患でも「原因遺伝子が変えられなくても、その発現やその結果をなんとか改善すれば治療の可能性がでてくるのでは」という治療法開発への発想の原点となる。

人体の発達過程では、受精卵から分裂した細胞ごとに、遺伝子発現のオン・オフの調節パター

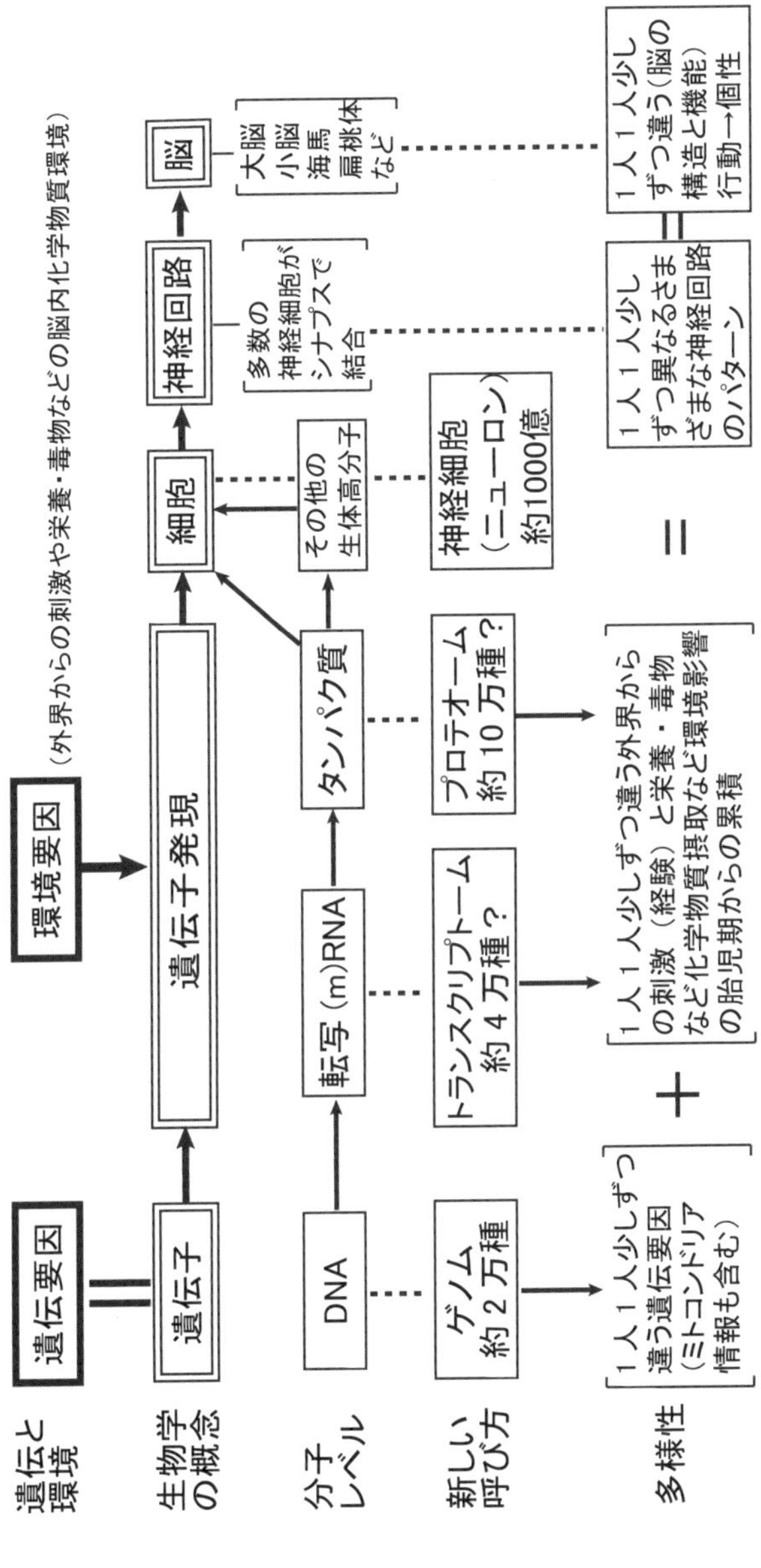

図 1-5　行動（脳機能）のもとである神経回路（シナプス）をつくる遺伝子の発現とその多様性（『科学』2013年6月号、文献12より引用）

ンが異なるようになり、脳の細胞、心臓の細胞など、それぞれ異なった形態・機能をもつ多くの種類の細胞に分化する。

この細胞分化にかかわる遺伝子発現の調節メカニズムは「エピジェネティックス」と古くから呼ばれている。

エピジェネティックスは、近年の研究ではDNAのメチル化など化学修飾でもおこり、その修飾自体が遺伝することがある。なんと最近は「獲得形質が遺伝する」ことになったのである。

エピジェネティックスは現在話題になっているiPS細胞や再生医療の基礎であるばかりでなく、各種ガンなどほとんどあらゆる疾患や、発達障害の研究でも発症メカニズムとして非常に重要なので、第4章の「原因は遺伝要因より環境要因が強い」のところで解説する。

一人一人の子どもの行動や能力を支える機能神経回路群の形成は、図1‐6のような発達中の（じつは大なり小なり一生つづく）絶え間ない遺伝子発現による。延べ数万の遺伝子が、脳内環境が正常（毒性化学物質などがない）ならば、脳内で時間・空間的に次々に正確に発現し（働き）脳を発達させる。

まず神経原細胞が増殖し、最終的に数千億といわれる神経細胞群やグリア細胞群が生じ、図1‐6の下段のように脳が大きくなる。脳の発達過程で、各々の細胞で異なった遺伝子発現が行われ、異なったタンパク質ができるので、細胞は各々の異なった形態と機能をもつ神経細胞やグリア細胞に分化する。それぞれの神経細胞は長い軸索や樹状突起を伸ばし、それぞれの間でシナプスが

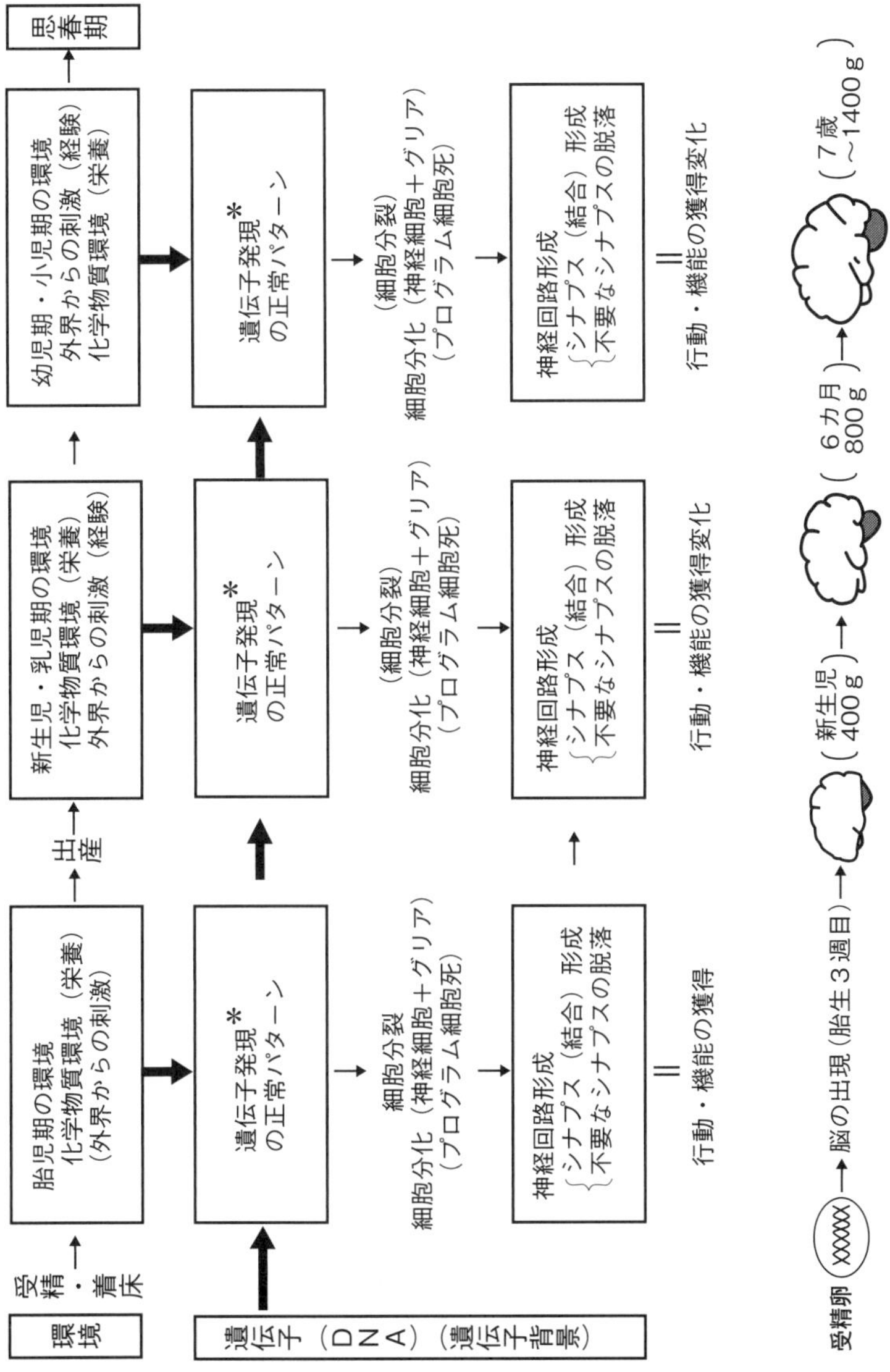

図 1-6　遺伝と環境の相互作用による正常な脳の発達メカニズム（遺伝子発現による神経回路〔シナプス〕のくりかえしによる行動・能力の獲得・変化）。すべて膨大な遺伝子発現の時間的空間的パターンで決定される。* は広義のエピジェネティックな変化（転写調節、DNA メチル化、ヒストンのアセチル化など）をふくむ（97 頁コラム 4-1 参照）。（文献 12 より引用改変）

形成され、機能的・形態的につながりあう（詳しくは村上富士夫『脳はこうして作られる』（13）を参照）。これが機能神経回路である。

本能行動をになう機能神経回路群は、ほぼ遺伝子の設計図通りにできあがる。しかし言語能力をはじめとする後天的な獲得行動をになう機能神経回路群には、遺伝子の設計図などない。まず設計図にある遺伝子群の発現により、大脳皮質などの神経細胞群が、シナプスで一定の規則はあるが、ほぼランダムに結びついた神経回路網をつくり、機能を獲得するための大まかな構造が準備される。脳の「冗長性」の一つの基盤である。

その後、その神経回路網からの個々の神経回路の形成は、ことに環境に影響される。生まれてきてからの外界からの感覚刺激や、脳内の栄養や毒物など化学物質環境によって、分化の過程ですでにできていた神経回路群がさらに環境要因でシナプス結合の追加、変容、削除などで編集・維持され（3項「シナプスの可塑性」参照）、それぞれ異なった機能をもつ神経回路群ができ上がる。この「遺伝と環境の相互作用」が機能神経回路の形成・維持を胎児期からくりかえすのが、脳の機能発達の実態である（図1‐6）。

機能神経回路のシナプスは、軸索が髄鞘化（ミエリン・タンパクによって鞘が巻かれる）されることにより、情報伝達が確実になり、より長く維持される（6章2項（1）参照）。「刈り込み」といわれる不要なシナプスの削除・脱落も重要で、入力シナプスがすべて脱落し、活動しなくなった神経細胞は「プログラムされた細胞死」をおこす。このように不要になったシナプス、神経細胞は大量に脱落する。この過程がうまくいかない自閉症の子どもでは、シナプスの過多がおこったり、神経細胞の脱落がなく脳が定型発達の子どもより大きくなる。

いずれにしろ、最終的に行動や能力＝脳の機能を決めているのは、遺伝子ではなく環境によって変化・調節された遺伝子発現全体の結果としての機能神経回路群なのである。発達障害も第4章で述べるが、遺伝要因は発症しやすさをきめる遺伝子背景にすぎず、環境要因が引き金を引く、いわば「環境病」の一種といえる（コラム4-1：エピジェネティックスと「環境病」参照）。

3. シナプスの可塑性：記憶・学習など高次機能獲得、維持のメカニズム

この胎児期から続く外界からの感覚刺激などで「学習」され、脳内に形成されたさまざまな機能神経回路のうち、ある時点までに「記憶」され、維持し続けられた「長期記憶」の総体が、それまでの「経験」と呼ばれるものである。ヒトはこの過去の経験の記憶に基づき、次の行動を決めることが多く、また先天的な本能行動ですら、後天的な経験で修飾を受けやすい。

ことにヒトで進化した、この記憶・学習など脳の高次機能能力は、他の霊長類にもない統辞法を持った言語を生み出した。言語の獲得能力は生得的だが（遺伝子にコードされている）、実際に獲得される言語は、出生後の周囲の環境で使われている「母国語」が「自然に」しゃべれるよう

になる。これもさまざまな音列の聴覚刺激がくりかえし脳内にはいり、自らの発語による相手からの反応も加わり言語能力にかかわる脳の領域に機能神経回路群が形成・維持されるためである。

記憶のメカニズム研究は、一九四〇年代に、神経心理学・神経科学の父、D・O・ヘッブが、「記憶はシナプスの強化による」という、いわゆる「ヘッブのシナプス」の概念を提唱したことに始まる。私が記憶・学習、シナプス可塑性の研究をはじめた一九七〇年代から、その実態は、細胞レベル、ついで分子レベルで次々に明らかになっており、この四〇年間の進歩は著しい。

長期記憶は数日以上つづき、すべて刺激頻度で伝達効率が変化するシナプスの可塑性による。高頻度の刺激が海馬のシナプスを通ると、そのシナプスは強化され、シナプス伝達効率（刺激の伝達されやすさ）が機能的に上がる。このＬＴＰ（長期増強）は、一九七三年、Ｔ・レモ（オスロ大学生理学研究室）と、Ｔ・ブリス（英国国立医学研究機構神経生理部門）によって報告された。[14]

一方、低頻度刺激により小脳のシナプスが抑制され、伝達効率が下がるＬＴＤ（長期抑圧）は、一九八二年、桜井正樹と伊藤正男（東京大学医学部生理学教室）により発見された。[15]さらに、藤井聡と加藤宏司ら（山形大学医学部生理学教室）は、海馬ＬＴＰを消去する特定の刺激条件を発見し、海馬でも見つかったＬＴＤとは異なることを示した。[16]

これら三つの現象は、ヒト記憶・学習の基本メカニズムとして良く研究されてきたが、実態は細胞・分子レベルではかなり複雑である。しかし脳内の大部分のシナプスで大なり小なりおこっている現象と推察されている。資料４項（三六四〜三六六頁）で「海馬ＬＴＰの基礎情報化学物質は

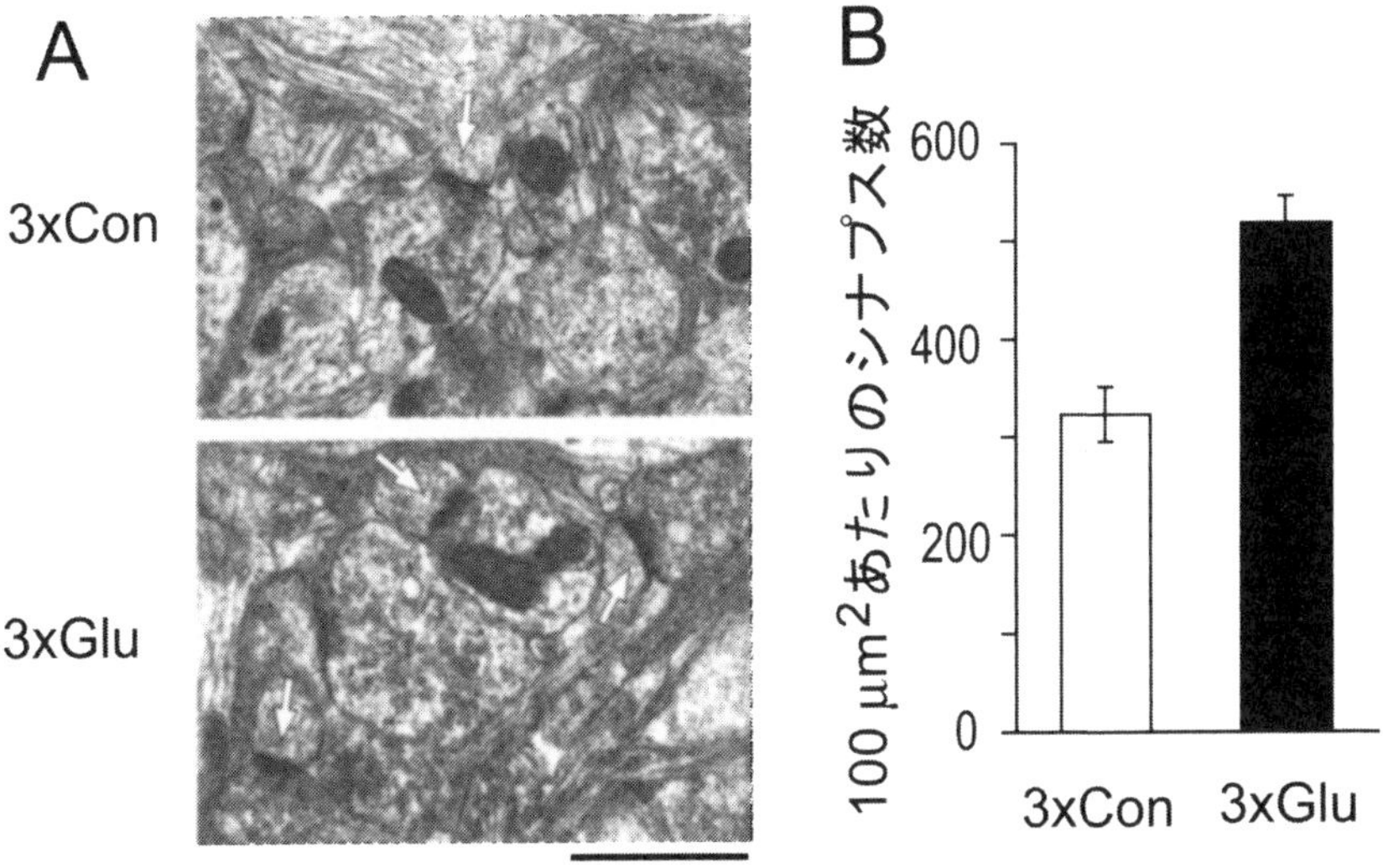

図 1-7　LTP 刺激の 3 回くりかえしでおこる RISE では実際に海馬のシナプス結合の数が増える（本当の長期記憶になりうる）。
A.　電子顕微鏡で実際のシナプス結合の数を観察する（大変な労力がかかる）。白矢印は前シナプス部と後シナプス部の結合構造がある疑いないシナプス結合。3xGlu は LTP 刺激の実体であるグルタミン酸刺激を 3 回投与、3xCon は対照群。黒線は 1 μ m.。シナプスの概念図は図 1-2 と 5-1 を参照。
B.　実際の数をグラフ化（統計的に有意）（小倉明彦・冨永恵子『 記憶の細胞生物学』 文献 17a より）

グルタミン酸とATPである」など分子メカニズムを概説した。しかし、困ったことにLTP、LTDはせいぜい一日くらいしか維持されず、消えてしまう。ヒトの長期記憶は、誰でも経験するが、前日だけでなく何年も前のエピソード記憶でも覚えているものは多い。

この真に長期に維持される記憶のメカニズムを研究したのが、小倉明彦、冨永恵子ら（大阪大学大学院生命機能研究科）で、LTP刺激を三回くりかえすと、海馬でシナプスが新生し（図1-7）、シナプス結合が形態的に長い期間強化される現象RISE（くりかえしLTP誘発後のシナプス強化）を発見した。LTD刺激では三回くりかえすと、シナプスが脱落しシナプス結合が形態的に弱くなるＬＯＳＳがおこった（詳しくは小倉明彦・冨永恵子『記憶の細胞生物学』、『科学』岩波書店、二〇一四年三月号参照）。[17ab] したがって、記憶シナプスの形態的固定過程の分子メカニズムは、発達期のシナプス形成とほとんど同じと考えられる。

この海馬でのシナプス結合の増強によってできた記憶神経回路は無意識のうちに、海馬と大脳皮質を結んでいる長い軸索を経由して大脳皮質に「転写」されると考えられている（井ノ口馨『記憶をコントロールする』[18]を参照）。この「外部刺激からの直接の入力がないとき、無意識のうちに脳内で自発的に活動する神経回路群」は、デフォルト・モード・ネットワークと呼ばれ、脳高次機能のモード変換などヒト脳の「〝心〟と言われていた」興味深い部分として重要な機能をもっている、と最近注目されている。

海馬と大脳皮質神経回路が長い軸索で相互に結びついた形で保持されるとすれば、大脳皮質に長期保存された異なる長期記憶の神経回路が、海馬を介して連合していることになり、連想的に記憶が想起できるメカニズムになる。[19] この海馬の大脳皮質への記憶情報の「転写」保持が、外部刺激なしに、いつ行われるか、次のような「睡眠と記憶」にかかわる興味深い説がある。

藤井聡らはＬＴＰとＬＴＤをおこす最適の刺激条件を詳細に検討したところ、それぞれ睡眠中のＲＥＭ期（夢を見る）、Ｎｏｎ - ＲＥＭ期の脳内神経細胞の活動頻度に類似していた。睡眠中のＲＥＭ期に活動している多くのデフォルト・モードネットワーク内、神経回路内のシナプスでＬＴＰ（記憶強化）がおこり、Ｎｏｎ - ＲＥＭ期にＬＴＤ（忘却強化）がおこることになる。これはF・クリックが提唱して話題を呼んだ「夢を見ているときに記憶は消去・忘却される」という仮説[20]はじつは逆で、「眠ると最初にあらわれるNon‐REM期にLTDで、より弱い記憶は消去され、残った記憶神経回路だけがREM期（夢を見ている時）にLTPで強化される。これをくりかえして「睡眠中に前日の記憶は強度（個体にとってのおおよその重要さ?）で整理される」ことになる[21]。

さらに普通の睡眠中には、REM期の神経活動は四～五回くりかえされるので、LTPで機能的に強化されていただけの新しい記憶神経回路のすべてのシナプスは、睡眠中に三回以上のLTP刺激がくりかえされる。その結果回路中の全シナプスでおこるRISEにより形態的に強化され、何年も維持できる本当の長期記憶として固定されると考えられ、興味深い。

これが「乳児期の睡眠パターン形成の発達異常は自閉症のリスクとなる」という瀬川昌也（瀬川小児発達クリニック）の指摘する[22abc]、脳機能発達（6章）、早期発見（10章）の生物学的基盤の説明となるかもしれない。

このように心理学でも基本とされる「遺伝と環境の相互作用」は遺伝子発現を介して、子どもの脳の発達の過程で、一人一人の脳内で少しずつ異なった機能神経回路群のパターンが形成され選択的に維持される。顔が異なるように一人一人がもつ遺伝子群のわずかな差、一人一人で当然異なる外部からの感覚刺激、脳内化学物質環境の差などが、胎児期からの神経回路形成・維持パターンとしてすべて積分され、一人一人異なった行動や能力のパターン、個性といわれる性格が形成され経験の記憶として蓄積されているのだ。

大脳皮質のシナプス・レベルでいうと、池谷裕二によれば、脳内で強い結合性を持つシナプスは全体からみると極く少数であるという。[23] この強いシナプス結合が神経回路群の発火を安定に保っているらしい。この強いシナプス結合で主に構成され神経回路は、海馬を介しての連想回路[19]からなど適当な入力があれば、いつでも確率的に同じパターンで同期した発火をすることになり、私が一九八九年に提唱した「トレーシング回路」にあたり、[24] 記憶の保持とその想起をおこなう神経回路の実体であろう。

第2章　症状の多様性と診断のむずかしさ
——個性との連続と診断基準の問題点

発達障害の子どもの症状は多様で、いわゆる「引きこもりやすい」「切れやすい」と表現されているような「特定の行動が普通の子の平均よりは異なっている」子どもたち、さらには定型発達した普通の子どもたちと、スペクトラム状に連続している部分がある[25・26・27]。

米国精神医学会の『精神疾患の分類と診断の手引き（ＤＳＭ）』などの診断基準を見ても、「普通の生活を送るのに支障があるかどうか」が診断の分かれ目で、そこに記載されている一つ一つの診断項目を見れば、多くの人々がそのどれかに当たる傾向をもつほど微妙な面がある。

たとえば、自閉症度を示す指数（ＡＱやＳＲＳ）を多数の子どもで測定すると、一般の子ども[28・29]でも大なり小なり自閉症の傾向はもっていることが分かり、自閉症の子どもと連続的である（図２-２、図２-３参照）。

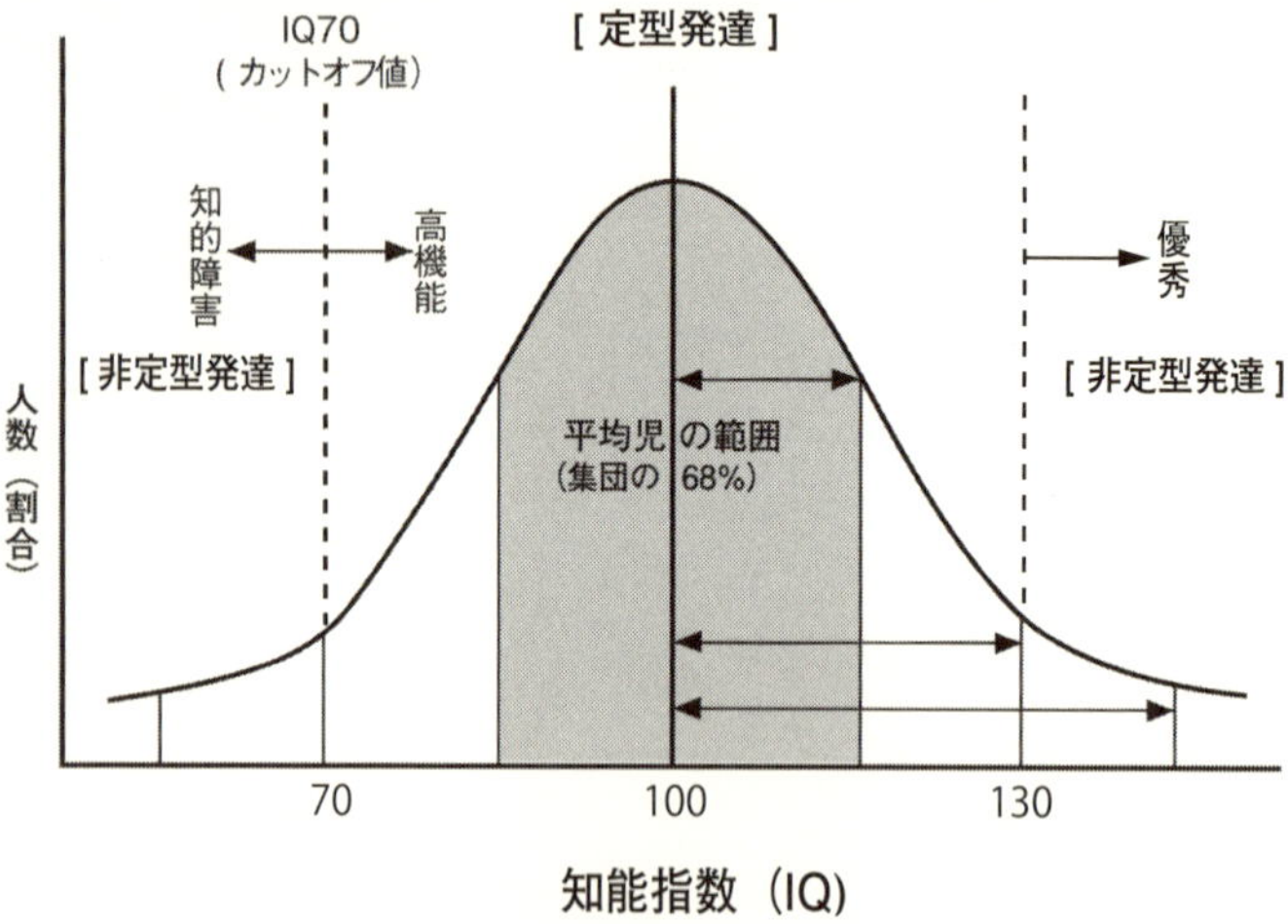

図 2-1　知能指数（IQ）を指標にした正規分布曲線と定型発達、非定型発達　バロン・コーエン『自閉症スペクトラム入門』（文献 28）を改変。なお DSM-5 では知能指数による分類はなくなっている。

発達障害にかかわる人たちの一部に「発達障害は障害ではない、個性の強すぎる子が現代の規格化された社会に適応できないだけである」と主張する人々がいる背景である。

1．自閉症症状のスペクトラム的多様性と分別の困難さ

発達障害児の診断には、ウェクスラー児童知能検査など多様な神経心理学的検査[26]を行う。そのとき、十分多くの子どもたちの行動や能力を一定の基準で評価すると、例えば知能指数、ＩＱ（図２‐１）のように、一般に平均値を中心に正規分布に近い釣り鐘形になる。

神経心理学では数値化しにくい指標も多いが、ヒトの行動や能力が全部数値化できれば、

膨大な図2‐1のような図が多数（多次元で）でき、一人一人の子どもに注目すれば、「子どもは皆一人一人違う」のは当然といえる。

この背景には、行動や能力（＝脳の機能）をになっている機能神経回路が、膨大な数のシナプスで結合している多数の神経細胞でできており、それをつくる遺伝子と環境からの刺激が一定のばらつきで一人一人異なるため、全体としては正規分布に近くなると考えられる。学校のテストの成績も一般に点数で並べると、正規分布をすることが多いので、標準偏差値（ＳＤ）をつかって、成績表での5、4、3、2、1評価をきめていることは良く知られている。

脳の発達の場合、どの指数値を横軸にとっても正規分布になり、平均値に近い大多数の子どもが「定型発達」、両端の特に指数が高いか、低い子どもが「非定型発達」をしているとされる。一般に　指数値が低く、通常の生活に困難のある場合を発達障害と診断し、ある指数値で分別のために区切る（カットオフする）と、その前後で、いわゆる「診断閾値《いきち》下」、すなわち境界領域の子どもたちが多数出る。

またカットオフ値をどこに決めるのかによって、分別された子どもたちの数がそれぞれ大きく異なってしまうのも、図2‐1から理解できる。

発達障害での知的発達では、一般にカットオフ値をＩＱ70に置いており、ＤＳＭ‐Ⅳの「自閉性障害」診断では、ＩＱ70以上を知的発達は定型である「高機能自閉症」としていた。

一方、自閉症状の重さを表すとされる自閉症指数（ＡＱ）でも、定型発達とされる多くの子ど

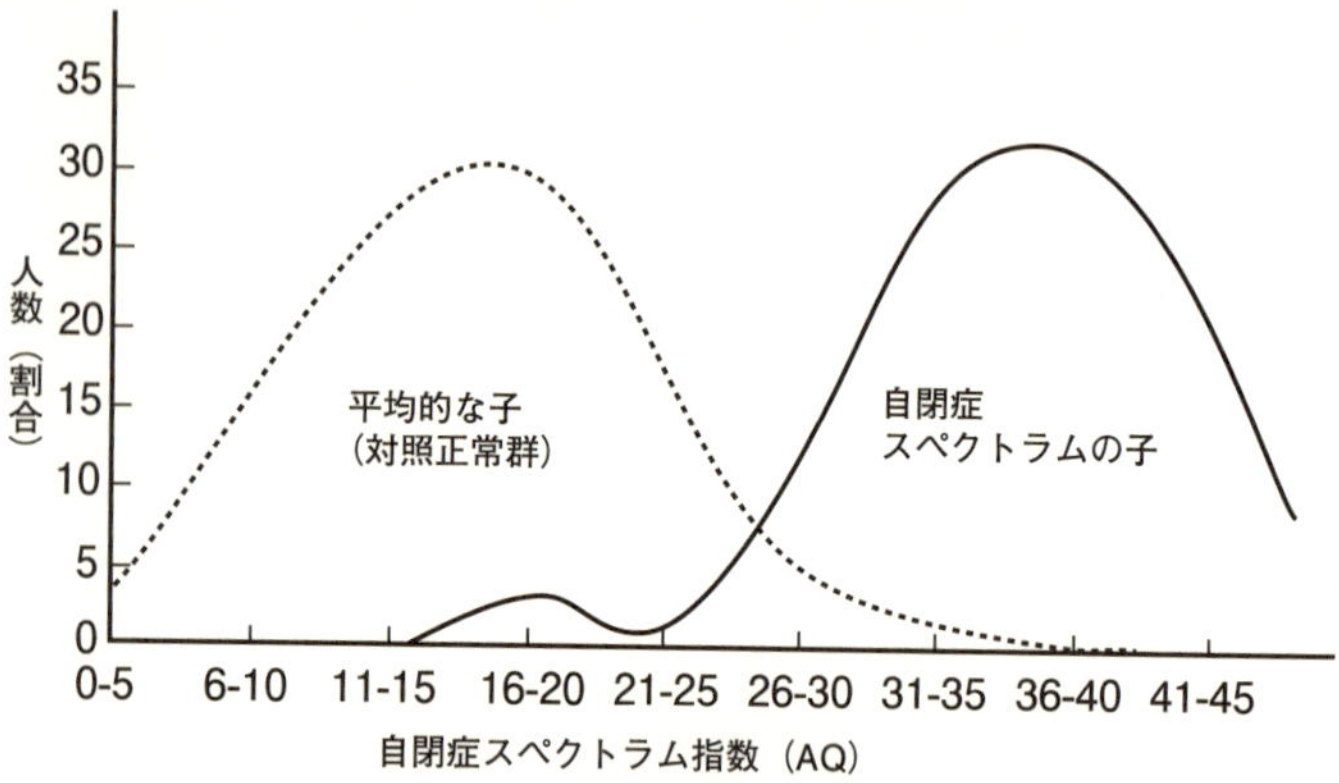

図 2-2　自閉症と診断された群と定型発達群との自閉症スペクトラム指数（ＡＱ）得点分布 S. Baron-Cohen（2008）（文献 28 より引用）より。

もを見れば、図２‐２の点線のようになる。皆、症状としてはあらわれないが自閉症の素因は大なり小なりもっており、指数で並べるとＩＱと同じほぼ正規分布になる。

　この時、自閉症と診断された子どもの自閉症指数（ＡＱ）の分布は図２‐２の実線のようになり、自閉症症状の実態も二つのピークがあるが全体としてはスペクトラム状に連続している。他の個別の自閉症状も指数化できれば、やはりスペクトラム状の連続分布をすると考えられる。本章２項で述べる日本の子どもたちの最近の調査では、図２‐３のように、このピークは連山状にさらに明確である。

　二〇一三年改訂されたＤＳＭ‐５で、ＤＳＭ‐Ⅳ‐TRにあったアスペルガー障害などの下位分類がなくなり、自閉症スペクトラム障害にまとめられたのも、この連続性を重視したためと思われる（六一頁図２‐４に変更の概要）。

　一般に、病気のかかりやすさや障害のなりやすさも、自閉症のように、その遺伝子背景が複雑で数百の遺伝子が関係している〝超〟多因子遺伝である場合（４章に詳述）、環境

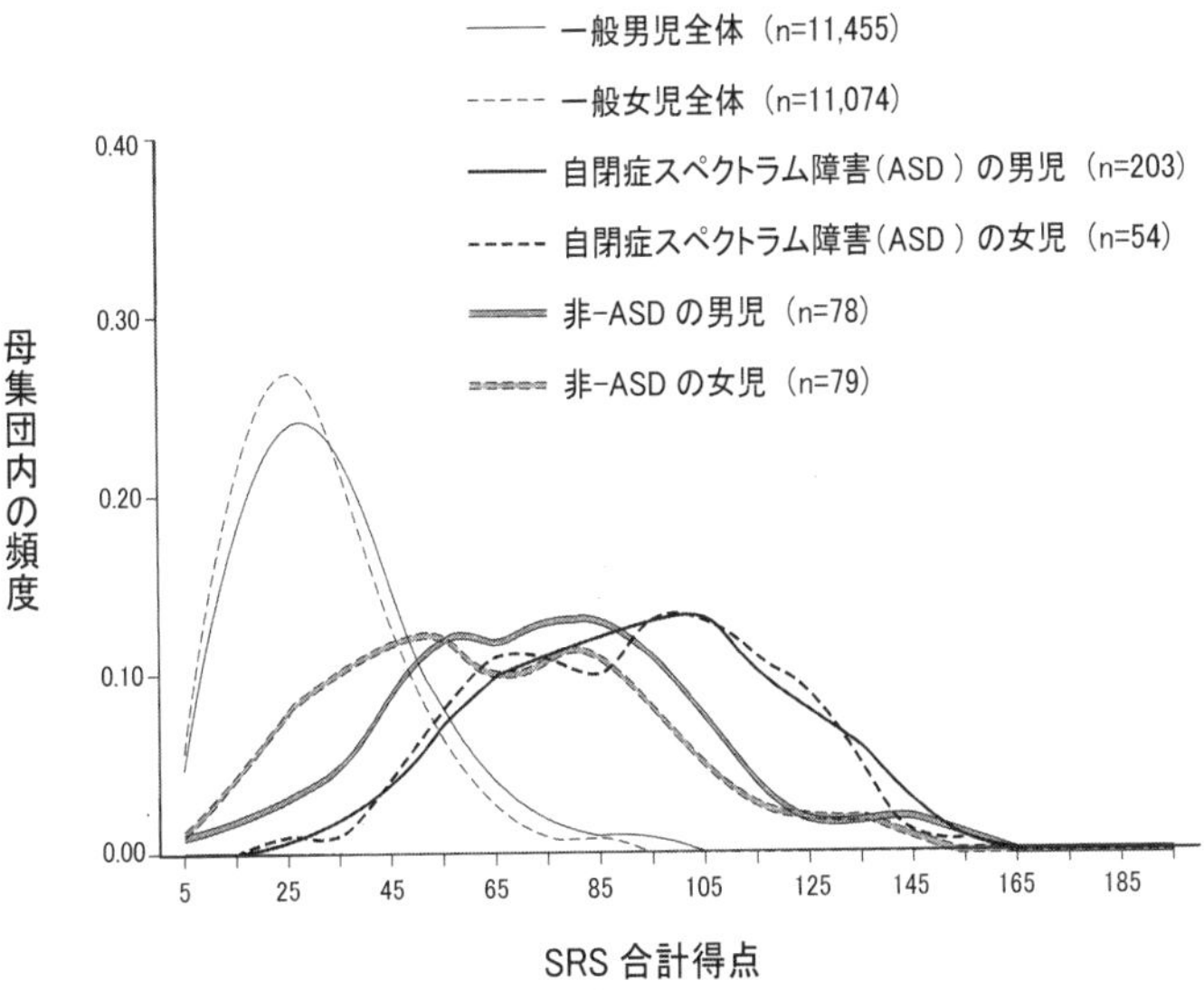

図 2-3　自閉症度を示す SRS 得点の分布　（全国の小・中学生 22,529 人の調査）　非 ASD：ASD とは診断されなかったが、ADHD など他の障害を一つ以上もつグループ。SRS：自閉症的な行動特性を評価する対人応答性尺度。（文献 30 より引用改変）

要因など他の要因に違いがなければ、ほぼ正規分布すると考えられる。確かに、自閉症と診断される子どもたちと、「診断閾《いき》値《ち》下」の子どもたちの遺伝子背景には全体としては差がないという論文がある。

　したがって、自閉症と診断された子どもたちのＡＱ曲線の正規分布とは少し異なった別のピークさえある偏りをみると、測定法の誤差というよりも、異なった環境要因によって発症した異なった複数のサブ・グループがあり、それぞれの異なった曲線の総和を見ているのではないかと推察できる。

　自閉症と診断された子どものＡＱの下限値が、定型発達とされた子どもたちの上限値より低く大きく重なっている境界領域があることも注目される。

自閉症の診断は、経験のある臨床医が直接その子を診断して総合的に行われているので、ＡＱだけで決められていない、すなわち境界領域の子どもで微妙な判断が行われている証拠ともいえる。

２．日本での教育現場での実態

最近、神尾陽子（国立精神・神経センター）ら[30・31・32]は、自閉症・診断閾値《いきち》以下グループをふくめた大規模で詳細な研究を行い、診断基準の相対性、診断概念の再検討だけでなく、判明した非常に高い有病率は教育・療育との関係を含め重大な問題を提起している。

図２‐３は、日本全国の通常学級に通う児童二万二五二九人を対象に、自閉症的な行動特性を評価するＳＲＳ（対人応答性尺度、得点が高いほど自閉症的）の得点分布を示している。

集団全体では男女ともＳＲＳ得点が高い子どもから低い子どもまで連続し、ほぼ正規分布である。自閉症スペクトラム障害（ＡＳＤ）と診断された子どもの得点も、やはり分布は連続的で、ＡＳＤと診断される子どもと、診断されない子どもに明確な境界値は存在していない。適切と思われるカットオフ値を用いて診断をしたところ、男子の三・七四％、女子の、一・四七％がＡＳＤとされ、男女全体では二・六四％となり、最近の韓国でのＡＳＤ有病率と完全に一致した。[30・31・32]

またすでに言われているように定型発達でも男の子の方が女の子よりも少し自閉症特性が強い

ことも明瞭である。これは一般に男の子の遺伝子背景が女の子よりも脆弱で、脳の発達障害をおこしやすいためである（5章でふれる）。

ＡＳＤの子どものＳＲＳ曲線は、このＳＲＳ得点が微妙な症状の違いを良く反映しているせいなのか、英国での調査：図２‐２よりさらにはっきりと正規分布からはずれている。

女子には、ＤＳＭ‐５では自閉症から除外された遺伝性のレット症候群、男子にはもともと自閉症に入っていない遺伝性の脆弱Ｘ症候群の、ごく稀な強い遺伝要素が混入している可能性はあるが、定型発達群と同様、ＡＳＤ群でも男女とも「発症しやすさ」の遺伝子背景は超多因子遺伝で、もし環境要因が一定ならばほぼ連続的に正規分布状に得点が分布するはずである。

このＡＳＤ群の低い連山状（凹凸が見られる）の幅の広い分布曲線は、原仁（横浜市中部地域療育センター）が指摘しているように（『発達障害専門医Dr.原の臨床覚書』）[33]、【スペクトラム状の障害はそもそも疾患カテゴリーとは言えず、異なった原因による症状をもった子どもたちの群の混在】を示しており、この本で主張する「自閉症スペクトラム発症の引き金を引く、異なった環境要因による多様なグループの重なり」を反映しているのではないかと考えられる。

3．異なった発達障害の併存と他の症状・疾患との合併

症状の多様性（heterogeneity）の他に、発達障害で目立つのは、二つの診断基準によって示さ

れる症状を同時にもつ子どもが多くいることだ(34)。自閉症とADHD、又は学習障害(LD)の症状を両方もつ子どもは珍しくなく、併存(合併)性(co-morbidity)という(図2 - 4、六一頁参照)。

自閉症、ADHD、LDなど発達障害の脳内発症メカニズムは基本的に同じで、特定の神経回路(シナプス)形成異常であれば、その神経回路のになっている能力・行動がうまくできなくなると考えられる。

したがって「どの神経回路に異常がおこったか」で症状が違い、違う診断名がつくことになる。この併存性も、症状と診断された複数の行動の異常の併存の背後に、脳内での一つだけでなく二つの異なった機能をもつ神経回路の異常が同時におこった状態である。もともと一定の確率で併存しうることであるが、独立現象とするには併存例が多すぎる。

併存の多さを説明する共通の原因・メカニズムがあるはずで、第7章で詳しく述べるが、外界からの感覚刺激の違いよりは、胎児期以来の脳内の化学物質環境要因が二つの症状の発症の引き金を引く可能性が高い。発達神経毒性をもった人工化学物質に汚染されると(4章、図4 - 2、一〇七頁)、脳内のこの化学物質に脆弱な脳内のシナプスはすべて形成異常をおこすはずで(7章、図7 - 4、二二九頁)、複数の機能神経回路に異常がおき、複数の症状の併発がおこることになる。

実際の子どもには、てんかんなど発達障害以外のさまざまな症状・疾患を合併することも多い。これもてんかんの場合のある種の抑制性神経回路の異常のように、特定の神経回路の形成または機能異常が病態なのは、発達障害と共通している。遺伝要因、環境要因とともに、共通部分がある確率が高く、併発すること、また併発する症状が多様なのも当然である。

てんかん以外の合併症には、たとえば自閉症では抑うつなどの気分障害、発達性協調運動障害、強迫性障害、統合失調症様症状などがある。これらの発症メカニズムも神経回路のシナプスの異常「シナプス症」にまとめられ、DOHaDの概念、発達期の原因が考えられる（4章参照）。

4．診断の困難さ：発症を証明・予測する生物学的指標がない

自閉症など軽度の発達障害の診断を困難にしているのは、各種のガンのように、画像で異常な組織を発見し組織を採取して病理診断したり、糖尿病のように採血して血糖値を測ったりするような、生物学的指標（バイオ・マーカー）や診断法がないことである。

一〜二歳頃の頭の周囲が少し大きい子どもに自閉症が多いという報告[35]はあるが（6章）、診断に使える一般性はない、うつ病、統合失調症のような多くの精神疾患と同様、その背景には、前章「脳の個人差の実態」でのべた、階層性をもった脳の構造と機能の複雑さがあり、ことにシナプス・レベルの異常を発見するのが困難だ。

（1）脳の画像技術による診断

最近よく使われる機能（functional）磁気共鳴画像（fMRI）やCTなど生きた脳の組織レベ

ルの構造や機能をマクロに画像化しているMRI技術では、発達障害におけるさまざまな脳の部位で、組織レベルの大きさなどの形態的違いや活動部位の違いが画像化され報告されている(36)。しかしアルツハイマー病脳で見られる異常な萎縮のような、発達障害との相関が高く一般性があり臨床診断に使えるものが今のところない(6章1項参照)。

ｆＭＲＩは便利なのだが、組織レベルの解像力で、微妙な実験条件の差や個人差で結果が大きく異なることもあり、侵襲性があるなど発達障害の診断や研究には十分とはいえない技術である。多数の神経細胞の興奮活動を、直接の電気信号でなく、まわりの毛細血管の血液量をヘモグロビンの状態からの間接的な情報でとらえ、組織レベルの平均で引き算し画像化している。そのため、原理的な欠陥として、①時間的解像力が劣り、②シナプスはもちろん特殊な少数の神経細胞の発火などは、たとえ脳機能的に重要・必須の活動であっても、画像としては可視化できず、③記録できた画像には電気活動ではない要素が混入している危険性もあり、④信号減の解釈が厳密には難しく、⑤信号増も出力が抑制性なのか興奮性なのか区別がつかない。

しかし脳の各領域・部位レベルの一般の基礎・臨床研究では、活動状態をおおまかに観察することが容易なので、「成人での、ある課題で活動が活発になる脳の部位」のおおまかな情報は既に大量に蓄積しており、神経科学の進歩に役立っている。発達障害でも症状に関わる相関性の高い異常の画像報告の蓄積を期待したいが、多くの子どもの診断でのＣＴやｆＭＲＩの使用は、今のところ診断に使える相関性の良い指標がないだけでなく欠点やリスクがある。撮影中は強制的に眠らせたり、子どもを動かないようにしなければならず、放射線や強い磁場の曝露は、成人と比較し子どもの脳に高いリスクがあることも考慮に入れなければならない。放射線の被曝は、脳の神経細胞に新規の突然変異をおこし、自閉症発症の原因とさえなりうる（４章）。

生きているヒトの脳で、さらにより重要でミクロのシナプスを画像的に同定することは、現在技術的に不可能であるだけでなく、画像技術の空間解像力の原理的限界から将来も予断を許さない。むしろ発想を変え、侵襲性の少ない脳波計（乳幼児用脳波キャップなど）を使うか、加藤進昌（東京大学大学院医学系研究科精神医学教室）の研究室で行われはじめたような侵襲性の低い近赤外線光トポグラフィー（ＮＩＲＳ）を用い、さらに空間分解能をあげるか装着法を工夫しながら、なにか神経心理学的に特殊な課題・刺激を子どもに与えると、発達障害児独特の反応が再現性良く得られ、診断に役立つかもしれない[37・38]。

大脳皮質の灰白質での神経細胞群の活動の画像解析のみでなく、白質における軸索の束の密度や走行方向などを、ＭＲＩの拡散テンソル画像（ＤＴＩ）をつかって定量化する研究が近年増えた。しかし、これまでの研究ではＤＴＩでも、自閉症児の症状の多様性などによって、一般性、再現性のある結果は得られておらず、診断に使えるレベルにはなっていない。

自閉症児やＡＤＨＤ児の脳の、これら各種の脳画像解析によるデータは、第６章の「子どもの脳のどこで発達の異常がおこるか」で少し紹介するが、症状によるサブ・グループ化が必要だろう。

(2) 病理診断の困難さ

通常の病気や脳の大きな形態異常をともなう重い発達障害の場合は、問診やさまざまな生物学的方法によって診断ができる。さらに一般には、たとえ生きているうちは、あいまいさが残った場合でも、死後の病理解剖により確定診断ができる。

自閉症での小脳プルキンエ細胞の脱落、海馬周辺でも異常など発達障害者の死後脳で神経細胞レベルでの変化の報告はあるが、パーキンソン病脳などでみられるような黒質の神経細胞群の脱落のような再現性の良い変化はなく、一般性に乏しい。

神経細胞数など病理変化は、それが第1章で述べた脳の個人差を超える顕著な異常でないと、発達障害との相関が出てこない。その上第6章で述べる発達過程の多様性、ことに時期が遅れたり早まったりする個人差からいって困難さは増す。さらに成人脳では個人差も大きく発達期を反映しにくい。

発達障害での、さらにミクロな特定の神経回路のシナプス結合の異常を直接同定するような解析の報告はまだない。小児の死後脳は、入手に親族の協力が必要であり、シナプスを観察するため状態良く保存するシステムの整備も大変なので、検討例が少ない事情もあるであろう。しかも死後脳では、実際の診断には使えない。

自閉症児などで膨大な数の脳内神経回路のうちほとんどが正常で、特定の機能をもつ神経回路のみ異常があるとすれば、そのシナプス結合の異常を死後脳で直接画像で探し出すことは非常にやっかいである。それればかりか、たとえシナプス・レベルの異常が形態的に発見されたとしても、そのシナプス結合がつないでいる神経回路が生前もっていた機能を証明することは、ことに複雑な皮質構造の中では実際にはむずかしい。

死後脳をふくめこれだけ多数の症例がある障害で、共通の障害部位が形態的に未だにきちんと病理報告されていないこと自体、共通の病変が現在の技術で画像化して指摘しにくい、極く一部の特定の神経回路で、その異常がシナプス結合のように非常に観察しにくい微小なものであることを示していると考えられる。

あえていえば、軽度な発達障害全体が昔まとめて呼ばれていた「微細脳機能障害」が正しく、この本で障害部位を明示して提唱している「シナプス症」であることの間接的な論拠になる。

親の遺伝子解析の結果は、第5章で詳しくふれるが、できたとしても発達障害関連遺伝子群、すなわち「発症しやすさ」に関わる遺伝子背景の指摘にとどまる。しかも各種ガンなどと同じく、両親の精子や卵子や子どもの代での体細胞の「新規の突然変異による自閉症発症」例が数多く報告された（4章）現在では役に立たない。親からもらった遺伝子が定型発達するはずのものでも、環境由来の突然変異で自閉症が発症する確率が高くなってきた時代なのである。

自閉症は、一般の「生活習慣病」など他の疾患より遺伝子背景がはるかに複雑で、それぞれリスクは低い関連遺伝子が数百あり、個々の遺伝子変異からのリスクの定量化は困難と考えられる。すなわち、遺伝子診断はできない。

臨床的経過		頻度	併存症
学童期における臨床的特徴	青年期における臨床的特徴		
学習が通常の教育では困難、学習の理解は不良であるが感情発達は健常者と同じ	特別支援教育を受けない場合には学校での不適応、さらに被害念慮に展開することもある	1.1%	心因反応、被害念慮、うつ病など
小学校中学年ごろから学業成績が不良となる、ばらつきも大きい	それなりに適応する者が多いが、不適応が著しい場合は、不登校などの形を取ることも多い	14%	軽度発達障害群、自閉症スペクトラム障害にむしろ併存症として認められることが多い
さまざまなこだわり行動の存在、学校の枠の理解が不充分なため特別支援教育以外に教育は困難、親子の愛着が進む	適応的な者はきちんとした枠組みの中であれば安定、一方激しいパニックを生じる場合もある	0.6%	多動性行動障害、気分障害、てんかんなど
社会的状況の読み取りが苦手、集団行動の著しい困難、友人を作りにくい、ファンタジーへの没頭	孤立傾向、限定された趣味への没頭、得手不得手の著しい落差	1.5%～?	学習障害、発達性協調運動障害、多動、不登校、気分障害など多彩
低学年における着席困難、衝動的行動、学習の遅れ、忘れ物など不注意による行動	不注意、抑うつ、自信の欠如、時に非行	3%～5%	反抗挑戦性障害、抑うつ、非行など
学習での苦手さが目立つようになる	純粋な学習障害の場合は、ハンディを持ちつつ社会的適応は良好な者が多い	5%～10%	学習障害自体がさまざまな発達障害に併存して生じることが多い
小学校高学年には生活の支障となるような不器用は改善	不器用ではあるがそれなりに何とかなる	??	他の軽度発達障害との併存が多い
多動性の行動障害、徐々に解離症状が発現	解離性障害および非行、うつ病、最終的には複雑性 PTSD へ移行	2%～3%	特に高機能広汎性発達障害は虐待の高リスク、もっとも多い併存は反応性愛着障害と解離性障害

	障害名	定義	
			幼児期における臨床的特徴
第一グループ	精神遅滞	標準化された知能検査でIQ70未満、および適応障害	言葉の遅れ、歩行の遅れなど全般的な遅れの存在
	境界知能	標準化された知能検査でIQ70以上、85未満	若干の軽度の遅れのみ
第二グループ	知的障害を伴った自閉症スペクトラム障害	社会性の障害、および想像力の障害	言葉の遅れ、視線が合わない、親から平気で離れるなど
	高機能自閉症スペクトラム障害	上記の障害を持ち、知的にIQ70以上	言葉の遅れ、親子の愛着行動の遅れ、集団行動が苦手
第三グループ	注意欠陥多動性障害（ADHD）	多動、衝動性、不注意の特徴および適応障害	多動傾向、若干の言葉の遅れ
	学習障害（LD）	知的能力に比し学力が著しく低く通常の学習では成果が上がらない	若干の言葉の遅れを呈する者が多い
	発達性協調運動障害	極端な不器用さ	不器用、他の障害に併発する者が多い
第四グループ	子ども虐待	子どもに身体的、心理的、性的加害を行う、子どもに必要な世話を行わない	愛着の未形成、発育不良、多動傾向

表2-1　発達障害の分類とその経過頻度・併存症（杉山登志郎『発達障害の子どもたち』文献39より）

血液中の定量可能なタンパク質や生理化学物質を、発達障害児で網羅的に調べ、定型発達児と比較するというD・アマラル（米国・発達障害医学研究所）らの壮大な計画も、原因解明・診断に役立つ結果はまだ出ていないようである。

より直接に子どもの脳内生理化学物質の異常を調べようとしても、子どもに負荷の大きい脳脊髄液採取や、放射線被曝のリスクが高く、一種類の化学物質の情報しかわからない陽電子《ポジトロン》放射断層撮影（PET）は現実には行えないだろう。

5．診断の分類と症状だけの診断基準による診断の困難さ

これまで述べたように、自閉症やADHDでは、症状の多様性、個人差もあり、脳のどの部分がどのようにおかしいのか、実際発達中の子どもの脳の生物学的データで統一的に実証できないのが、発達障害研究で原因と発症メカニズムの研究が遅れている主な理由といえよう。

したがって、診断には実際の子どもの行動を観察したり、親や学校の先生から家庭環境、学校環境での子どもの様子を聞いて、経験のある臨床医が、行動レベルの分別診断に基づき行われている。

ここでは子どもの脳の異常の全体像を見るのに優れている杉山登志郎の発達障害の分類を、定義、臨床経過、頻度、併存症の一覧として紹介しておく[39]（前頁、表2-1）。

実際の発達障害の診断書を書くには、症状を正確に把握するために類型化された複数の項目を検討し、「診断の基準・分類に当てはまるかどうか」を操作的に決める診断基準が使われてきた。

この本を書きはじめた最近までは、米国精神医学会が決めた『精神疾患の分類と診断の手引第4版（DSM‐Ⅳ）一九九四』とWHOの『国際疾病分類第10版（ICD‐10）一九九三』が用いられてきた。ICDは死因など公的な統計用でもあり、一般にはDSMがよく使われている。

DSMは双極性障害（躁うつ病）や統合失調症という二大精神疾患でさえ、病気の原因、脳内の実態がよくわからないものを、仕方がないので、症状のみを正確に観察し、それを「項目のうちいくつあてはまるか」という、いわば統計処理して診断を決めやすくしたものといえる。

このため、それ以前は精神科医の主観により「自閉症である、ない」が決められていたものが、ある程度客観化され、診断技術、経験などによるばらつきをなるべく少なくし、研究の相互比較が一応できるようになったので、世界中で広く使われるようになった。

表2‐2（次頁）に、まずDSM‐Ⅳ‐TRによるADHDの診断基準を示した。

これらの診断項目をよく眺めれば「しばしば」ではないにしても、誰にでも思い当たるところがあるような〝状態〟が多く見られる。

したがって、個々の項目で見ても、定型発達した子どもとの連続性があり、当てはまるか、当てはまらないか、カットオフがむずかしい。

【表2-2】DSM-Ⅳ-TRによる注意欠陥／多動性障害の診断基準

A（1）か（2）のどちらか：
（1）以下の不注意の症状のうち六つ（またはそれ以上）が少なくとも6か月間持続したことがあり、その程度は不適応的で、発達の水準に相応しないもの：
〈不注意〉
（a）学業、仕事、またはその他の活動において、しばしば綿密に注意することができない、または不注意な間違いをする。
（b）課題または遊びの活動で注意を集中しつづけることがしばしば困難である。
（c）直接話しかけられたときにしばしば聞いていないように見える。
（d）しばしば指示に従えず、学業、用事、または職場での義務をやり遂げることができない（反抗的な行動、または指示を理解できないためではなく）。
（e）課題や活動を順序立てることがしばしば困難である。
（f）（学業や宿題のような）精神的努力の持続を要する課題に従事することをしばしば避ける。嫌う、またはいやいや行う。
（g）課題や活動に必要なもの（例：おもちゃ、学校の宿題、鉛筆、本、または道具）をしばしばなくしてしまう。
（h）しばしば外からの刺激によってすぐ気が散ってしまう。
（i）しばしば日々の活動で忘れっぽい。
（2）以下の多動性・衝動性の症状のうち六つ（またはそれ以上）が少なくとも6か月間持続したことがあり、その程度は不適応的で、発達水準に相応しないもの：
〈多動性〉
（a）しばしば手足をそわそわと動かし、またはいすの上でもじもじする。
（b）しばしば教室や、その他、座っていることを要求される状況で席を離れる。

（c）しばしば、不適切な状況で、余計に走り回ったり高い所へ上がったりする（青年または成人では落ち着かない感じの自覚のみに限られるかもしれない）。
（d）しばしば静かに遊んだり余暇活動につくことができない。
（e）しばしば〝じっとしていない〟またはまるで〝エンジンで動かされているように〟行動する。
（f）しばしばしゃべりすぎる。
〈衝動性〉
（g）しばしば質問が終わる前に出し抜けに答え始めてしまう。
（h）しばしば順番を待つことが困難である。
（i）しばしば他人を妨害し、邪魔する（例：会話やゲームに干渉する）。

B　多動性─衝動性または不注意の症状がいくつか7歳以前に存在し、障害を引きおこしている。
C　これらの症状による障害が二つ以上の状況〔例：学校（または職場）と家庭〕において存在する。
D　社会的、学業的、または職業的において、臨床的に著しい障害が存在するという明確な証拠が存在しなければならない。
E　その他の症状は広汎性発達障害、統合失調症、またはほかの精神病性障害の経過中にのみおこるものではなく、ほかの精神疾患（例：気分障害、不安障害、解離性障害、またはパーソナリティ障害）ではうまく説明されない

▲病型に基づいてコード番号をつけよ
314.01 注意欠陥／多動性障害、混合型：過去6か月間A（1）とA（2）の基準をともに満たしている場合
314.00 注意欠陥／多動性障害。不注意優勢型：過去6か月間、基準A（1）を満たすが基準A（2）を満たさない場合
314.01 注意欠陥／多動性障害、多動性‐衝動性優勢型：過去6か月間、基準A（2）を満たすが基準A（1）を満たさない場合（著者注：コード番号については原英語版からの誤りと思われる）

（高橋三郎、大野裕、染矢俊幸（訳）：DSM‐Ⅳ‐TR精神疾患の分類と診断の手引　新訂版、医学書院、文献40より引用）。

また、よく使われている「しばしば」という表現もあいまいで、じつは補足の解説でなるべく診断者によるばらつきがないようにしてある。

そして、肝心なのは、これらのA（1）不注意の症状のうち六つ以上あてはまれば、「注意欠陥」、A（2）の多動性・衝動性の症状のうち六つ以上あれば、「多動性」ときわめて操作的に診断することになっている。なお「注意欠陥」は最近では「注意欠如」と表現することを学会で申し合わせた。

重要なことは、この診断基準は、基本的に「日常生活に支障がある」ことが決定要因になっており、診断医の総合的な見方、高い問診能力が前提とされていることである。

このような診断基準なので、自閉症の場合はもちろんADHDでも、経験の少ない医師が誤診する可能性がもともと高い。ことに日本では、医師免許さえあれば専門の小児神経科医、児童精神科医でなくても、診断書は有効である。Aという医師とBという医師でADHDの診断が異なることがあるのは必然といえよう。

極端な例では、米国で、ある時期ADHDが社会的注目を浴びたとき、ある町ではなんと「全小児の20％がADHDと診断された」という疫学調査があった。小児科医だけでなく、普通の開業医が、ちょっと活発で腕白な子どもを「ADHDではないか」と親がつれてきたとき、安易にADHDと診断したためであろう。自閉症の診断も、経験がないと非常に困難であろう。

まず最近までつかわれてきたDSM‐Ⅳ‐TRによる「自閉性障害」の診断基準を表2‐3にあげた。いわゆる三大症状で、①社会性の障害（他人と関われない、仲間が作れない、協調・共感が出来ない）②コミュニケーションの障害（言葉が遅れる。オウム返し）③反復的で常同的な行動（こだわり、反復行動、局限した興味や関心）が主な症状とされる。

「アスペルガー障害」や「特定されない広汎性発達障害」の基準も自閉症の全てを満たさないだけで似たようなものであるが、最近改訂されたＤＳＭ-５で「区別できない」と消えてしまった

A.（1）（2）（3）から合計6つ（またはそれ以上）、うち少なくとも（1）から2つ、（2）と（3）から1つずつの項目を含む

		項　目
(1)		対人相互反応における質的な障害で以下の少なくとも２つによって明らかになる：
	(a)	目と目で見つめ合う、顔の表情、体の体勢、身振りなど、対人相互反応を調節する多彩な非言語行為の使用の著明な障害
	(b)	発達の水準に相応した仲間関係をつくることの失敗
	(c)	楽しみ、興味、成し遂げたものを他人と分かち合うことを自発的に求めることの欠如（例：興味あるものを見せる、もってくる、指差すことの欠如）
	(d)	対人的または情緒的相互性の欠如
(2)		以下のうち少なくとも１つによって示されるコミュニケーションの質的な障害：
	(a)	話し言葉の発達の遅れまたは完全な欠如（身振りや物まねのような代わりのコミュニケーションの仕方により補おうという努力を伴わない）
	(b)	十分会話のある者では、他人と会話を開始し継続する能力の著明な障害
	(c)	常同的で反復的な言語の使用または独特な言語
	(d)	発達の水準に相応した、変化にとんだ自発的なごっこ遊びや社会性をもった物まね遊びの欠如
(3)		行動、興味および活動の限定され、反復的で常同的な様式で、以下の少なくとも１つによって明らかになる
	(a)	その強度または対象において異常なほど、常同的で限定された型の１つまたはいくつかの興味だけに熱中すること
	(b)	特定の機能的でない習慣や儀式にかたくなにこだわるのが明らかである
	(c)	常同的で反復的な衒奇的運動（例えば、手や指をぱたぱたさせたりねじ曲げる、または複雑な全身の働き）
	(d)	物体の一部に持続的に熱中する

B. ３歳以前に始まる、以下の領域の少なくとも１つにおける機能の遅れまたは異常：
（1）対人的相互作用、
（2）対人的意思伝達に用いられる言語、または
（3）象徴的または想像的遊び

C. この障害はレット障害または小児崩壊性障害ではうまく説明されない

表 2-3　DSM- Ⅳ -TR による「自閉性障害」
広汎性発達障害（PDD）の下位分類。アスペルガー障害と重なる部分が多い。（高橋三郎、大野裕、染矢俊幸『DSM- Ⅳ -TR 精神疾患の分類と診断の手引　新訂版』文献 40 より ）

こともあり、省略する。

たとえば、A（1）の（b）、「発達の水準に相応した仲間関係をつくることの失敗、同（c）「楽しみ、興味、達成感を他人と分かち合うことを自発的に求めることの欠如（例：興味のある物を見せる、もって来る、指差すことの欠如）」は、一人の子どもを目の前にし、親に聞いたりいろいろ問診して、この〝症状〟を判定するには、かなりの経験、技術を要するのは想像できよう。もともと精神科では成人でもことに問診が難しく、その経験・技術がものをいうらしい（神田橋條治『精神科診断面接のコツ』文献41参照）。

6．二〇一三年のDSM‐5への診断基準の改訂

DSM‐Ⅳ‐TRは、二〇一三年五月に改訂され、DSM‐5になり、ICR‐10（すぐにICR‐11に改訂される予定）と共用されることになった。

図2‐4に新しいDSM‐5による発達神経障害とされる診断名の変更などをまとめた。表2‐4（六二頁）にはDSM‐5の自閉症スペクトラム障害の診断基準のドラフト訳をあげた。DSM‐Ⅳ‐TRからDSM‐5への改訂の全体の詳しい解説は、今後多く出るであろう他の専門書や論文を参考にしていただきたい。

自閉症関係の大きな違いは下記のように八つにまとめられる。なお、知能指数による「高機能」（自

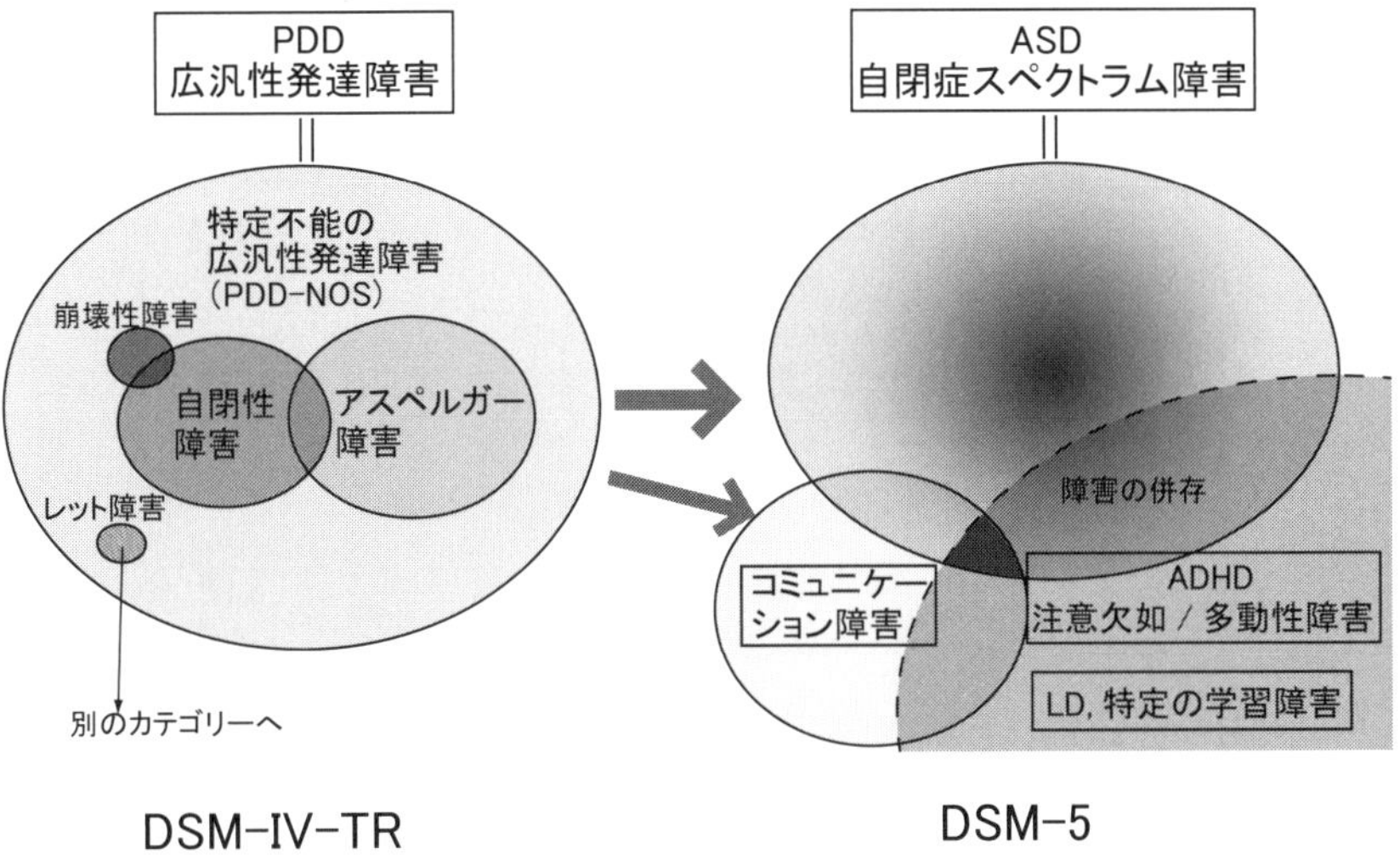

図 2-4　広汎性発達障害（PDD）から自閉症スペクトラム障害（ASD）への変更と ASD の ADHD やコミュニケーション障害との併存性（Co-morbidity） DSM-5 では、原因が「遺伝性」のレット障害は、原因が「遺伝要因と環境要因」の神経発達障害とは別のカテゴリーへ移動した。脳神経科学の知見をとりこんだことになる。杉山登志郎の講演記録より改変。

閉症）の分類はどういうわけかなくなった。

（１）広汎性発達障害（ＰＤＤ）の名と、その下位分類だった自閉性障害、アスペルガー障害、特定されない広汎性発達障害（ＰＤＤ‐ＮＯＳ）がなくなり、すべて自閉症スペクトラム障害（ＡＳＤ）にまとめられた。「自閉性障害とアスペルガー障害などはスペクトラム状に症状が連続していて区別できない」とされたためである（図２‐４）。

なお、古いＤＳＭ‐Ⅳ‐TRを使えば、特定されない広凡性発達障害（ＰＤＤ‐ＮＯＳ）と診断されるが、新しい自閉症スペクトラム障害（ＡＳＤ）とは診断されない子のうち、かなりの部分は、別のカテゴリーであるコミュニケーション障害に吸収されるものと思われる。

『DSM–5　ドラフト』の「自閉症スペクトラム障害（Autism Spectrum Disorder）」

以下のＡＢＣＤを満たすこと

		項　目	レベル 1	レベル 2	レベル 3
A	様々な状況において持続する対人的（社会的）コミュニケーションおよび対人的相互交流の障害で、全般的な発達の遅れでは説明できず、以下の３項目全てによって示される				
	1	対人―情緒的な相互性の障害；その範囲は、興味、情緒、感情、反応を他者と共有することの減少によって生じる正常でない対人的接近や正常な会話のやりとりの失敗から、対人的相互交流を開始することの完全な欠如、にまで及ぶ。	きわめて強力な支援を要する（各細目ごとに判定）	多くの支援を要する（各細目ごとに判定）	支援を要する（各細目ごとに判定）
	2	対人的相互交流のために用いられる非言語的コミュニケーション行動の障害；その範囲は、アイ・コンタクトやボディ・ランゲージの異常、あるいは非言語的コミュニケーションの理解や使用の障害によって生じる統合の不充分な言語的および非言語的コミュニケーションから、表情や身振りの完全な欠如、にまで及ぶ。			
	3	発達水準に相応した、仲間関係を築くことと維持することの障害（養育者との関係以外で）；その範囲は、ごっこ遊びの共有や友人をつくることが難しいことから生じる様々な社会的状況で適切に振る舞うために行動を調整することの困難から、人への関心の明らかな欠如、にまで及ぶ。			
B	行動、興味、および活動の限局された反復的な様式で、以下の少なくとも２つによって示される：				
	1	常同的あるいは反復的な言語、運動、あるいは物の使用；（たとえば単純な常同運動、エコラリア〈オウム返し〉、物の反復的な使用、あるいはその人独自の言いまわし）			
	2	習慣や言語あるいは非言語的行動の儀式的パターンへの過度のこだわり、あるいは変化に対する過度の抵抗；（たとえば儀式的動作、同じ道順や食べ物への要求、反復的な質問、あるいは些細な変化に対する極度の苦痛）			
	3	強度あるいは対象において異常なほどの限局的で固着した興味；（たとえば、普通ではない物への強い執着や没頭、極めて限局的あるいは固執的な興味）			
	4	感覚情報に対する反応性亢進あるいは反応性低下、あるいは環境の感覚的側面に対する異常なほどの興味；（たとえば痛み／熱さ／冷たさに対する明らかな無反応、特定の音や感触に対する拒絶反応、過度に物の匂いを嗅いだり、触ったりすること、光や回転する物体に対する没我的興味）			

C.　症状は児童期早期に存在しなければならない（しかし、周囲からの社会的要求が能力の限界を超えるまでは、完全に明らかとはならないこともある）。

D.　症状全体で日常生活の機能を制限し、障害をきたす。

注）日本語の定訳版はまだ出版されていないので暫定的なドラフト訳である。

表 2-4　2013 年 5 月に改訂された DSM-5 の「自閉症スペクトラム障害（ASD）」診断基準（文献 42 を改変）

（2）DSM‐5では、表2‐4のように重篤度を三段階：極めて濃厚な支援が必要なレベル1、多くの支援が必要なレベル2、支援を必要とするレベル3に分けて、個々の細目別に支援の必要度を表すように改訂した。いずれにしろ定量的診断にはむずかしい面があるが、両親や教育支援・療育をする側からはDSM‐Ⅳ‐TRでの「細目に該当する・しない」の二択よりも、その子の症状の特性やパターンがより分かりやすくなったといえよう。自閉症スペクトラム障害（ASD）という幅広い症状の診断名だけでなく、その子の診断項目の細目ごとの支援が必要なレベルを、診断した医師から教えてもらえば良い。

（3）自閉症とADHDまたはLD、ADHDとLDなど、一人の子どもが二つの診断名にあてはまる症状を重ねてもつことは多い。DSM‐Ⅳ‐TRではその場合「より重要とされる一方の診断名だけを認める」ルールがあり批判されていたが、DSM‐5では「診断名はASDとADHDの併存、ASDとLDの併存」のように診断名が併存できるように改善された。

（4）DSM‐Ⅳ‐TRでは三領域だった診断項目が、DSM‐5では対人（社会性）とコミュニケーションの障害が一つにまとめられ二領域になった。

（5）反復・常同行動の領域に、感覚過敏／鈍麻というDSM‐Ⅳ‐TRにはなかった新しい項目が入った。感覚異常については、近年増加している化学物質過敏症との合併・境界例が含まれやすくなったと思われる。

（6）表2‐4Cに「しかし周囲からの社会的要求が能力の限界を超えるまでは、完全に明らかと

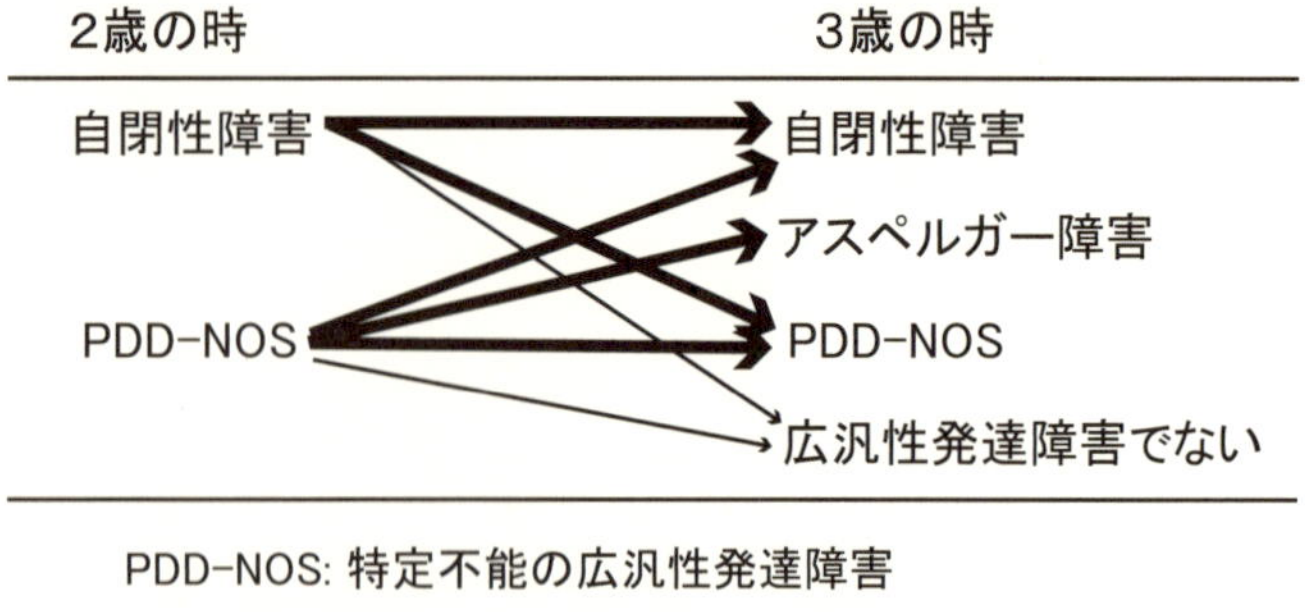

図 2-5　症状、診断は子どもの発達に伴い変化する　（DSM-IV-TR の広汎性発達障害の下位分類による）神尾陽子講演記録（2007）より改変．

はならないこともある」とし、学齢期での診断や児童期の発症が確認できなくても「大人の発達障害」の診断をしやすくした。大きな目でいえば、発症の顕在化期の子どもごとによる違い（ひいては子どもごとの症状の変化の多様性）を認めたものとも言える。

（7）遺伝性と科学的に原因が判明しているレット症候群は、遺伝要因と環境要因で発症する発達神経障害と原因が違うので独立し、別のカテゴリーへ移された。

（8）DSM-Ⅳ-TRで使われていた、多軸的診断基準は、DSM-5では取り下げられた。

これらの診断基準はいずれも表2-4Dで示されているように「日常生活に問題が生ずるか」という実際面でのトラブルを念頭に、脳機能や行動面の特徴をほぼ定性的に述べており、また症状も図2-5のように、発達過程の「共発達」による多様性（6章）により長期的には別の診断名になるほど変化することさえあり、的確な診断が下せる経験豊富な児童精神科医、小児神経科医の不足が問題になっている。

いずれにしても子どもごとに異なる発達による症状の多様さ、複雑さが、診断名だけからは親や学校の先生など周囲に子どもの特性が理解されにくい原因になっている。

その脳内の実態としては、前述したように、神経回路（シナプス）レベルで言えば、完全に一人一人異なる脳の状態、すなわち誰でもある個人差の上に重層された、しかも障害の原因によって異なるさまざまな神経回路（シナプス）レベルの発達の異常がある。

さらに発達障害の原因も、遺伝子レベルのさまざまな違い（新しい突然変異による発症もふくめて）、多様な毒性をもつ化学物質の多様な汚染や、本人が生まれて以来受けた感覚刺激の総和（＝経験）の一人一人違った多様さがある。しかしＤＳＭ‐５になっても、個性の強い子どもを介して定型発達の子どもと連続している「自閉症度スペクトラム」のどこかで「自閉症スペクトラム障害（ＡＳＤ）」を分別、カットオフして診断することは変わっていない。

必ずＡＳＤと診断される子どもとＡＳＤと近いが診断されない子どもができ、次の７項で述べる根源的な診断基準の問題点は依然残っている。

７．発達障害・診断基準の問題点

確かにＤＳＭなどによって、研究者、専門家同士は一定の診断基準で統計がとれ、研究しやすくなることは事実である。しかし、子どもたちのことを考えると、二つの問題点がある。

第一に、診断された子の問題である。その子の治療・療育を考えるとき、ＤＳＭ－５の場合自閉症スペクトラム障害という広く連続した病態をしめす診断名だけでは、困ることがある。ＤＳＭ－Ⅳ－TRではあった、重症度に従い自閉性障害、アスペルガー障害、特定されない広汎性発達障害（ＰＤＤ－ＮＯＳ）の順につづく下位分類がなくなったので、その子の特性「どのような子なのか。スペクトラムのどの位置に居るのか」という重要な情報は診断名だけでは分からなくなったのである。

経験を積んだ専門医は、診断名にこだわらず、その子の細かな特性を見抜いて、その子にあった治療・療育法を選択、指示するようである。しかし本当の専門医が少ない現状では、診断名はつけたが、その子の特性の情報がつたわらずに学校や療育にまわされ、合っていない教育指導、治療・療育法が行われてしまうケースが憂慮される。もちろん、ＤＳＭ－５ではそのために、支援の必要度を細目ごとに決めることになっているので、教育支援・療育する側が、この細目ごとの重症度の情報を診断医から求めそれを活用することが期待される。

第二に診断されなかった子どもの問題である。ボーダーラインにいる子どもたちにとって重要な問題で、早期発見システムを精力的に立ちあげている神尾陽子が次のように指摘している（【　】内を文献４２より引用）。

【診断基準に合致しない人々は、本当に臨床的なニーズはもっていないのか？】

【自閉症スペクトラムの診断基準が本質的に恣意的なものにならざるを得ない以上、どうしても

境界問題は生じます。そこで最近、しばしば言及されるのは、診断閾値下《いきち》（sub-threshold）という状態です。】

たとえば社会的コミュニケーションの項目では、診断基準に合致するが、常同反復的な行動パターンの項目では、軽度か、ほとんどないケースは、ＤＳＭ－５では新たにできた「コミュニケーション障害」に当てはまるかもしれない。しかし図２－３のように、二重線の非ＡＳＤのグループは、実際なにかの症状に困って臨床医を訪れたグループで、ＤＳＭ－Ⅳ－TRで自閉症の診断基準には当てはまらなかったが、それ以外の診断名をもっている子どもたちが数多くいる。そしてその子もＳＲＳの値が示すように自閉症的な行動要素が多少なりとも見られる。

【つまり不登校や引きこもり、あるいは不安やうつ等の一般的な精神症状が大きな問題であったとしても、幼児期からの発達歴を遊びや興味、対人関係、生活習慣などを中心に丁寧に聴取していくと、発達障害と診断するほど顕著ではないものの、類似の特性が垣間見えることは少なくありません。幼児期から親は不安を覚え、また集団内では気になる子として周囲も気にかけ、何よりも本人が自信を失い、適応に苦しんでいるケースは少なくないのではないかと推測します。】

脳神経科学からの視点では、「異常部位がシナプス・レベルであるが故の症状の多様さから言って、診断閾値下のグループは当然生じるし、症状は確かにスペクトラム状に連続するはずだ」といったことしか書けないが、このような子どもたちをどうするかは、発達障害支援法でも積み残した社会的課題であろう。

第3章　日米欧における発達障害の増加
——疫学調査の困難さと総合的判断

日本や韓国での自閉症と診断される子どもの数の増加は著しく、二〇一二年までの報告[43a]では、その有病率は単純なデータ比較で日本は世界第二位、韓国が世界第一位である。米国、英国などでもそれほどではないが、増加している[43b]（8章二四二頁、図8－1）。

自閉症だけでなく、ADHDなど自閉症以外の発達障害の診断数も増加しているようだが[44~46]、疫学調査が行われているのは自閉症が多い。

ただでさえ時間と労力を要する疫学調査のうちでも、自閉症など発達障害の疫学では、有病率の増加には十分すぎるほどのデータがある。

発生率の年を追った増加、（コラム3－1：有病率と発生率、参照）を示すデータを得るには困難が多いが、カリフォルニア州の自閉症児登録データから、実数の増加を議論できるようになった。さらに、

第4章で詳しく述べる環境要因による新たな発症の増加を示す疫学論文や、その因果関係をしめす実験動物などの毒性学実験のデータが明らかになり、より総合的な立場から、最近ようやく増加の全体像がはっきりしつつある。

【コラム3-1】

有病率と発生率

集団における疾病発生を表す疫学用語に、有病率（prevalence）と発生率（incidence）がある。

有病率は一時点における患者・症例数の単位人口に対する割合で、単位人口一〇万人当たりであらわすことが多い。

発生率が観察期間を考慮に入れた指標であるのに対して、有病率はある一時点での疾病の頻度を示す。有病率は、有病期間が長く致死性が低い慢性疾患の現状の把握に適しているので、自閉症など発達障害で良く研究されている。

発生率は、特定の期間内に集団に新たに生じた患者数を割合として示すもので、罹患率ともいい、通常、一定の人数を一定期間追跡して見いだされた新しい患者・症例数を、人数×期間を分母として表わす（例えば、一万人当たり1年間に新たに発生したガンの患者・症例数）。

「新たに発生した」という制約があるので、有病率と異なり、発生率は病気にかかっている期間や致死性かどうかで影響を受けない。そのため、有害環境因子への曝露などの危険因子、あるいは予防対策によって、疾病の発生率に影響があるかどうか、原因を調べるのに適している（コラム3-2、「疫学調査の重要さ、困難さと限界」も必ず参照）。

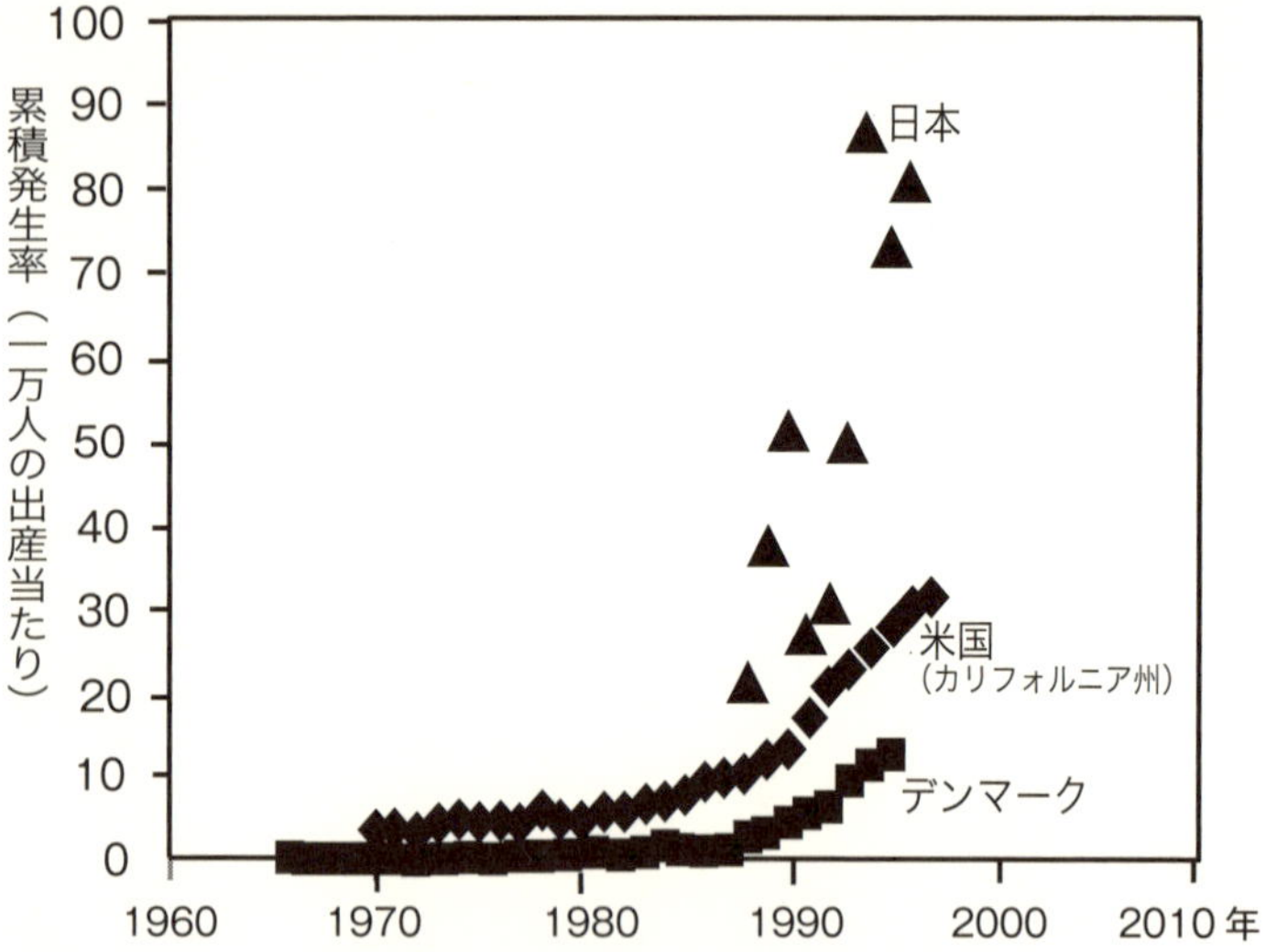

図 3-1　1980 〜 1990 年代の日米欧の自閉症発生率の急増　（文献 47 より改変）

1. 自閉症と診断される子どもの数の増加

図3-1は、一九九〇年代に自閉症と診断された子どもの数の増加を示した米国カリフォルニア、日本（横浜市港北区）、デンマークのデータである。一九六〇年以来それまでは、出生一万人当り四〜五人というのが定説であった。

この論文[47]では、カリフォルニアでの増加が、一九七〇年頃からゆるやかにはじまり、一九八八〜八九年あたりから急激な増加に変わっていることを示している。

一九八〇年以前から、米国ではカリフォルニア州を中心に自閉症児など発達障害児への関心は、当時の日本と比較すれば桁違いに高く、TEACCHなど療育システムの研究（10章）がすでに行われていた。[48]急激な増加により、一九九七年にはすでに出生一万人当り三〇人を超え、自閉症への関心がさらに高まり、マスコミで盛んに報道された。米国自閉症協会など自閉症児をもつ親たちを中心とした運動が各地でますます盛んになり、各種財団による自閉症研究への援助も増えていった。

一方、デンマークは米国と比較し、基本的に畜産国で農薬など人工化学物質の使用も比較的少なく、児童福祉も世界最高水準であるためか、増加は米国よりも遅れ、かつ著しくない。

日本では、一九九〇年前後に日本独特の公的な検診システムを利用し、横浜市港北区で調査が行われた。[49]結果の出生一万人当り九〇人近いという高い自閉症児の率は、当時、世界的にも高すぎるのではないかと驚かれたが、現在の状況から考えると「見落としが少ない」精度の良い調査だったと考えられる。

増加の立ち上がりが米国より著しいように見えるが、いきなり世界的にも非常に多い診断数が記録されているので、実際の増加は一九七〇年前後から徐々にはじまっていると思われる。しかし実際のデータがないのでよくわからない。横浜市だけに特別に自閉症が多発した環境変化があったとは考えられないので、当時の日本で全国的にこのレベルの調査ができたとすれば、地域で多少のバラツキはあったにしろ、この程度の数は各地域で診断されたと思われる。

自閉症に限らず、日本でのこの世代の発達障害の子どもたちは、適切な療育をほぼ受けないまま、現在は二〇〜三〇歳前後になっているので、近年「大人の発達障害」（4章5項）が全国的に続々と診断されているのは当然といえる。

これらの急増データは、私が発達障害に関心を持った一九九〇年代前後から、専門医をはじめ古くから発達障害児に熱心にかかわっておられた方々が、「自閉症は以前にくらべて増えている」と言われていることと一致する（たとえば杉山登志郎『発達障害のいま』）[50]。

教育界では、当時から発達障害児や学習についていけない子どもたちは米国流の Learning Disability にならい《学習障害》と総称されていた。義務教育の現場でも、実際に子どもたちに接している先生などが「《学習障害》児は明らかに増えている」と実感されていただけでなく、坂爪一幸（早稲田大学教育研究所）が指摘しているように[51]、二〇一二年の時点では幼稚園、保育園から大学、大学院まで発達障害が増加し対応に苦慮している。

一九九〇年以前は《学習障害》、発達障害という概念がほとんど知られていなかったので、少しおかしいと思っても、数少ない専門医に診断をもとめるケースがごく少なかったため、問題が顕在化しなかったと考えられる。したがって、実数の増加はそれほど急ではない。いずれにしろ現場からの増加の報告に加えて、自閉症やADHDなどの発達障害児がいわゆる「学級崩壊」の一因として当時盛んにマスコミで報道されはじめたこともあり、文部科学省も対策を開始した。

日本では発達障害の診断ができる専門医が少ないので疫学調査はできず、二〇〇二年の教師からの全国アンケート調査で発達障害児と思われる子どもが全学童の約六・三％（約一六人に一人）にのぼることが把握され、その後の特別支援教育システムの拡充につながっていく。

このように、ある時点での疫学調査などによる病気や障害の患者・症例数すなわち有病率を知ることは、それらの疾患や障害の新たな問題に対策を立てなければならない教育・保健・厚生科学行政にとって必須の有用なデータである。

急激な増加を示す結果に基づき、米国や日本で国の行政などが動き出した。私がCREST研究の申請書を書いたときも、発達障害児の日米での急激な増加データを示し、ヒト脳高次機能発達の基礎研究と発達障害の原因研究の必要性を訴え、一九九八年無事採択された。

2.「増加は本当か」という〝論争〟

ところが意外なことに、米国では一九九〇年頃から、「これらの増加はすべて見かけだけで、全体の人口中の自閉症児の新たな発生数（発生率）は増えていない」という〝論争〟がはじまった。疫学の困難さ（コラム3-2、参照）の一つとして条件設定がきちんと行えないため、比較できないことが多く、これらのデータからでは「実数は増えていない可能性もある」という指摘自体はもっともであった。

【コラム3-2】
疫学調査の重要さ、困難さと限界

疫学の有効性は一八五四年ロンドンでのコレラ大発生の原因を飲料水経由と突き止め、その後の感染症予防に役立った歴史が有名である。

現在でも「疾患や障害にどんな原因が関与していたか」を探る非常に有力な手段である。ことにスモン事件のキノホルムのように処方箋で特定の個人の曝露量、時期がわかる場合、水俣、チェルノブイリ、フクシマ原発事故のように特定の工場、原発の周辺で被害がおこる場合は、因果関係の推定が容易で、さまざまな健康被害の実態が明らかになる。

しかし、PCBや農薬のように全国的に不特定多数への曝露がひろがってしまった場合は、疫学での因果関係の推定はむずかしい。

そもそも疫学とは、病気などの発生とそれに関わる原因の相関関係を調べるもので、「相関関係は因果関係と同じでなく、因果関係の必要条件の一つである」。すなわち「その要因がヒトに実際にその病気をおこすか」という因果関係は、医学・生物学的知見・証拠でも立証されなければならない。最近では毒性学の進歩で、多くのケースで調査時にすでに因果関係を示唆する実験データが多数報告されていることも多い。

巻頭の「はじめに」に示した米国小児科学会の「発達障害の原因の一つとして農薬があると考えられるので注意」という声明[1]は、疫学的相関関係を示した論文が多数出た後に社会に公表されたが、付帯されたTechnical Note[3]には、それらの疫学調査以前から報告されている因果関係を示す多数の実験論文が証拠としてあげられていた。二つはお互いに補完的なのだ。

疫学には原理的にもう一つ困った点がある。「事後の予防に役立つ」のだが、「事前の予防には役立たない」のだ。

疫学調査の限界の一つに「患者・被害者数が統計的に検討できるほど十分に増えない」とその調査自体が開始できないことである。これはコレラのような〝流行感染症〟が問題だった一九世紀の社会では目をつぶれたが、二〇世紀半ばからおこった潜伏期が発達障害やガンのように、何年、何十年と非常に長い潜伏期のある遅発性の病気では問題となる。疫学調査の結論を待っていられないので、近年EUなどで「予防原則」が重要視されはじめた背景の一つである。

第一に、事後では原因と発症の間に時間が経ち過ぎ、調査した人達が過去にその原因にどれだけ曝露されたかの確かな情報が得にくいのである。

したがって、相関関係の証明でさえ一般的に簡単なことでなく、各種ガン患者の異常といっても良い近年の増加の原因が、医学的にははっきりしていない理由の一つになっている。

第二に、致し方ないことだが、疫学調査で原因との相関性が判明しても、その時点以降の原因（危険因子）を避ける予防に役立つだけで、本来必要とする「病気・障害の発生そのものを初めから予防する」ことにはならないことである。

この問題の存在は昔から分かっており、たとえば食品添加物、農薬などが製造・販売・使用許可されるには、一連の決められた安全性試験（主として動物実験や培養細胞などを使った毒性試験）が必要とされ、それをパスすれば必要十分とされ、ヒトでの疫学調査は原理的には必要ない。

安全性試験で、ある化学物質の毒性の無作用量が分かった場合、人体への曝露量が閾（いき）値を越える可能性のある使用は禁止される。「種差はあるがヒトでも安全」とされる規制値を定めて使用を許可するのが原則なので、被害者がでてから疫学調査をすることはないはずだが、残念ながら農薬では「立て前」だけで被害者が続出する情況になっている（8章）。

投与量と時期が明確なので曝露量が分かりやすい薬品に関しては、さらに安全性試験をクリアした治療薬だけが「ヒト特有の副作用が実際にないか」を調べるために臨床試験にすすめ、農薬にくらべはるかに厳しく安全性が確かめられ、規制されている。

疫学の限界のもう一つは、社会で生活している「人間」を対象にしているので、調査の条件を揃えることが困難で、近代科学の要（かなめ）である厳密な意味でのデータの「再現性」が保証されていないことである。

医学・生物学の実験的研究では、遺伝子背景が均一の純系動物を使うなど実験条件をできるだけ揃え、目的の一つの因子だけを変え（たとえば化学物質を一定量入れる、入れない）、その因子でいつでも細胞にガンができれば、その因子（化学物質）に発ガン性があると結論する。

一般にこの種の実験は、世界中どこでも誰がやっても、同じ実験なら同じ結果がでる（後にやった方の実験技術が未熟だったり、実験条件が少し異なったりすると、同様の実験でも異なった結果がでるが）。これを「再現性」があるといい、普通一つの妥当な実験による一つの論文があれば十分で、他の研究者は、その結果は確定したことにして、別のやり方や他のもっと先の新しい研究をする。

このように実験科学は、ほぼ効率よく実験事実を積み上げ、医学・生物学分野では、今日のＤＮＡ解析、ｉＰＳ細胞技術などの発展があるのだ。

ところが疫学調査の場合、この制御できない（種々の事情でしなかった）因子が交絡因子となり、その関与を否定できない限り、一つの疫学論文では、一般に相関関係を確定できない。普通、複数の同様な疫学調査の結果が報告された時点で最終的な判断をすることになっている。

　しかし、優れた疫学者は、「○○が病気や障害に関係ある」というタイプの論文は、最初のたった一つでも、本当だと大変で重要なので注意しておくらしい。

　さらに一つの疫学調査でも、検出精度を上げるため規模を大きくすれば、その実施にはデータの信頼度を上げるための膨大な労力・研究費、何年にも及ぶ時間を要し、疫学研究者のご苦労は絶えない。


　疫学調査では、たとえば真の増加ではなく見かけの増加をもたらすような因子が一般に存在するからである。このような有病率の変化にかかわる因子（交絡因子）にはさまざまなものがあるが、自閉症の増加に関しては主に以下の二つが問題になった。
　①自閉症の診断基準が変わって、広い範囲を自閉症と診断することになったので、増加しているように見える。
　②自閉症のことが広く親や教師の間で知られるようになり、今まで医師の診断を受けなかった子どもたちが診断を受けるようになったために増加しているように見える。
　確かに米国で用いられる診断基準は、一九九四年にＤＳＭ‐ⅢからＤＳＭ‐Ⅳに変わっている。第２章の図２‐２、２‐３のように、広汎性発達障害が登場したＤＳＭ‐Ⅳに変わっている。第２章の図２‐２、２‐３のように、灰色領域での自閉症の診断は微妙で、図３‐５（Ａ）で示したように、医師の発達障害の診断基準が少しゆるくなれば、診断分岐線（カットオフ値）は下に移り、診断された発達障害児の数は増えることになる。

　また医師に診断のために連れてこられる子どもの全体の数が増えれば、自閉症と診断される子どもの数も当然増える。

　この「増えているか」の議論は日本でもとりあげられるようになり、最近土屋賢治（浜松医科大学こどものこころの発達研究センター）が図３‐２のようにこれまでの自閉症の有病率を調べた主な疫学データを紹介し、クリティカルに解析・考察している。(52)

　彼がていねいに解説しているように、これらのデータは、「近年になるほど有病率が高い」という共通点はあるが、調査のやり方がそれぞれ違う上に、さまざまな疫学の困難さを反映して、増えたか増えていないのかの議論にはほとんど使えないのだ。詳細は土屋論文を参照されたいが、精度と正確度のバランスをとることの困難さがあり、「見逃し」と「診断情報の均質性の欠如」という二つのリスクが避けにくい。これらのデータだけからは、土屋は「増加しているかどうかは、わからない」と正鵠な結論を出しており、さらに重要なポイントとして「増加が否定されていない」とつけ加えている。

　米国のこの〝論争〟には、通常の科学論争と異なる点がある。現代は、「証拠に基づいた医学（EBM）」が強調される時代である。慢性疾患の場合は発生率の変化と平行することの多い、有病率の増加を示す多くの調査結果があるのに対し、あえて「増えていない」と主張するのに、「増えていない」証拠となる実際の研究データを全く出さずに〝論争〟が始められたからである。

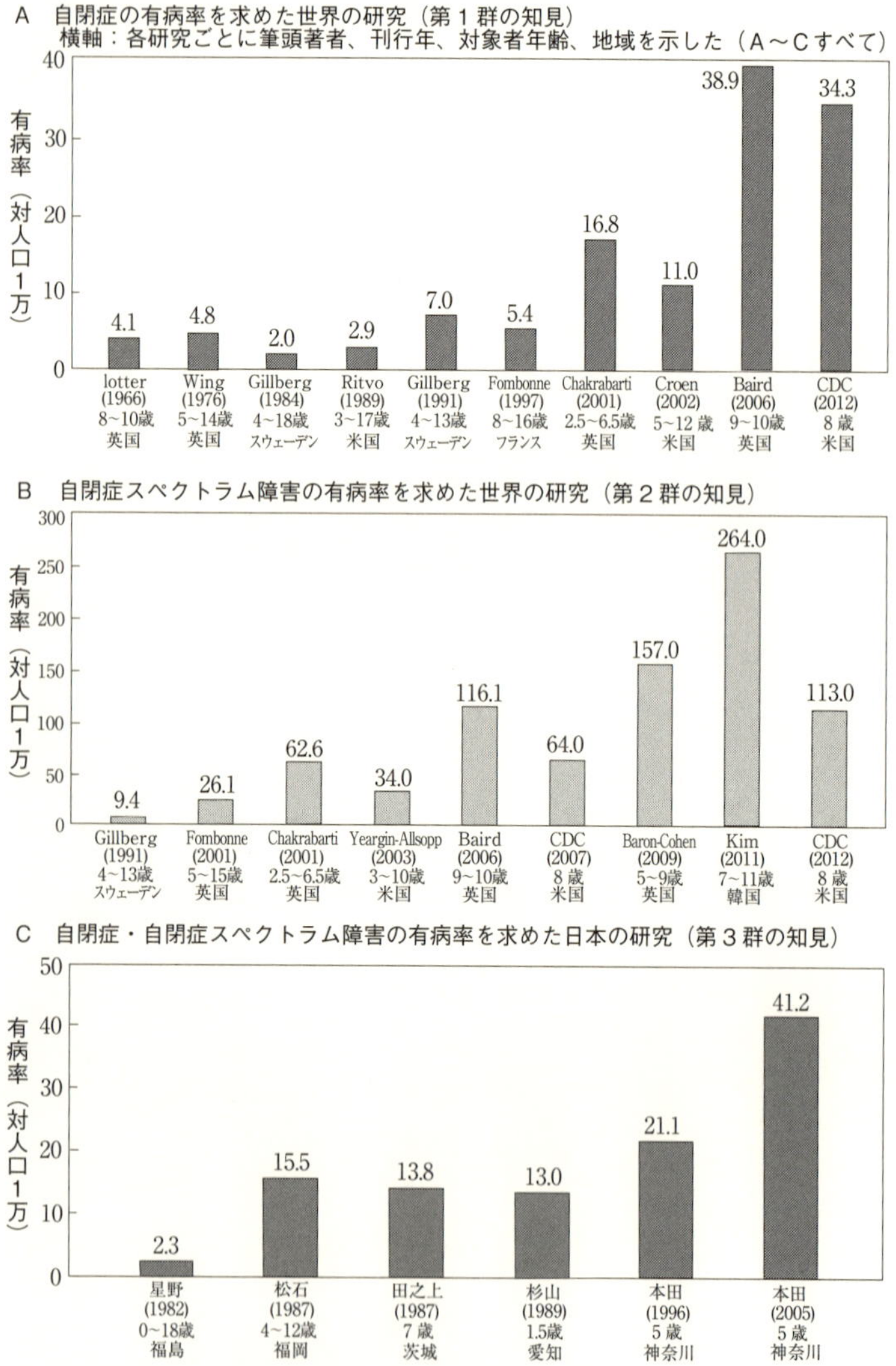

図 3-2　自閉症疫学調査の主な論文と有病率　（文献 52 より）なお河村らの豊田市での PDD 児 1 万人当り 181 人のデータ（文献 61）は発生率なので入っていない。

発生率の変化・増減を議論するならば、土屋賢治らが行っている「浜松母と子の出生コホート」のような「出生コホート研究」をやれば〝論争〟にはならず、きちんとした結論がでるはずなのだ。発生率を調べる疫学の研究費の申請は米国で一九九〇年以前からあったのかもしれないが、有病率の増加だけで国のとりあえずの対策を考えるのには十分であった。そのため発生率の環境要因との相関をみるならともかく、年変化のみの調査に大変な労力と年月、膨大な研究費を費やす必要はないと、審査する米国・国立衛生研究所（NIH）が判断したのかもしれない。

原因にかかわるきちんとした疫学調査そのものは、米国では日本と違い重んじられている。カネミ油症事件と同じの、PCB汚染した食用油での中毒事件が台湾でおこった時、米国は一二年にわたってわざわざ調査チームを派遣し、PCB曝露した母親から生まれた子どもの平均のIQが七ポイントも下がり、知的発達に障害をおこしたことを明らかにしたほどだ[53]（7章参照）。

3．「増えていない」という主張の二つの背景や事情

日本で発達障害児の療育や教育支援にかかわる方々などにとっては、なんとかしなければならない子どもたちの数が目の前で増えているので、有病率の激増データだけで十分で、なぜ発生率にのみこだわるのか、意外に感じられるであろう。

PubMed（NIHが無料で提供している医学関係の論文のデータベース）からの関連論文や米国でのマス

コミ報道、自閉症研究国際会議（ＩＭＦＡＲ）や関係の国際シンポジウムなどで得られた個人情報を総合すると、この発生率の〝論争〟には、それがおこる原理的背景や米国の研究費獲得競争などの事情があったと思われる。

（1）病因遺伝子研究者の研究費獲得のための強弁

この〝論争〟には第一に、「発達障害の原因が遺伝（遺伝子の変異）なのか環境（発達中の脳内の化学物質環境や養育環境）なのか」（図3‐5参照）の原因論が非常に深くかかわっている。「自閉症の原因が遺伝（遺伝子の変異）にある」という考えは自閉症研究者の間で長く信じられてきた。その根拠とされた「〝遺伝率〟が九二％」とされた初期の不十分な一卵性双生児法のデータ[54]とその批判は次の第4章で詳しく解説する。

一九九〇年頃から米国では「自閉症〝原因〟遺伝子」の発見競争がはじまった。この頃までに多くのよく知られた遺伝性の病気の原因遺伝子は、すでに発見されてしまっていた。一九九一年、最後まで残った社会的注目度の大きいアルツハイマー病も、ごく稀な家系で見られる遺伝性（家族性）アルツハイマー病の原因遺伝子がアミロイドの前駆体タンパク質（ＡＰＰ）と同定されてしまった。ＤＮＡ塩基配列を研究する技術と設備をもった研究者の一部は、それまで比較的簡単にでき評価される病気の原因遺伝子の発見で研究費を得ていた。しかし彼らにとって肝心の、次のテーマとなる「遺伝病」にめぼしいものがなくなってしまったのである。

研究費がとれないと「失業」する米国の研究者社会では、それを避けるために残された手つかずの病気（障害）のうちもっとも注目を浴びる自閉症をねらう人が続出した。遺伝性の自閉症家系など世界でも一例も報告されていないので、「ある遺伝子変異があれば必ず自閉症になる」という原因遺伝子など初めから存在するわけはない。

しかし審査が厳しい公的な研究費がたとえとれなくても、米国には自閉症児のためなら喜んで研究費を援助する「医学的知識があまりない運営者が援助先を決めることがしばしばの」多くの資金豊富な民間財団があった。彼らと共同研究を組んで自閉症児のＤＮＡサンプルを提供する自閉症研究者にとっても、研究費をとるために「自閉症は遺伝が主な原因である。したがって原因遺伝子があるはずで、それを発見すれば治療法も分かるかもしれない」という謳い文句が申請理由として少なくとも必要であった。

〝遺伝率〟九二パーセントが金科玉条のように引用された。自閉症児が増えているなら、遺伝学の基本からは、少なくとも数十年で増えた分は遺伝ではなく環境が原因である。もし遺伝子の変異が原因ならば、この変異がヒトの集団全体に広まるには数百年、数千年かかるはずだからである。「遺伝が原因である」と主張するためには、「自閉症は増えていない」と強弁せざるを得なかったのだ。

しかし「自閉症〝原因〟遺伝子発見!!」の報道は次々にマスコミに登場したが、当然のことながら科学的には次々に否定され、数百以上の「自閉症関連遺伝子」に落ちつくとともに（５章）、あ

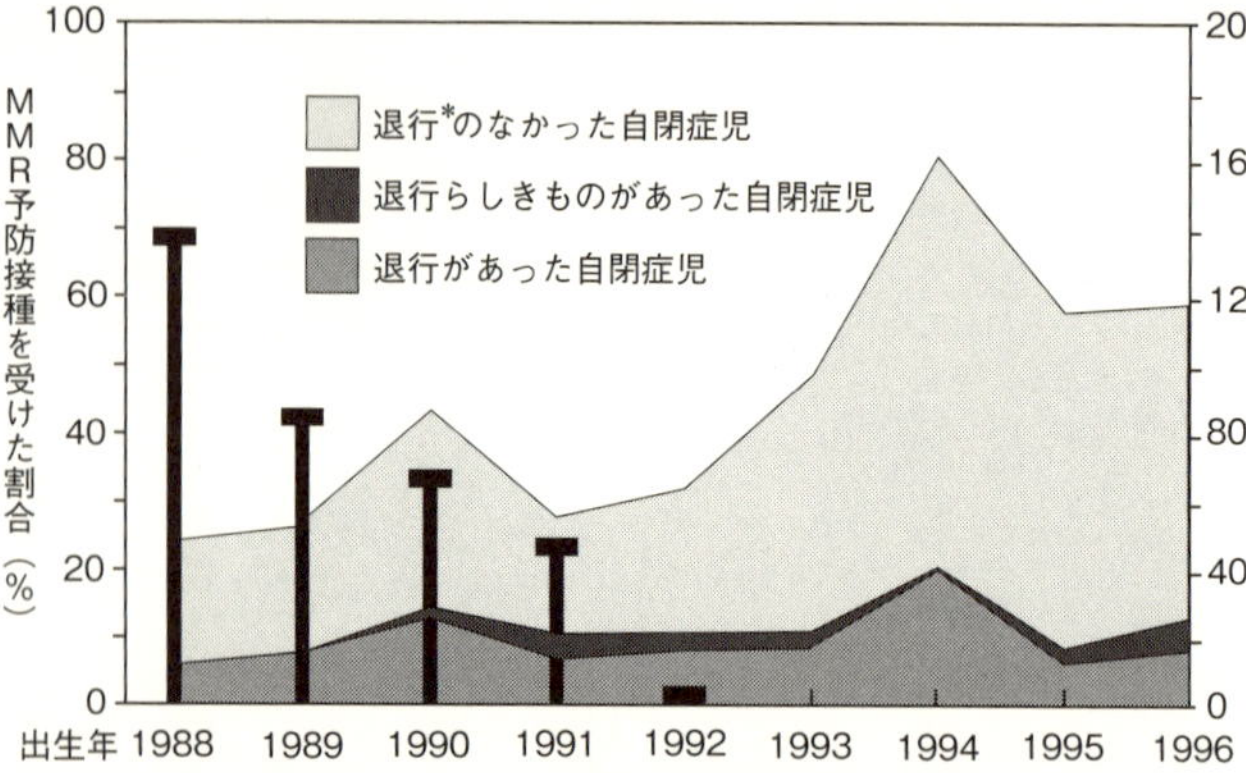

図 3-3　予防接種をやめても自閉症児はさらに増加した（文献 55 より改変）太い棒グラフは予防接種を受けた割合。

＊：自閉症児における退行とは、出生 15 カ月から 30 カ月の間に普通ならば獲得する発語や社会的行動のスキルが退行することで予防接種児に多いとされた。予防接種を受けた自閉症児には退行があると主張してきた。

まり報道されなくなった。米国自閉症協会も、「米国人の子どもの一六六人に一人が自閉症と診断され、しかも年々一〇～一七％も増加している」と推定している。米国疾病予防管理センター（CDC）は、二〇〇八年の米国での自閉症児は全児童数の一・一三％（八八人に一人）と公表した。

（2）水銀をふくむワクチン接種原因説

もう一つは、逆に環境（毒性化学物質）が原因と考えた、ある研究者の誤ったデータによる疫学論文とその結果としての自閉症児をもつ親たちなどの強力な自閉症予防運動があった。

一九九八年に出た、「自閉症の原因は防腐剤として水銀化合物を含んだ予防接種にあるのでは」という『ランセット』の疫学論文は、それまでの歴史で、自閉症は「冷蔵庫マザー」とたとえられた〝冷たい母親〟の育て方にあるという偏見（4章参照）や両親の遺伝子が原因といわれ悩んでいた親たちを勇気づけた。原因である危険な予防接種をやめさせ、自閉症を予防しようという運動が自閉症の子どもをもつ親たちを中心にカリフォルニア州をはじめ全米に広がった。この動きは、子どもへの予防接種が必要と確信する公衆衛生関係者を困らせ、また責任・賠償問題もおきるために、多くの医学者が「予防接種は原因ではない」と論争になった。この論争でも、「原因は遺伝で、その証拠に自閉症は増えたように見えるが、じつは見せかけだけで増えていないのだ」という見解は、予防接種反対運動派への反論の一つとなったからである。

この予防接種の影響は、『ランセット』論文のごく少数例の疫学データでは相関ありだったが、より多くの子どもたちを調べると、接種との相関は有意でなくなった。

さらに、横浜市での本田秀夫（横浜市総合リハビリテーションセンター）らによる「日本で予防接種が行われなくなった一九九三年からあとでも自閉症児は減るどころか増加した」という論文（図3-3）[55]は決定的な証拠とされた。数回のワクチン接種で子どもに注射される水銀量は環境由来のものにくらべて微量で、予防接種原因説には毒性学的に因果関係に無理があり（コラム3-3、参照）、『ランセット』の疫学論文も「誤り」とされ、後に公的に削除されてしまった。[56]

【コラム3-3】

予防接種液中の水銀化合物と自閉症

自閉症と水銀の関係は、本当の問題である環境からの水銀よりも、不幸なことに曝露されたことが分かりやすい予防接種のワクチン中にはいっていた防腐剤、有機水銀化合物チメロサールの神経毒性が先に問題となり『ワクチン接種反対運動』につながってしまった。

チメロサールは体内で分解してエチル水銀が生じるのでメチル水銀による胎児性水俣病（重度の発達障害）の教訓から、その危険性は一般の人びとにも分かりやすかった。しかし3章でふれたように、騒動のきっかけとなった「ワクチン接種で自閉症になる」という疫学論文は前例のないことに重大な錯誤がある、として掲載誌から削除されてしまった。

神経毒性学の立場からも、ワクチン水銀原因説には主に二つの問題点がある。

第一に、乳児期にワクチン投与で入ったチメロサール（エチル水銀）の体内での動態とその濃度である。おおまかに言うと、①ワクチン接種によるエチル水銀は微量で、幼児でも環境からのもともとの血中の水銀量を有意にはあげておらず、曝露が比較的少ない欧米人でも大気汚染や食物汚染など環境からのメチル水銀が大部分を占め、ことに魚を食べる日本では環境からの水銀が圧倒的に多い。②エチル水銀はメチル水銀が胎児に蓄積しやすいのにくらべ、体外へ早く排出されるので、メチル水銀で計算された厳しい安全値は適用できない。

第二に、自閉症発症にかかわる変化の多くは、胎児期またはせいぜい周産期におこっているという意味で「先天性」であるという曝露時期の問題点である。

サリドマイド、バルプロ酸の場合、明確に感受性期は妊娠の初期である（7章）。二〇一三年の『ネイチャー』誌での、生後二カ月〜六カ月の赤ちゃんの目線の合わせ方がその後の自閉症の発症に相関しているという知見(57)も、この胎児期あるいは周産期の変化による発症という考えを支持している。したがって生後二カ月から六カ月の予防接種からの水銀摂取は自閉症の発症には直接関係ないことになる。

最新報告された坂本ら（水俣病研究センター）の研究では、胎盤は母親の血中のメチル水銀を単に胎児に移行させるどころが、かえって胎児に濃縮していることがわかった。同じ血中濃度でも胎児期の母親からの水銀被曝はより強く、障害がおこりやすいことを示している。

疫学調査でも「関係ない」が当然のことながら圧倒的になってきた。「米国のワクチンの副作用を調べた大きなデータベース」で計算しても、予防接種液中の水銀は自閉症発症と有意な相関関係はなかった。さらに日本では図3・3のように、ワクチンから水銀化合物を除いても、自閉症児は増加した。ワクチン以外の環境要因などで増加したものと考えられる。

コラム3-2でも、述べたが、疫学論文の結論は調査の対象・やり方やデータの処理法の違いにより、実験医学など一般の科学論文とは異なり、現実には「関係ありから関係なしまで」大きくふれることが多く、論文を精読しても信頼度がわからない場合がある。タバコの健康影響を調べた疫学論文では、初期に「害がない（実際には、この調査では相関関係が証明できなかっただけ）」というタバコ会社側の論文が出てマスコミで宣伝され、禁煙運動の妨げになった。

いずれにしろ、子どものなかには水銀の排出力が弱い子もいるはずなので、たとえ微量にしろ毒物をワクチンに入れることは好ましくはなく、大部分のワクチンでは水銀化合物の添加はやめている。

環境からの水銀は、日本だけでなく大気汚染下に住む人たち、魚やクジラ類をたべる人たち、ことに子どもには重大な健康影響をもたらす危険がある（7章）。

4．総合的判断による発症の増加

最近、この増加〝論争〟は、さまざまな証拠を総合的に考察すると、ほぼ決着がついたと思われる。発症児の実際の増加の議論には、今まで議論の対象となっていた有病率の疫学調査だけではむしろ不適で、また、それだけでしか証明できないわけではない。増加の有無は、発生率の変化など多くの他のタイプの疫学調査や他の研究論文、情報で検討できる。

まず通常の疫学調査ではないが、古くから行われているカリフォルニア州での自閉症児の登録制度による、発生率の調査としては桁違いに規模の大きなデータベースが解析された。

図3‐4は一九九〇年から二〇〇六年までの新規登録児数をもとに作成されており、この間に自閉症と診断登録された子どもの数は、七倍以上に増加した。これらの「新たに発生した」自閉症児数の増加が、本当に発生率の増加なのかについて、年度ごとどころか四半期ごとの診断年齢も分けてある綿密な自閉症児数のデータを緻密に解析した論文が二〇〇九年に出た。

細かく年齢ごとの年変化が追えるので、診断基準が変わった一九九三〜九四年の影響が検討できる。「増加していない」説の中心だった①の「診断基準の変化説」について、当然そのための見せかけの増加はあるが、せいぜい全体の四〇%だという結論がでた(58)。すると残りの増加の約六〇%が②の専門医に診断に行く子どもの数の増加ですべて説明されるか、が問題となる。日本と違いカリフォルニア州は「自閉症の先進地域」で、すでに一九八〇年代から自閉症の子どもは社会的な関心を大きく集めており、この地域では「それまで自分の子が自閉症とは知らなかった親たちが子どもを医師に連れて行く」ケースは、最近はそれほど多くないと考えられる。少なくとも増加分の残りの六〇%をすべて受診率の変化だけで説明するのには、現地の事情を考えると大きな無理があろう。

もともと、この診察を受けない子の割合は、自閉症が良く知られていなかった昔には確かに多かったが、この数が現在どうなっているか、具体的数字をあげたデータは提示されていない。「増えていない」という主張は、コラム3‐2で述べた疫学の困難さ、「個々の論文だけでは一般に結論が出せない」弱点をついて、不十分さを指摘しているだけの消極的な〝議論〟にすぎない。

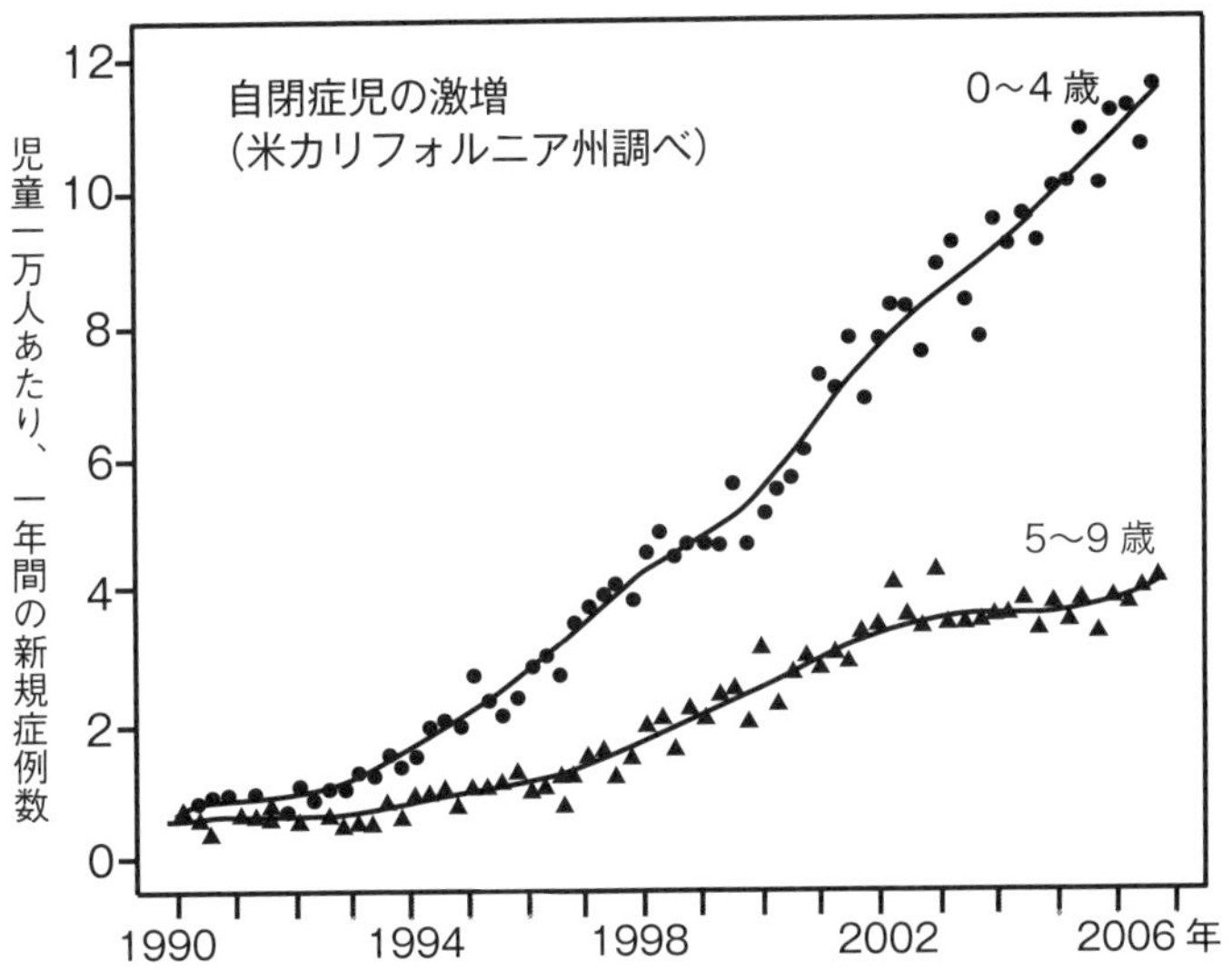

図 3-4　カリフォルニアにおける自閉症発生率の増加　(文献 58 より改変)

山中伸弥（京都大学再生医科学研究所）らの「iPS細胞ができた」という論文がでたとき、特許獲得競争がらみと思われるが、論文の細部の不十分さを指摘して「できたかどうか、分からない」とコメントした人がいたらしい。しかし複数の研究者がすぐに追試し実際にiPS細胞ができたので、〝反論〟はただちに消えてしまった。このようにすぐ「正しさ」が分かりやすい実験医学・生物学と違い、疫学では正しい結論がでるまでに非常に長い時間がかかる場合がある、欠点がある。

二〇一二年になって、さらにキースらは、このカリフォルニアのデータから、一九九二年生まれに比べ、二〇〇三年に生まれた子どもたちは、一六・六倍も自閉症と診断される子どもが増加しており、その原因は、①年々直線状に増加している、②出生コホートに集約している、③高機能自閉症に強い影響をおよぼした要因であり、コホート効

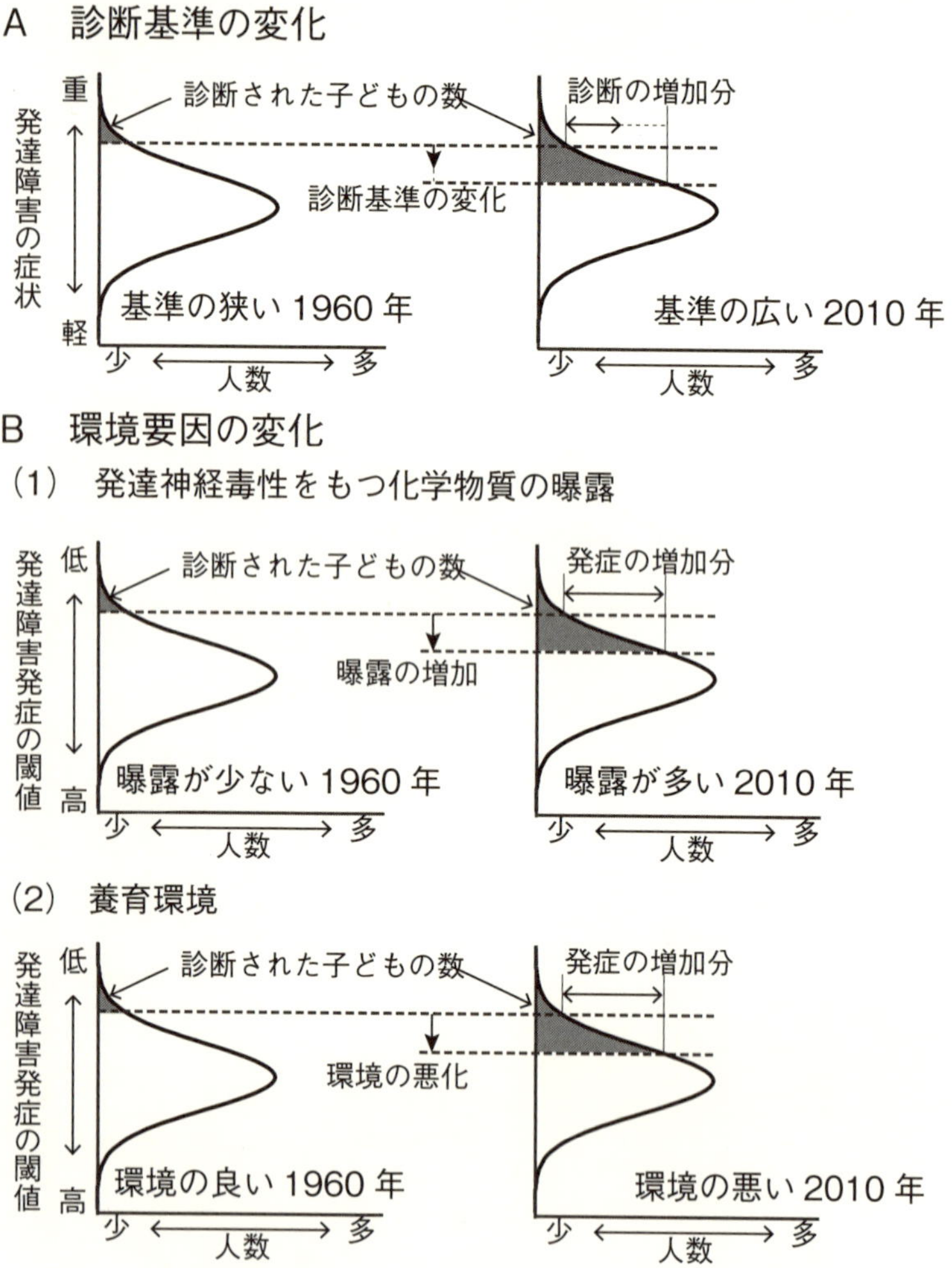

図 3-5　発達障害の有病率（A）発生率（B）の増加の原因の概念図
縦軸に同じ発達障害の発症しやすさ（閾値）、横軸にそれをもつ子どもの数を表した。全体の遺伝子背景の曲線（おそらく正規分布）は 50 年では遺伝子そのものなので変わらない。その間に変化したさまざまな環境要因によって発症数は増加する。
(1)：閾値が低い少数の子どもたちは、発達神経毒性物質に弱く発症しやすい。曝露量が増えると、それまで発症しなかった閾値がやや高かった子どもたちも発症する。（2）：養育環境でも、養育環境の違いに弱く発症しやすい（閾値の低い）子どもたちと発症しにくい（閾値の高い）子どもたちが遺伝子背景として存在していると思われる。

果があると結論した。[43] 同時期に年々増加した、発達神経毒性をもった化学物質群の汚染が主な原因と疑われる。

これら発生率の疫学データ以外でも、自閉症が増えたか、増えていないのかの議論は十分できる。最近、自閉症児のなかに、両親の遺伝子にはない新規（de novo）の突然変異を持つ例が、数多く発見され、発症に関わるのではないかとして問題になっている（4章3、9章5参照）。

もともと自閉症の発症は出生時の父親の高年齢化と相関することが明らかになっており、[59] 父親の精子のDNA上の突然変異の蓄積が原因と思われ、精子のDNAは修復力が弱いため、放射線や遺伝毒性をもつ化学物質への長期曝露が大きく影響していると考えられている。父親の高齢化は最近の日本ではことに明白で、これだけでも自閉症児の増加は一部説明できる。

別のタイプの疫学データも増加の強力な証拠となる。新生児の低体重や胎児の発達の遅れも、自閉症の発症リスクを上げており、これらの周産期の異常も最近の日本で増えているので、自閉症はその分、増えていることになる。

一般にも環境要因が悪化すれば概念図（図3-5、B）で示したように発達障害児の数はそれにしたがって増える。たとえば第7章で詳しく述べる、農薬など発達神経毒性をもつ環境化学物質の曝露で、発達障害児発症のリスクが増えることを示した一連の疫学データがある。農薬曝露でADHDの発症が起これば、その農薬がなかった、あるいは使用量が少なかった時代にくらべれば、ADHDは必ず増えていることになる。サリドマイドやバルプロ酸のような薬品でも自閉ればいけない、自閉症は増えたのだ。

症が発症した。(60) 数は多くないかもしれないが、サリドマイドやバルプロ酸が使われる前にくらべれば、自閉症は増えたのだ。

そのような発達神経毒性をもつ人工化学物質は最近では数多くあることが判明しつつあり、そのほとんどが一九六〇年代以降、母体や子どもたちが次第に曝露されるようになったのである。米国小児科学会が発達障害の一因としての農薬の危険性を公表したのも、これらの疫学データがきっかけであろう。

環境要因による自閉症の発症には興味深い情報がある。それは、米国社会で異彩を放つアーミッシュという特殊なドイツ系民族集団の健康度で、彼らは移民当時の生活スタイルを堅持しており、近代文明を拒否している。驚くべきことに、彼らの自閉症の発生率は、平均の米国人の一〇分の一くらい、ここ数十年で年数人しか発症せず、自閉症児は著しく少ないままだという。環境要因のうち、近代文明に浸っている一般米国人が曝露し、アーミッシュの人たちが曝露されていない要因が、自閉症の原因となっており、米国での自閉症は、米国人がはるか開拓時代、アーミッシュとほぼ同様の生活をしていた昔と比較すれば著しく増加していることになる。直接の疫学データはまだ発表されていないようだが、化学物質環境だけでなく養育環境も問題になりそうだ。

近代の細分化（縦割り）された視野のせまい学問の欠点をおぎなう、総合的視点は重要である。脳の研究も昔は神経解剖学、神経病理学、神経生理学、神経生化学、神経薬理学と専門別にバラバラだったが神経科学に統合され、総合的に脳を理解し、仮説に結論が出されるようになった。

自閉症など発達障害の研究も脳神経科学をふくめ総合的に考えることが必要である。発達障害児が本当に増えたかどうか、発生率の年変化を大規模に調べる完全な疫学調査がなければ、絶対に分からないわけではないのだ。

５．日本での発達障害の増加と対策

日本では、児童精神科医や発達障害児を診慣れた小児神経科医の数が障害児数に比して圧倒的に少ないためもあり、大規模な疫学調査は一般に困難で行われていない。しかし、前述した横浜市港北区での本田らの継続した疫学調査（図３-１、図３-３）があり、一九八八年から一九九六年分まで九年間の出生データでは、ワクチン接種中も中止後も、自閉症の累積発生率はほぼ増加を続けていた。[55] この横浜のデータは出生コホートではないが、一八カ月の集団検診をベースにしており、他の有病率調査より信頼性が高い。

河村雄一（豊田市こども発達センター）らの豊田市での調査では、一九九四年から一九九六年までに出生した子どもの広汎性発達障害（大部分が自閉性障害）の発生率は平均一万人あたり一八一人（一・八一％）で、約二〇年前の調査の十一倍にも上がったと報告された。[61] もちろん十一倍の増加のかなりの部分は、著者らも指摘しているように診断基準の変化などが原因であろう。しかし現在までの報告では、韓国の二〇一一年の広汎性発達障害の一万人あたり約一九〇人（九四頁）に次

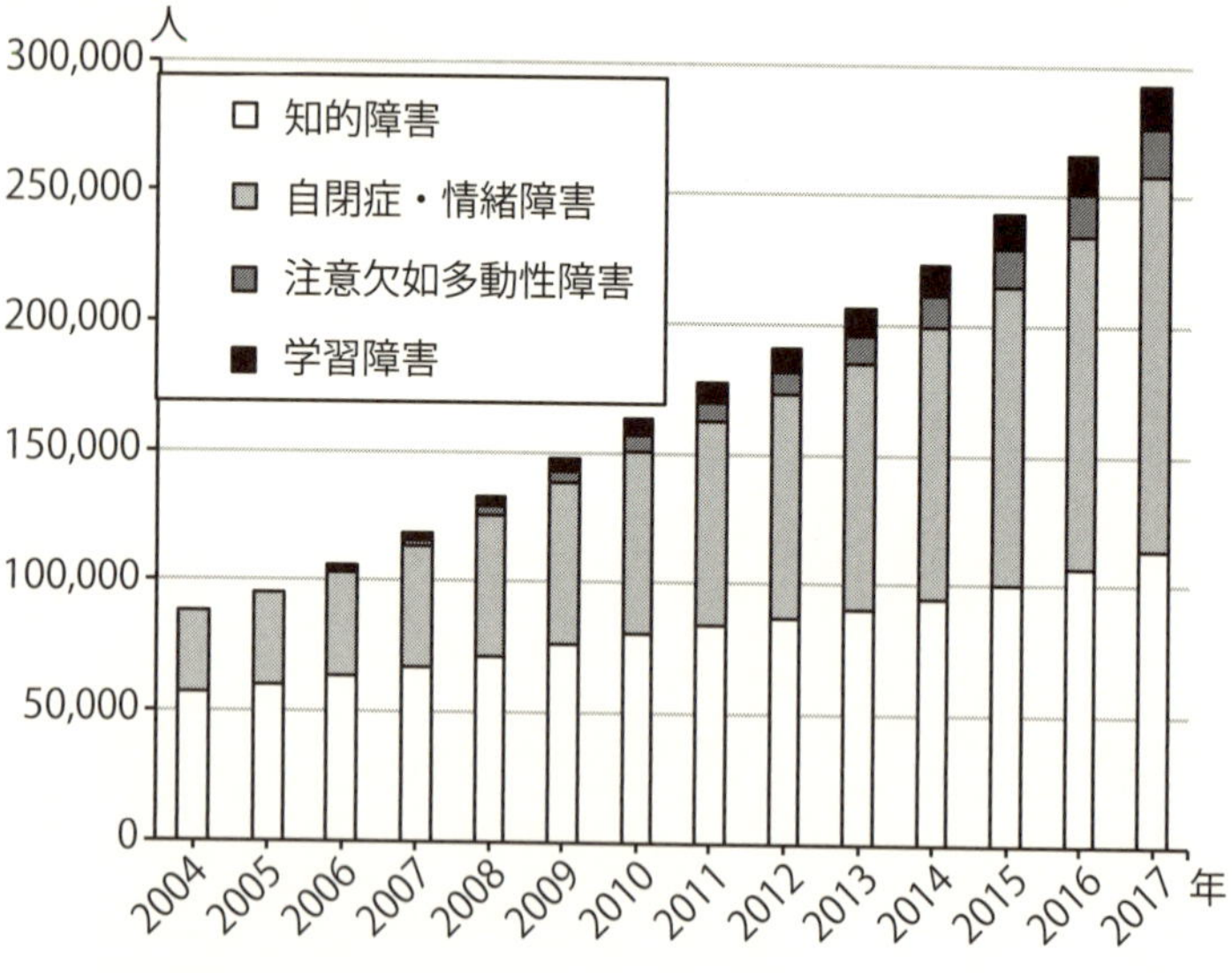

図 3-6　特別支援学校、特別支援学級、通級（小・中学校）による指導の在籍者数の推移（文献 62 文部科学省平成 30 年度全国特別支援学級設置学校長協会資料より抜粋作成）

ぐ世界第二位の高い値で、農薬など発達神経毒性をもつ化学物質（7章）の多用による人体汚染など、共通の原因が懸念される（8章、図8－1参照）。

全国規模では疫学調査ではないが、前述の文部科学省の二〇〇二年のアンケート調査がよく引用される。全国の学校の先生に、「発達障害と思われる子ども」の数を報告してもらったもので、医学的診断ではなく「学校生活で困難をかかえている子ども」という先生の側からの視点が大きい。

これで、全学童の六・三％（約一七人に一人）が発達障害児と思われるという驚くべき結果が出て、後の発達障害者支援法の成立、それが二〇〇七年からの特別支援教育の実施につながった。日本では、実際に増えて学校教育の現場が困り、子どもたちを支援するシステムを拡充するという、現実的な対応が行われた。

二〇一二年、文部科学省はもう一度同様の調査を行ったが、今回は六・五％であった。[63] 専門医による疫学調査ではないので、増減はいえない。発達障害かどうかの学校の先生方の判断のばらつきは大きいと推定され、二〇〇二年当時は教育界に普通の「学習になんらかの困難がある」という従来の《学習障害》の概念が判断を拡げたが、二〇一二年になると、先生方も典型的な発達障害の子どもをよく見ることになり、判断が一般に厳しくなったのかもしれない。

日本では、自閉症をはじめとする発達障害の子どもたちに真摯にかかわってきた人たちが、増加を実感していたので、「増えた」「増えていない」論争は表だっておこらなかった。特別支援教育関係者も療育関係者も対応が必要な子どもが次から次へと増え続けている（図3‐6）ので、その対策に追われている現状である。

日本の関係者は発達障害児に日常的に接している人ばかりで現実を見ており、遺伝子解析技術だけの研究者などによるマスコミの誘導もなかったので、米国よりは健全だったといえる。

日本の現状の厳しさについては、最近（二〇一一年）の隣国・韓国におけるすべての小学生を対象としたキムらの質の高い疫学調査の結果が参考になる[64]（図3‐2B）。[52] 土屋賢治ものべているように、二・六％（一万人当たり二六四人）という驚くべき有病率の高さは、自閉症児を隠したがる韓国では研究参加辞退者も多いので、過小評価の可能性すらある。日本での神尾陽子の調査でも（四四頁参照）通常学級には約二・六四％もの自閉症児が含まれていた。

文部科学省の調査[63]では、自閉症児は日本の通常学級では約一％とされているが、いずれにしろこれらの自閉症児や発達障害児がどのように学校環境に対応しているのかが憂慮される。

発達障害の問題は、まず当事者である子どもたちの健康・教育問題ではあるが、ただでさえ少子化の進む日本社会の将来に、大きな影響を及ぼす社会問題になってきたように思う。

一〇年ほど前の河村らの調査の「広汎性発達障害：全児童の約一・八％」という数字は、最近の神尾らの「特別支援学級を除いた通常学級だけでも、自閉症：約二・六四％」の数字から見て妥当であり、驚くべき高率である。もはや発達障害の増加の有無の議論よりも、「なぜ、それほど増加したのか原因を探る」ことが重要な時代になったと考えられる。

この問題に関して第8章、図8－1（二四八頁）に示した、独立に調査・報告された「広汎性発達障害の有病率[43a]」と「農薬の単位面積当りの使用量」（OECD二〇〇八年）[65]が共に、世界一位：韓国、世界二位：日本、世界三位：英国、世界四位：米国であることは、学生時代、当時の「未来学」に興味を持ち第一回国際未来学会に参加講演[66]したことがある私には、日本社会の未来を考えると「これは単なる偶然の一致にすぎない」と、簡単に見過ごすわけにはいかない。

第４章　原因は遺伝要因より環境要因が強い

――自閉症原因研究の流れとＤＯＨａＤ

ヒトの知能や行動の発達が、どの程度遺伝的に規定され、どの程度環境に左右されるかについては、「はじめに」にもふれたが、古くから〝遺伝か、環境か（nature or nurture）〟といった形で議論の的であった。

他の霊長類とくらべてもヒトの脳の発達には、言語の獲得をはじめ生後の環境、外界からのさまざまな感覚刺激などが、強く影響することはよく知られている。したがって現在、ヒトの脳機能（行動や能力）の発達は、「遺伝と環境の相互作用」によるというのが定説だが、近代を作った「教育」制度の意義を強調するためにも、ヨーロッパの近代思想では、初期から環境要因の重要さが強調された。

しかし、近年ＤＮＡの研究が進み、それらの成果・情報量の多さから遺伝子の役割・遺伝要因

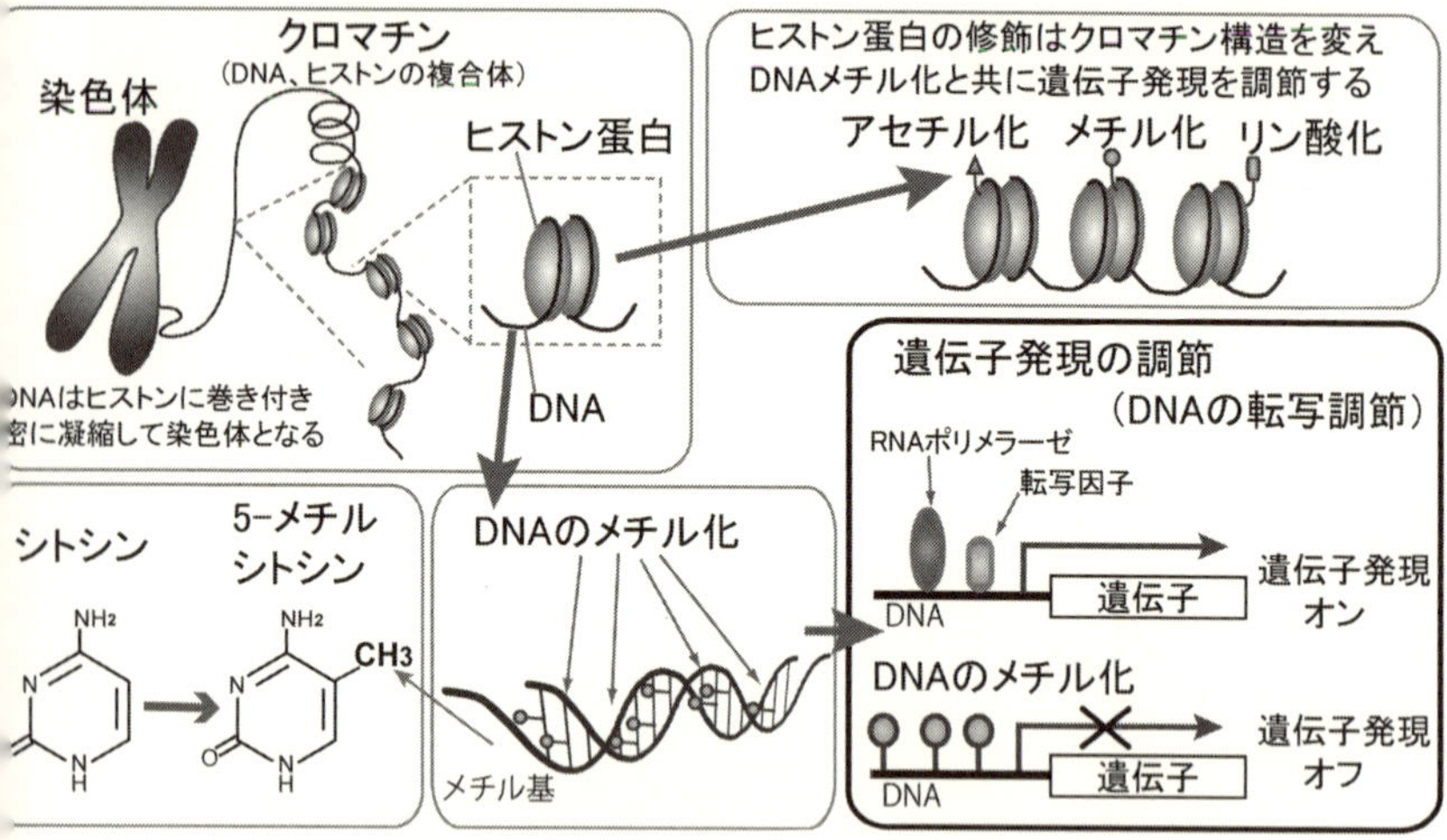

図 4-1 エピジェネティックスの概念図
DNA のメチル化は遺伝子発現を抑制する。DNA の巻き付いているヒストンタンパクの修飾（アセチル化、メチル化、リン酸化、水酸化など）も、遺伝子発現の調節をになっている。一般的にヒストンのアセチル化はクロマチン構造を緩めて遺伝子発現を促進し、ヒストンのメチル化はクロマチン構造を凝縮して遺伝子発現を抑制する。

の重要さが、あたかも決定論的に語られることも多くなった。

ところが、第1章で述べたような、脳の発達が遺伝子発現のパターンで決められ、遺伝子発現そのものがさまざまな環境因子で変化、かく乱させられるエピジェネティック（図4-1、コラム4-1）な現象が分かってきた。[67] それまでは、病気や障害の原因への環境のかかわりもふくめて、環境要因の脳の発達に対する影響の脳内メカニズム研究は、先発した遺伝要因による発症メカニズムにくらべ大幅に遅れていた。

しかし二一世紀に入ると、環境要因による発症メカニズムの遺伝子発現レベルの基礎研究が進み、発達障害のみでなく高血圧や糖尿病など「生活習慣病」といわれていたものが、肥満などを含め「DOHaD」*と総称され

【コラム4-1】
エピジェネティックスと「環境病」

エピジェネティックス（epigenetics）とは、一九四〇年代、英国のウォディングトンが提唱した生物学の重要な概念である。

今日の分子生物学風に表現すれば、「生体の発達、分化の過程で、DNA塩基配列の変化を伴わない遺伝子の発現制御現象の総称」である。

図4-1の概念図のように、遺伝子発現の制御メカニズムには、広義のエピジェネティックスである通常のホルモンなどによる転写調節も含まれる。いわゆる環境ホルモンなどの低用量作用でそのメカニズムは図7-5に概念図がある。

特に近年注目を浴びているのは、DNAのメチル化やヒストン・タンパクのアセチル化、メチル化、リン酸化などの化学修飾で、胎児期にいったんおこると、多くが一生引き継がれるため影響が大きい。

その上DNAのメチル化は領域によっては、さらに次世代にまで引き継がれるため、DNA塩基配列を伴わない〝遺伝〟、インプリンティングと呼ばれ注目されている。

最近は、ノンコーディングRNAによるエピジェネティックな遺伝子発現調節についての研究も進んできている。

環境化学物質には、転写調節にさまざまなエピジェネティックな変異をおこすものがあり、まず甲状腺ホルモンによる転写調節を阻害する環境化学物質PCB（実際には代謝され脳内に侵入した水酸化PCB）などが発見された（7章）。

二〇一二年には、国際一流誌『ネイチャー総説・遺伝学版』にビンクロゾリン（有機塩素系農薬）、ビスフェノールA（環境ホルモン）、ベンゼン、アスベスト、ヒ素、ニッケルなどがDNAメチル化に変異をおこす物質としてあげられている[67]。

ガンや生活習慣病など多くの慢性疾患は、発症しやすさを決める遺伝子背景の上に、広義のエピジェネティックな変異をおこすような環境化学物質に曝露されるなど、多様な環境要因が引き金となって、発症することが分かってきて、「遺伝病」に対し「環境病」と呼ばれるようになった。

るようになり、最先端の医学分野になりつつある。

＊「ＤＯＨａＤ」（ドーハッド）とは、日本ＤＯＨａＤ研究会によれば「Developmental Origins of Health and Disease の略で、胎芽期・胎生期から出生後の発達期における種々の環境因子が、成長後の健康や種々の疾病の発症リスクに影響を及ぼす」という概念。

1．病気や障害の原因研究の歴史

人類は、おそらくヒト（*Homo sapiens*）の誕生以来、生物として「生き残る」ために必然的に、病気や障害の原因には非常に関心が強かった。

ヒトは霊長類でも質的に唯一といえる進化した脳、すなわち「物事には原因と結果がある」という因果関係を洞察し、抽象概念を言語で他人に伝えるばかりでなく脳内でも「思考」として操れる「考える脳」をもっていたからである。そしてその洞察に基づき、なるべく病気や障害を避けようと、現在・将来の行動を決定した。さらに、そのために必要な知識を豊富にもつ「術医（シャーマン）」や「長老」などと呼ばれる人間を尊敬し大切にする習慣をもっていた民族集団は、古来世界の各地に多い。逆にいうと、そのような人間の知識・判断を大切にしなかった集団は、危機に直面したとき、とるべき行動の判断を誤り、最終的には絶滅したケースが確率的に多かったのであろう。

人類は狩猟・採集の時代から、命を落とすかもしれない猛獣や中毒をおこす植物の実などの食べ物についての知識を豊富にもち、現在世界の一部に残っている彼らの末裔と思われる狩猟採集民族などに伝えられている。そしてさらに興味深いことに、原因のわからない病気や障害、死については、さまざまなタイプの「［神や精霊］と呼ばれる抽象的な存在」の意志や力として、やはり因果関係としてとらえ理解しがちだったのも、ほぼ人類共通であった。

これも「言語獲得能力」と並んで、現存する人類がアフリカ東部で誕生したヒトの小さな集団から由来し、どのような民族でもその脳に共通の構造と機能をもった階層性のある神経回路「モデュール」（図1－4）がある証拠の一つと思われる。

現代では、病気や障害の原因をさぐる学問を「病因学（etiology）」という。西欧では中世まではヒポクラテスやガレノスの四体液説が広く信じられていた。病原体と呼ばれるバクテリアやウイルスのような、小さな生き物が病気の原因だとする考えは古くからあったが、一七世紀にレーウェンフックが顕微鏡によって微生物の存在を発見した。一九世紀には、パストゥールにより発酵のもとになる微生物の研究が始められ、コッホにより病原体の概念が確立し、さまざまな培養技術が進歩し、今日のｉＰＳ細胞につながる実験医学・実験生物学の隆盛につながる。

一方、一九世紀には、メンデルにより遺伝の法則が研究され、その世紀最後の年一九〇〇年に再発見された。

二〇世紀になると、医学の基礎となる生物学がさらに進歩し、ことに遺伝学が盛んになった。

そのため二〇世紀には、遺伝子の変異により「遺伝する病気」の概念が新たな原因論として一世を風靡し、一九世紀以来の近代科学の勃興の成果を単純化、拡大解釈して信じ込む風潮もあり、「原因不明の病気は、【神】ではなくて、すべて遺伝が原因では」という風評を生んだ。

一九五三年のクリックらの「DNA二重らせん構造」の発見以来、二〇世紀の終わりまでには、遺伝子であるDNAの働くメカニズムの大枠が判明し「分子遺伝学（後に狭義の《分子生物学》）」の時代となり、遺伝要因による発症メカニズムの全体像がはっきりしてきた。

生体の構成分子を研究する「生化学（後に広義の《分子生物学》に統合）」も注目を集め、ビタミン・ミネラルなど微量栄養素の不足も、病気の原因となることが明らかにされた。二〇世紀の著しい近代工業化の負の面として、遺伝子に突然変異をおこす放射性物質やさまざまな毒性のある人工化学物質も次々に明らかになり「毒性学」が進歩し、ガンなどの遅発性（慢性）の病気がふえた。

脳に関しては、有機水銀中毒による水俣病、ことに母親からの胎児曝露でおこる「胎児性水俣病」が医学界の注目を浴びた。しかし二一世紀になっても医学研究の進歩にもかかわらず、遅発性の病気や障害はいまだに増えており、発達障害のように、教科書的には依然原因不明とされているものも多い。原因不明のものは、当然適切な予防が初めからできないので、患者数は増えるばかりとなる。

予防は「医学の王道」なのだが。

2. 自閉症原因研究の流れ

自閉症ほど、その原因論が紆余曲折し、さまざまな仮説が欧米を中心に世間一般の関心を呼んだ病気や障害はなかったであろう。

まず世界で最初に児童精神科医を名乗り、一九四三年に自閉症を初めて報告したレオ・カナー自身は、原因として養育環境をあげ、「母親に温かさや愛情が欠けている」とした。

この「冷蔵庫マザー」仮説を一九五〇年代から、広く社会や医療機関に宣伝したことで有名になったブルーノ・ベッテルハイムは人格に問題のある人物で誤った仮説を広めた。

自閉症の息子をもつ実験心理学者のバーナード・リムランドは、この「冷蔵庫マザー」仮説を誤りとし、合理的に反駁する本を出版した。リムランドは、自閉症児の親たちや自閉症専門家たちを組織し、米国自閉症協会（ＡＳＡ）を一九六五年に創設した。

現在この種の発達障害関係の団体は、親たちを中心に自閉症児の権利擁護運動をするもの、科学的アプローチを試みるものなど米国には多数ある。

「冷蔵庫マザー」仮説が親たちを怒らせ、医学界で信頼を失っていった一九六九年、「米国自閉症協会」の最初の年次大会でカナーは、【私は一貫して、自閉症は先天的なものとはっきり言ってきた。しかし、自閉症児の親たちの性格上の特徴について気づいたことを述べたところ、「すべては母親のせい」と誤って引用されてしまった】と弁明した。

一方、一九六八年英国ロンドンでは、モーズレイ病院の精神科医マイケル・ラターが「自閉症は脳の器質的異常である」と初めて主張した。その後、彼らの自閉症の一卵性双生児法調査では初期の論文(54)が発表され、後の別の論文で自閉症の〝遺伝率〟は約九二%と計算された(本章4項に詳述)。

この結果は、それまでささやかれていた「自閉症の原因は遺伝だ」という仮説の最初の強力な科学的根拠とされた。その後一九八一年、同病院の精神科医ローナ・ウィングは、娘が自閉症だったことから発達障害の研究に携わり、『アスペルガー症候群:臨床報告』を書きハンス・アスペルガーの功績を広く英語圏にも普及させた。彼女は一九六二年、他の自閉症児の親とともに英国自閉症協会(NAS)を設立している。

このように、モーズレイ病院と付設のロンドン大学精神医学研究所では自閉症研究が盛んになり、多くの優れた研究者が集まった。牽引者であったラターの名もあがり、「冷蔵庫マザー」仮説に基づく偏見に悩んでいた母親や発達障害児関係者は、とりあえずそれに代わる「遺伝要因が強い」とする仮説に飛びつき、それを支持する一卵性双生児法研究もでて、みるみる主流になった。もっともラター自身は結論を【自閉症は先天性(生まれる前に決まっている=あえて遺伝性とはいわず、胎児期の子宮内環境など環境要因をふくめている)】とした。

「遺伝が原因」仮説は、自閉症児の両親にとっては「〝九二%〟自分たちの遺伝子が原因」といわれてしまうと、兄弟や親戚、さらにはこれから生まれる孫の世代への遺伝の問題もからんでくるので、考えようによっては対策の余地のある「冷蔵庫マザー」仮説以上に悩ましい。

しかし、遺伝子DNAの研究が著しく発展した一九八〇年以降の「DNAブーム」もあって「遺伝子仮説」は米国でも広く流布された。しかも亜型として「技術的な能力が特に優れているが人付き合いが苦手の人々が、コンピュータ産業の中心地シリコン・バレーなどで出会って結婚した場合、自閉症やアスペルガー障害の子どもが生まれやすい」という仮説さえ生まれ、「ギーク・シンドローム（オタク症候群）」と揶揄された。

この遺伝子仮説の流行には、自閉症の診断数の増加に注目した最初の医療専門家であるリムランドが、環境要因の重要さをいち早く認識して反発し、胎児性水俣病からヒントを得たのであろう、水銀化合物の発達神経毒性に気づき、予防接種ワクチン原因仮説も最初に主張した。

そして第3章でのべた「自閉症は増えた、増えていない」〝論争〟、より本質的には「原因は遺伝要因か環境要因か」の問題につながるのである。

3. 脳の発達に影響する遺伝要因と環境要因

一般に子どもの行動（脳）の発達にはさまざまな要因がかかわる。

脳の高次機能の基本となるヒトの記憶研究の先達で「学習のヘッブ（Hebb）型シナプス」の理論で著名な「神経心理学の元祖」ヘッブがまとめた網羅的リストをみてみよう（表4-1）[68]。

I	遺伝的要因（遺伝子背景など）	受精卵の生理学的特性（核の遺伝情報、ミトコンドリアの情報などを含む）
II	生まれる前の化学物質環境	子宮内での栄養状態および毒性化学物質の曝露
III	生まれた後の化学物質環境	栄養状態および毒性化学物質の曝露
IV	種を通じて変わらない外界からの感覚刺激	刷り込み（胎児期中の刺激も含む）
V	個人ごとに変わる外界からの感覚刺激	個人の幼児期までの体験（胎児期中の各種の刺激を含む）
VI	外傷的体験	恐怖など異常な体験（PTSDをおこす）

表4-1　幼児期までの行動の発達にかかわる6つの要因
（D. O. Hebb:『行動学入門』文献68より説明を改変）

（1）遺伝要因と新規の突然変異の重要性

環境化学物質によるエピジェネティックな変化などが判明した今日、じつは純粋に遺伝子の塩基配列で決定されていると考えられた、さまざまな人体のもつ構造や機能でさえ、逆に遺伝子の塩基配列で決まっているのは基本的部分だけ、と理解が変わってきている。しかしこの表は、エピジェネティックスのことがよく分かっていない時代のものであるにもかかわらず、すべての要因を整理し、網羅的に議論するには、良いリストである。

この表を見ると、遺伝要因はIだけで、IIからVIまではさまざまな環境要因である。しかもIの受精卵の生理学的特性も、最近では遺伝要因一〇〇％でない。生殖細胞以降の精子、卵子や子の細胞で新しくおこる（de novoの）突然変異、遺伝子の欠失や重複に自閉症の原因がある場合など、「親から子に遺伝したものでない」遺伝子による発症も重要視されはじめた。(69・70)

高齢化した父親の精子レベルで突然変異がおこりやすくなり、子どもに自閉症や統合失調症などが発症しやすくなる現象が発見された。その原因も放射線や突然変異原性をもつ毒性化学物質などの曝露期間が長くなり遺伝子異常が蓄積する環境要因であることだけは確かである。

日本では福島原発事故以降は、ことに放射性物質からの各種放射線の外部被曝、内部被曝によるＤＮＡや染色体の変異の可能性も高まってきている（９章５項に詳述）。

さらに最近、放射線や遺伝毒性のある環境化学物質の影響は、生殖細胞系の変異だけでなく、ガンと同様に体細胞に分化する一般の細胞群の遺伝子にも異常をおこすことが判明した。

二〇一三年七月に発表されたばかりの論文では、この体細胞レベルでの遺伝子変異は脳が発達する過程でもおこっており、じつはヒト脳は細胞レベルでは　部分的に変異した遺伝子をもつ細胞が共存するモザイク状になっている。そして、この変異細胞のモザイクは、たとえ極く小さなものでも、ガンだけでなく、てんかんや知能低下の原因になっているものがあるらしい。[7-1] 当然自閉症など発達障害を引きおこすリスクもある。

両親からのもともとの遺伝子の遺伝ではないが、環境要因で子どもの代の受精卵や体細胞の遺伝子に異常がおきて発症しやすくなり（遺伝要因ではない）、受精卵からの変異の場合は変異した生殖細胞により孫の代にも確実に遺伝する（遺伝要因となる）ケースが増えたのだ。

じつは、最近では「神経科学の父」とも呼ばれるようになったヘッブが、彼の時代に網羅的にと熟慮して作ったこの表４‐１は、半世紀後の現在、少なくとも遺伝要因とされた部分は書き換えなければならなくなったのだ。

　すると、病気や障害の原因が純粋に遺伝要因といえるのは、単一の遺伝子の変異が必ず発症に結びつく遺伝性の疾患、「遺伝病」のみになる。「遺伝病」としての脳機能の発達障害は、突然変異によるレット症候群や、脆弱X染色体症候群がある。また21番染色体のトリソミーにより知的発達に障害が生じるダウン症のように染色体レベルの異常によりおこることもある。

　自閉症では15番染色体の部分重複など、染色体レベルの変容がある例も少ないながら報告されている。最近では遺伝子のコピー数変異などが注目されている(72・73・74)。DNA上には各種の突然変異が起こりやすいホットスポット構造(高率変異領域)があり、自閉症だけでなくヒトのさまざまな疾患・障害のリスクを上げており、放射線などによる新規の突然変異は、この意味でも各種疾患の増加の一因になっている(257)(9章5項、放射線からの予防参照)。脳高次機能にかかわる真の遺伝性の病気は淘汰されやすいためかごく稀で、患者数も自閉症にくらべるとごく少ない。

　その上、一般に「遺伝病」とされてきた病気でさえ、詳しく調べてみると、発症に環境因子が必須であることが判明した「家族性アミロイドーシス」の例さえある(75)(5章6項に詳述)。「遺伝」よりも「環境」が医学の主流になってきた。

(2) 環境要因としての化学物質

これらの事実を知ると、じつは病気や障害、ことに脳の高次機能にかかわる病気や障害の原因

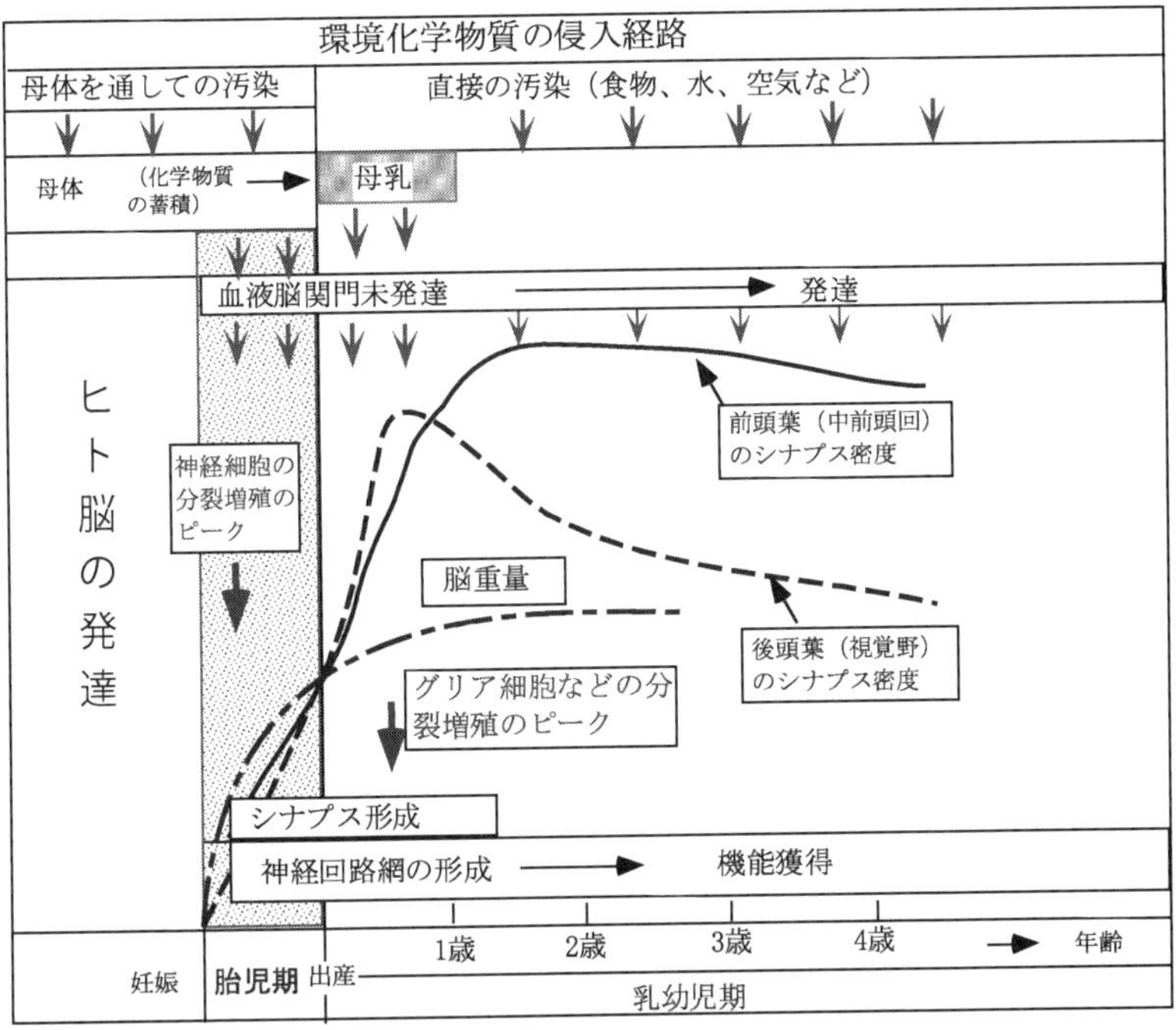

図4-2　ヒト胎児・乳幼児期の脳（シナプス）の発達と毒性のある化学物質の脳への侵入しやすさ　胎児期から乳児期にかけて、盛んにシナプス形成が行われ神経回路ができるが、ちょうどその時期に、母体を汚染した毒性化学物質も血液脳関門が未発達の子どもの脳に入りやすいことに注意。(黒田洋一郎『環境ホルモン』Vol 4：特集「環境病」文献76aより）

への遺伝要因のかかわりは意外に低く、環境要因が発症に大きな決定力をもっていると考えざるを得ない。正常な発達でさえ、子どもがどの言語をしゃべるかは一〇〇%、その子の育った環境によるのであるから当然ともいえよう。

脳高次機能の神経科学の立場からいえば、記憶・学習を行い「経験」を蓄積させる、一番肝心な神経回路（シナプス）形成やシナプスの可塑性を実行している遺伝子やその発現が、環境因子により強く影響されやすいためと理解される。

環境要因としては、Ⅱ、Ⅲの

子宮内胎児や乳児、幼児の化学物質環境が良く知られ、原因環境因子のうちでも、胎児期からの化学物質環境が脳などの発達に影響し、病気や障害児を生じる。図4‐2に毒性化学物質の母体から胎児、乳児への侵入と脳の発達の時期が、重なっている概念図を示した。因果なことに一番大切なシナプス形成期にPCBやダイオキシン、水銀など発達神経毒性をもつ毒物が脳内に侵入しやすいのである(76b)（脳の発達は6章、発達神経毒性をもつ化学物質は7章、8章に詳述）。

じつは、胎児の化学物質環境が原因で発達障害がおこる事実は、五〇年前から分かっていた。

重度の知的障害をともなう発達障害「クレチン症」の原因が環境中のヨード不足による胎内からの甲状腺ホルモン供給低下と判明し、予防・治療法が確立した（9章予防の1項（1）に詳述）。日本ではクレチン症児をみかけないほどになった発達障害・原因研究の成功例である。

また、母親が有機水銀に曝露され、子宮内環境や母乳で胎児の発達中の脳が汚染されていると、運動・知的能力の低下などをともなう重度の発達障害：胎児性水俣病(77)がおこった。

最近になって、自閉症の原因と確定しているバルプロ酸なども、ヒストンのアセチル化をかく乱するエピジェネティックな作用をもつことが判明した(78)。

健康な生活に必須の毒性学の基本知識である、①化学物質の毒性とはどういうものか、②その濃度と毒性の関係、③毒性化学物質によるエピジェネティックな低用量作用については、高校・大学でもあまり教えないので7章の4項（発達障害の毒性学）を参照されたい。

（3）養育環境と母子関係

ヒトの場合、体重に比し例外的に大きな脳をもつが、出産時産道を通せる最大サイズは決まっており、他のサルよりはかなりの生理的早産になっている。そのため、ヒトという種特有の「養育の必要度が非常に高い」育児という大問題がある。新生児は、出産後放っておかれたらほとんど何もできない。母親やそれに代わる養育者（祖母や父親、保育士、昔の乳母など、以後まとめて《養育者》と表記）がいない限り死んでしまう。

ヒトは《養育者》の方には養育行動、赤ん坊の方には愛着行動を本能的におこし、お互いに刺激を交換しながら《養育者》は子育てをし、赤ん坊は「ミラー・ニューロン」システムを働かせ《養育者》の行動を理解し「まね（模倣）」しながら、新しい行動・能力を発達させる（明和政子『まねが育むヒトの心』）(79)。

これは《養育者》や赤ん坊の脳のなかに、あらかじめ遺伝子がコードしている養育や愛着行動の神経回路が形成されており、これらの行動をお互いに刺激し合い自然にやりとりして行くと考えられる。私だけでなく、多くの父親も経験していると思うが「赤ちゃんは無条件に可愛く、他人の子でも保護しよう」という感情が自然にわいてくる。養育の必要度が非常に高い育児をしなければならないヒトでは男性まで育児ができるようになっているのだ。サルでも観察されているが、ヒトの養育行動については、「先天的な」部分より他の個体の養育行動などを学習した「後天的」な経験部分が母親にもあるが、母親に代わる養育者には当然のことながらより経験部分が多く、文化的多様性も高い。

ここで、胎児期からの神経回路（シナプス）形成のどこかに異常のある自閉症など発達障害児では困ったことがおこりやすい。すなわち《養育者》が適切な養育行動をとっても、愛着行動の神経回路（シナプス）形成ができていない発達障害の子では、その刺激を受けても、それによって引き金を引かれるはずの行動がとれないのだ。《養育者》はせっかく可愛がって養育しても、反応がない、「よそよそしい子だ」と思うがどうしようもない。発達障害では《冷蔵庫チャイルド》の悲劇もあるのだ。(80)

胎児期に限らず、同じメカニズムは幼児期以降でもつづき、記憶・学習を効率よく行うために必要な神経回路（シナプス）形成が発達神経毒性をもった化学物質などで異常をおこすと、新たな刺激を記憶として固定する学習がうまくいかなくなり、学校などでの学習が障害される。

ＤＳＭなどの診断基準による医学用語の「学習障害」は読字や算数の困難など「特定できる学習障害」だが、じつは教育界で昔からつかわれている《学習障害》「学習に困難がある」子どもたちも、診断名はなくても、同じようなメカニズムで生じる発達障害で、やはりスペクトラム状に普通の子どもたちと連続している。

この本のように脳神経科学的視点から見ると、歴史的に古い教育界での《学習障害》と同じく初期の医学界での「微細脳機能障害」(81)が全体を包括した総合的な言葉で、のちに出てきたＤＳＭなどの診断基準は、うまく分別できないスペクトラム状の、しかも併発しやすい障害を、症状のみで無理に分類している面があろう。

(4) 養育の相互作用と胎児母親脳への化学物質などの環境影響

「遺伝か環境か」という議論で、養育環境の影響は教育の意義にかかわっており、心理学の始まりの頃からの大きなテーマであった（菅原ますみ『子ども期の養育環境とQOL』[82]などを参照）。ことに二〇世紀にはいると「狼少女」など通常の人間環境でない所で育った、いわゆる「野生児」における行動の発達の異常が多数報告され、世間でも大きな話題になり、心理学関係の本にはよく取り上げられていた。

「狼少女」については、インドでその子たちを救い育てたJ・A・L・シング牧師の〝記録〟が詳しい（『狼に育てられた子——カマラとアマラの養育日記』[83]）。

「狼や熊などの動物に本当に育てられた子がいたか」については当然疑問で、そのような民話や神話があった所で報告されているようなので、実際には貧困などで養育できず、ジャングルに遺棄された子どもが助け出されたのであろう。しかし表4‐1のヘッブの要因Ⅳ「種を通して変わらない外界からの感覚刺激」に当たる「ヒトという種で普通に行われる養育」が受けられなかったので、言語の遅れなど行動の発達が異常であったことは確かである。

一九世紀に王位継承争いからか、牢獄に生後一六年間、人間を見ることなく幽閉されたという子、カスパー・ハウザーでも言語の発達など行動や能力の異常が見られた。

これで、ヒトでは行動の発達は遺伝だけで決められているのではなく、少なくとも《養育者》などによる養育環境が、言語の獲得など人間らしくなるためには必須なことが確定し、「養育の重要さ、教育の重要さ」を強調する近代社会の成立に寄与した。

しかし厳密にいうと、これら「野生児」などのケースでは、Ⅳ、Ⅴの意味での《母親》の養育だけでなく、Ⅱ、Ⅲの生前、生後の化学物質環境が関与している可能性もある。この時代には発達神経毒性をもつ化学物質はニコチンや水銀、鉛化合物ぐらいしかないが、「野生児」ではことに、貧困による母親の低栄養や出産時のトラブルによる低酸素、低栄養、広い意味では養育にはいるが生後の母乳の摂取不足などによる低栄養である。

Ⅳの「ヒトという種を通じて変わらない外界からの感覚刺激」の重要さは、「養育と愛着」による《養育者》と赤ん坊のキャッチボール的な相互作用として近年脳神経科学研究の対象となっている。子どもの行動・能力の発達のうち、ことにヒト特有の言語の獲得については、脳の研究が進む前から心理学の重要な分野でよく研究されてきたが、最近進歩した脳神経科学からの研究の詳細と解説は、酒井邦嘉『言語の脳科学』を参照されたい。[84]

一方、Ⅴの「個人ごとに変わる外界からの感覚刺激」は、実際にはⅣとの間の境界があいまいであるが、近年一般に「どのように育てると、どのような能力をもつ子が育つか」、個人環境のもつ影響の大きさが注目されはじめた。「早期教育」からⅥに入る「虐待」まで好影響、悪影響さまざまな可能性があり、その影響は複雑である。

日本では実の母親による養育の必要を異常に強調した「三歳児神話」が広まってしまい、「早期教育」の行き過ぎなどと共に、子どもを育てる女性を苦しめていることが増え、その問題点を小児神経科医、小西行郎（東京女子医科大学）が的確に指摘している。（小西行郎『早期教育と脳』参照）[85]

Ⅳ、Ⅴの養育環境には、生まれる前の胎児のうける刺激も含まれる。ことに母親との関係は「胎教」といわれ古くから話題とされてきた。胎児が母親の声を区別し反応することは観察されており、胎児の脳が感覚刺激に対応して機能していることは確かであろう。母親の精神状態によって、エンケファリン、カテコール・アミン、オキシトシンなどが血液を介して胎盤を通過し、子宮内の化学物質環境を変え、胎児の脳の発達に影響を与える可能性は十分ある。[86・87]

自閉症など発達障害に関しては、Ⅵの外傷的体験（虐待など）をふくめ、杉山登志郎が、母子関係、トラウマなどについて詳しく述べているので、ここでは述べない（杉山登志郎『発達障害のいま』参照）。[50]

しかし、先に子どもの側の愛着行動の神経回路（シナプス）形成の異常により、《養育者》から の刺激に対応して行動を発達できないケースを悲劇としたが、逆に《養育者》ことに母親の脳内の養育行動の神経回路（シナプス）形成・維持が、それに必要な各種ホルモンの作用が「環境ホルモン」など人工化学物質によってかく乱されると正常にできず、適切な養育行動がとれず、[88]子どもの脳はもともと正常でも養育環境因子により発達障害になる可能性もある。

さらに、親がストレスなどで精神の安定を欠いていると「虐待」の悲劇がおこることも脳神経科学的には十分あり得る悲劇である。これは父親など男についても言え、本来集団の存続を脅かす子どもへの虐待行動を抑制すべくヒトの男性にも備わった「赤ちゃんは可愛い、他人の子でも保護しよう」という養育本能が不全であると、虐待をしやすくなる。

なお、「ＰＴＳＤがなぜおこるのか」については、もともと動物脳に備わった「生命の危険に結びつく」捕食獣などの恐怖をともなう体験記憶が、一度の体験でも脳に強く記憶され消えない仕組みが、次の捕食獣への対応を早め、生存率を上げたためと考えられる。人類の歴史でいえば、つい最近まで、猛獣の捕食圧に耐えて進化した、ヒトの「因果」とも考えられる。

4．自閉症の原因：遺伝要因の過大評価

発達障害は、単一の原因遺伝子変異だけで発症する「遺伝病」では決してない。

七〇年前から診断されている自閉症においても、メンデル型遺伝を示す家系は世界で一例も見つかっていない。

ところが自閉症など発達障害については、二一世紀にはいってすら、研究の背景・動機などを述べる論文の「イントロダクション」の部分で「原因は不明だが遺伝要因が強い」とすることが多かった。

〝親の育て方が悪いせい〟といった見方を否定することに役立った面はあるが、〝遺伝的な影響が大きい〟と書かれると、今度は親ばかりでなく血のつながった兄弟姉妹、親戚まで悩ませること

になる。

まず、今までの自閉症基礎研究で「遺伝子の関与が過大評価されている」ことの歴史的経過について簡単に述べる。

（１）〝遺伝率〟九二％の誤り

「自閉症の原因として、遺伝要因が強い」という説が信じられた科学的根拠とされるのは、一九七七年のマイケル・ラターらの自閉症の一卵性双生児法調査では初期の論文であった[54]。たった二一組で少なすぎ、診断基準はＤＳＭ以前なので主治医の主観であったが、結果は刺激的だった。

一卵性双生児間の一致率は三六％、しかし境界例をふくめると八二％になった。二卵性では〇％、境界例をふくめても一〇％で、遺伝性が高いことは明瞭とされ、後の論文では〝遺伝率〟は九一〜九三％（平均九二％）と計算された。

ラター自身は結論を、「自閉症は先天性（生まれる前に決まっている＝あえて遺伝性とはいわず、胎児期の環境要因をふくめている）」とし、〝冷蔵庫マザー〟説に悩んでいた親や専門医にも受け入れられ、今まで広く信用されてきた。

疫学の困難さの一つに、調査したサンプル数が少ないと結果が信用できないことである（コラム３‐２、疫学調査の重要さ、困難さと限界、参照）。

ことに歴史上「動物実験で確定した化学物質の毒性が、ヒトに実際に被害をおよぼしているか」

を調べる疫学調査で、その原因と健康被害の相関関係を示すにはサンプル数が少ないため検出力が弱く、「有意でない」とネガティブな結果がでることも多く、「だから〝因果関係〟（正しくは相関関係のみ）が証明されないので〝安全〟」と装うケースが多く、被害者をさらに増やした。逆に「自閉症の原因が予防接種ワクチン中の水銀化合物である」として、相関関係を示したとされた『ランセット』論文でもサンプル数が少なく偏っており、誤った結論が導かれた（コラム3‐3、八三頁参照）。

この、後に〝遺伝率〟九二％とする根拠となった論文も、当時は斬新な試みであったが、現在から見ると一卵性双生児法による調査としてもかなり杜撰《ずさん》なもので、じつはラター本人が、自閉症に関する最近の自著(89)に文献として引用していないくらいである。

また研究者は元来、自分の考えを正しいと証明するために研究を行う。この研究が行われた一九七七年以前は、英国での環境化学物質汚染はまだ著しくなく、最近増えていると思われる高機能自閉症にくらべ、遺伝要因が比較的強いと思われるカナー型（低機能）の自閉症の子どもの割合が、当時は今より高い可能性がある。臨床での観察力が優れたラターが、連れてきた親にも自閉症気味の人が多いことに気がついていたからかもしれない。

そして、この「〝遺伝率〟九二％」という他の精神疾患とくらべても異常に高い数字が、他に頼りになる研究方法がないのと、自閉症研究を牽引した英国モーズレイ学派（4章2項でふれた）を代表するラターの名声もあり、安易に引用されはじめ、きちんとした批判のないままトレンドになり、日本でも一部教科書的な本に、「自閉症の原因は遺伝だ」のごとく表現されてしまった。

（２）遺伝要因は三〇％くらい。胎内環境要因が大きい

最近、この調査数の少なさは克服され、一九八組を調査したより検出力の高い二〇一一年の論文(90)では「〝遺伝率〟は自閉性障害で三七％、自閉症スペクトラム障害（ＡＳＤ）で三八％、さらに重要なことは、胎内などでの共有環境要因がそれぞれ五五％、五八％である」ことが判明したことである。

寄与率にすると、厳密な自閉症での遺伝要因：環境要因＝三七：五五である。これは次の双生児特有の胎内環境の共有の重要さも加算されていると考えられる。

双生児には、発達障害をおこしやすい特有の子宮内環境など周産期の医学的問題がある。一卵性双生児の多くは、胎児が胎盤を共有するか、共有しなくても近接しており、栄養など母体からの供給が競合することなどにより低栄養になりやすい。そのため、脳神経系はもとより種々の重篤な障害が発生しやすいことが知られている。成人でもいえることだが、血液からの種々の栄養分の供給不足に一番脆弱なのが脳であり、既知の環境因子である異常出産など周産期のトラブルがなくても、一卵性双生児であるがために、二人ともに軽度の発達障害がおこっている一致例は無視できないであろう。

自閉症など脳の発達障害における一卵性双生児の一致率の高さには、脳発達への遺伝子発現への胎内での環境の影響や、一卵性双生児特有のリスクも含まれている。

たとえば、父親の精子や母親の卵子レベルで新しい(de novo の)突然変異があると一卵性双生児は二卵性より高いリスクをもつ(59・69)。

ラター本人も最近になって著書で明確に認めているように(89)、従来の一卵性双生児法で算出された〝遺伝率〟には、じつはまだ環境要因も含まれてしまっており、明らかに遺伝要因が過大評価されている。

〝遺伝率〟三七～三八%(90)は、おそらく実際には三〇%ほどで「長生きは遺伝で決まるか」という問いにデンマークで行われた一卵性双生児法調査の結果、「〝遺伝率〟二〇～三〇%」とあまり変わらない。現在でも遺伝要因と環境要因の割合を数値化して調べる他のより良い研究方法はないので、双生児法を「一つの目安」と認めても、自閉症の場合、単純に引き算をすれば、残りの六〇%ほどは環境要因となる。

現在の進歩した医学・生物学の知識からすると、根拠に疑問の多い双生児法の本質的問題点(コラム4-2)には目をつむり、単純な「遺伝か、環境か」のレベルであえていえば、「自閉症は環境要因が強い」のである。

むしろ一般の生活習慣病のように自閉症には「発症のしやすさが一人一人遺伝的に規定されている遺伝子背景がある」と理解すべきであろう。

【コラム４-２】一卵性双生児法の原理的欠陥

優生学などさまざまな議論を呼んだ行動遺伝学の手法のうち、一卵性双生児法では、「一卵性双生児ならば遺伝子は一〇〇％同じ」（現在では誤りである等遺伝子仮説）という前提なので、「二人の間の病気（障害）の一致率を見れば一致しない分は環境由来であろう」と考えられた。

二人が同じ環境で育っていることが多いので「一卵性も二卵性も兄弟姉妹をたがいに類似させる環境から受ける影響の大きさは等しい」（等環境仮説）という前提も正しいと仮定すれば、「二卵性双生児の一致率で〝補正〟すれば良い」とし、簡単な式で〝遺伝率〟が計算できるとした(91)。

この方法は、前提とされた重要な仮定である、等遺伝子仮説と等環境仮説が本当に成り立つか、厳密な検証がないまま広く受け入れられた。

その当時は、分子遺伝学、分子生物学の発展以前で、遺伝子のもつ遺伝子型（genotype）と行動・能力をふくめた表現型（phenotype）との複雑な関係については、ほとんど知識がなく、遺伝要因と環境要因の寄与の割合を探る簡便な研究方法として歓迎された。

また当時の遺伝学では、一卵性双生児二人の遺伝子はまったく同じと信じられていたし、確かに一卵性双生児二人の容貌が本当にそっくりであるケースも多かったので、この方法論は単純で素人にすら分かりやすく、受け入れやすかったこともある。

この方法を使えば、人体の形態や能力、すなわち顔つき、身長、知能（ＩＱ）からあらゆる病気との関係まで、その〝遺伝率〟は一卵性・二卵性双生児のペアをある程度そろえた疫学調査さえすれば、すぐ簡単に計算できるので、古くから論文が大量に出ている。

一卵性双生児研究法は、ことに脳の高次機能・行動発達がかかわる自閉症など発達障害で行う時には、他の対象とは異なる特有の問題点がある。

遺伝子型と表現型の間にある複雑な分子・細胞メカニズムの知識がほとんどなかった時代に、遺伝と環境を便宜的に分離・モデル化できるとしたので、環境要因の影響が強い脳高次機能がかかわる行動異常をともなう障害に適用するには、前提としていた等遺伝子仮説、等環境仮説の仮定などに大きな問題があった。

しかし、脳の高次機能がどの程度遺伝で規定されているか、どのような環境の影響があるかについては、当時は脳そのものの研究の遅れもあり知識が少なく具体的に実験により解析するのは不可能で、一卵性双生児法に頼らざるを得ない面があった。

しかし現在では、一卵性双生児法で算出された〝遺伝率〟には、じつはまだ環境要因も含まれており、遺伝要因が過大評価されていることが明らかになっている。

5．医学研究の環境要因への流れ

――「生活習慣病」から「DOHaD《ドーハッド》」の概念へ

二〇世紀の終わりまでに、主な「遺伝病」の原因遺伝子が分かり、二一世紀に入ると、遺伝子発現のしくみ、環境要因が影響するエピジェネティックスの重要さが研究されるようになった。

（1）「環境病」としての「生活習慣病」

そしてガン、高血圧、糖尿病など近代文明社会で激増する病気や障害が社会問題となり、その病態が分子（遺伝子）、細胞レベルで次々明らかになってきた。これらの病気はみな単一原因遺伝子はなく、遺伝的に多因子遺伝＝「なりやすい体質」すなわち「発症しやすい遺伝子背景」をもつ。この発症しやすい遺伝要因をもっている人が、発症の引き金を引く環境要因を過去に経験する、あるいはそのような環境要因に長年さらされると、遅発性・晩発性に発症する。(92) このような特徴をもつ病気は一般の人にも分かりやすいように「生活習慣病」とされ、習慣の改善が求められ、現在はより広く「環境病」とよばれるようになった。

ガンについてはまず肺ガン、食道ガンなどを引きおこす喫煙の習慣が問題になった。米国を中心とする大企業であるタバコ会社の必死の反対、金にあかせたロビー活動も、科学的証拠はくつがえせず、米国医師会の勧告などで禁煙運動は社会的に定着し、各国政府も法律での規制をはじめた。各国ともガンによる医療費の増大だけでなく、ガンになってしまった本人や家族の被害、苦しみを無視できなくなったのである。

高血圧や糖尿病も増加し、塩分やカロリーのとりすぎ、運動不足など生活習慣が問題にされた。最新の情報では、二型糖尿病は子宮内環境でのＤＮＡのメチル化が一因と判明した[93]。

これら生活習慣の問題、発症にかかわる環境要因の研究は、ことに米国で問題になっている「肥満」に向かった。「成人病」の強い危険因子である「肥満」は、主に子どもの頃からのファスト・フードなどの「多食による肥満」に根ざしていることが判明し、米国での子どもの食環境の異常さが明らかになり、ＤＯＨａＤ（ドーハッドと略称）の概念のきっかけとなった[92・93]。

(2) 自閉症、統合失調症、うつ病の類似部分としてのDOHaD

自閉症と統合失調症は、一九世紀末の精神医学の大家クレペリンの著述にさかのぼるほど、歴史的に関係は入り組んでおり、さまざまな議論をよんできた。

そもそもカナーが自閉症を報告したのは、クレペリンが記載した小児発症の統合失調症を探した結果であり、もともと「自閉」という概念は、統合失調症の陰性症状を示す言葉だった。

現在の自閉症と統合失調症、さらに発達障害に併発することの多いうつ病の臨床像の複雑な関係と実態については、杉山登志郎『発達障害のいま』[50]に子どもたちの症例など詳しいので参照されたい。

言うまでもないが、微妙な重なりはあるものの自閉症と統合失調症、うつ病は症状のパターンや顕在化期などが違い、基本的に独立した疾患である。しかし統合失調症の発症メカニズムの研究が近年進み、胎児期、幼児期の神経細胞の発達、ことにシナプス形成などに異常があり、それが思春期、成年期以後の陽性症状、陰性症状として顕在化するらしい証拠が多くなった。統合失調症も原因が発達期にあると決まれば、ＤＯＨａＤの概念にあてはまる。[94・95]

さらにこの本のように、自閉症が高次機能にかかわる神経回路の形成異常、すなわち局所回路を結ぶ長い軸索先端など脆弱性の高いシナプスの形成維持の異常（5章に詳述）とすれば、同じ高次機能の障害である統合失調症も同じように考えられ、違うのは「脳内のどの機能神経回路のシナプスが異常であるか」だけである。うつ病や双極性障害もあまり指摘はされていないが小児期の発症もあり、少なくとも一部は胎児期・幼児期にもともと脳の異常がある可能性が高く、ＤＯＨａＤと考えられる。

環境の影響は統合失調症やうつ病でも大きい。統合失調症で胎児期・周産期におこる脳の発達の異常にも、原因としてさまざまな環境要因があげられており、ほぼ自閉症、ＡＤＨＤなどと同様に、胎内での化学物質環境や出産前後のトラブル、ウイルス感染などがある。しかも思春期以降の本当の症状の顕在化には、しばしば強い精神的ストレス、疲労など社会生活上の環境要因が引き金になることが知られている。新規の突然変異は統合失調症の原因でもある。

この発症の引き金となる生活環境要因ということでは、さまざまなタイプのうつ病、双極性障害ではさらに影響が大きく重要で、精神科医の治療法のうち、ことに精神療法が有用な根拠になっている。「本人の現在や過去の生活環境とのあつれきをいかに解決するか」が肝心と言われている。自閉症など発達障害でも、発症後の幼児期、少年期の生活環境は重要で、環境が本人にとって悪いと、二次障害、三次障害をおこし症状が複雑に悪化した難治症例は非常に多い。(96) 発達障害児の脳も周りの環境のさまざまな影響を受けながら、発達・変化し続ける。日本では過去数十年、早期発見、療育の普及・対応が遅れ、放置された人が多いために、「大人の発達障害」(97・98) として社会問題になっていることは、ようやく一般にも知られるようになった。

第5章　発症メカニズムは「特定の神経回路のシナプス形成・維持の異常」

——発症しやすさを決める遺伝子背景と引き金を引く環境要因

人体いや生体すべて、その構造や機能の発達や維持は遺伝子の発現に基づいており、その影響を受けている。

遺伝要因は、別に自閉症だけでなく、あらゆる病気や障害でその発症には重要な役割を演じているのは、遺伝学の基本で当たり前のことである。したがって、突然変異による遺伝子の変化の有無にかかわらず、遺伝要因が発症の要因の一つであることは当然で、あまりにも当然なので普通は強調されない。

自閉症、ＡＤＨＤなどの発達障害は「遺伝病」でないばかりか、第４章で述べたように遺伝要因も過大評価されている。発達障害は「発症しやすさを決める遺伝子背景（遺伝要因）」があり、実際には「引き金を引く環境要因」により発症する、高血圧、糖尿病などの「生活習慣病」と同じ発症原因が環境である「環境病」なのである。

しかし、発症メカニズムに関してはこの一〇年間で進んだ遺伝要因の研究から判明した数百もの自閉症、ＡＤＨＤ関連遺伝子から推察できるようになった。これらの遺伝子がコードするタンパク質を一覧すると直接シナプス形成に必要なもの、神経伝達物質が働くのに必要なものなど、「発達障害の病態の中心がシナプスである」ことが明らかになってきた。

この章では現在までの自閉症などについての論文と、分子・細胞レベルの脳神経科学の現在までの知識とデータを総合的に判断すると、発症メカニズムは「ヒトになってから進化した、特定の高次機能神経回路のシナプス形成・維持の異常」しか考えられない理由をあげて述べる。

1．脳高次機能の獲得とシナプスの可塑性

第1章でも少しふれたが、自閉症、ＡＤＨＤなど発達障害で実際に障害される脳高次機能をささえる「シナプスの可塑性による複雑な機能神経回路群の形成維持」のメカニズムを、分子・細胞レベルで概要を説明しておこう。

まず、シナプスの構造と機能がどのようなものであるかについては図5-1に、シナプスを実際に

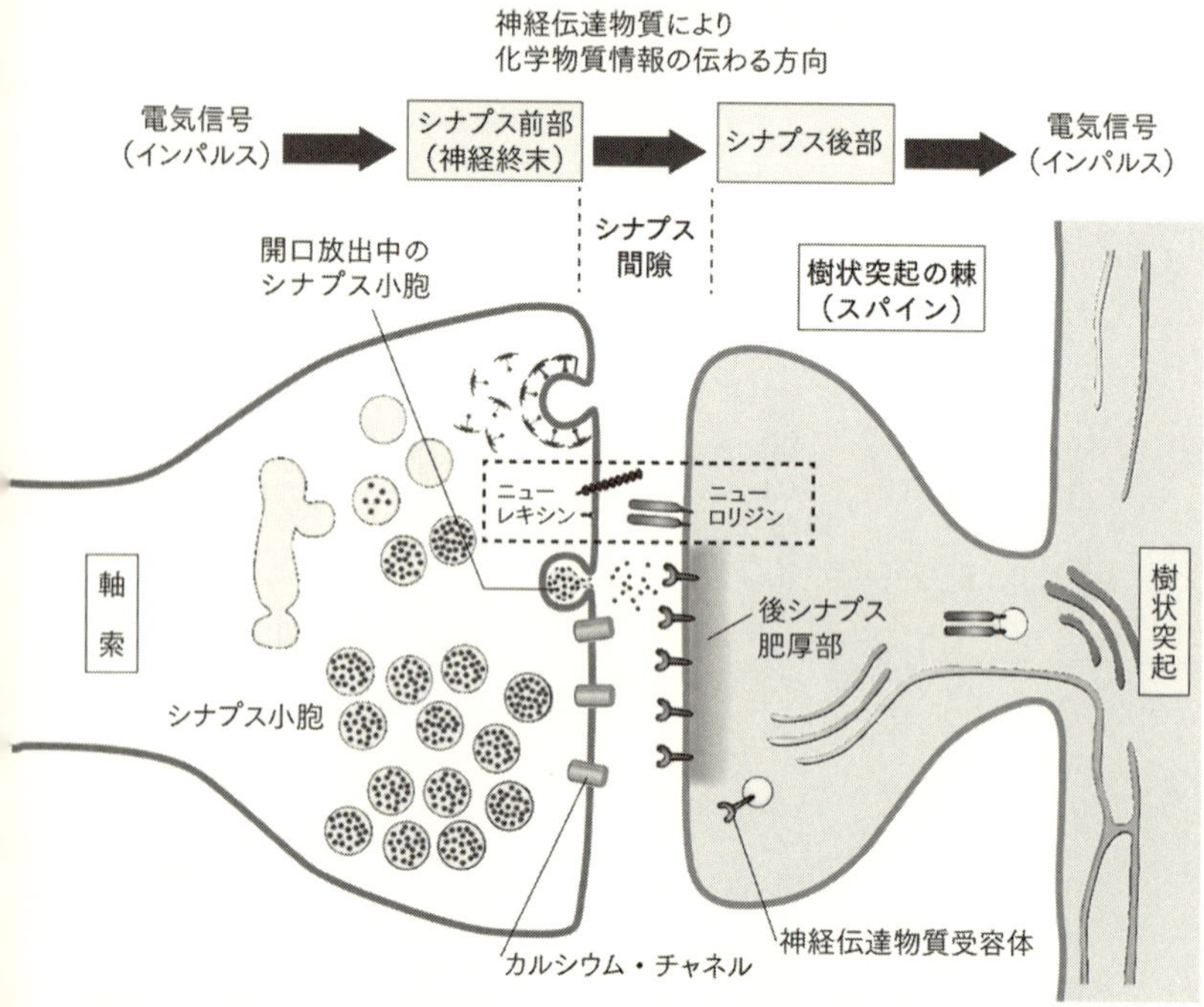

図 5-1　中枢シナプスの実際に近い概念図（実際の電顕画像は図 1-7）
軸索を伝ってきた電気信号により、シナプス小胞中に蓄えられていた神経伝達物質（黒い粒）が開口放出によりシナプス間隙に放出される。神経伝達物質はシナプス後部表面にある受容体（Y形で表示）に結合し、新たな電気信号を次の神経細胞に生じさせ、これが次々と起こり、神経回路が活動する。（文献 99 より改変）

結合しているタンパク質の代表例であるニューレキシンとニューロリジンについては図5-2に概念図を示した。[99] この原図を描いたシュードホフは、二〇一三年のノーベル医学生理学賞を受賞した。

発達障害の病態でもっとも問題になる機能神経回路の形成・維持は、神経細胞の軸索の先端（シナプス前部）が樹状突起の棘（スパイン＝シナプス後部）に結合するシナプス形成が実態であるが、次の神経細胞の主として脳内シナプス形成・維持のメカニズムは時空間的に複雑多様な多数

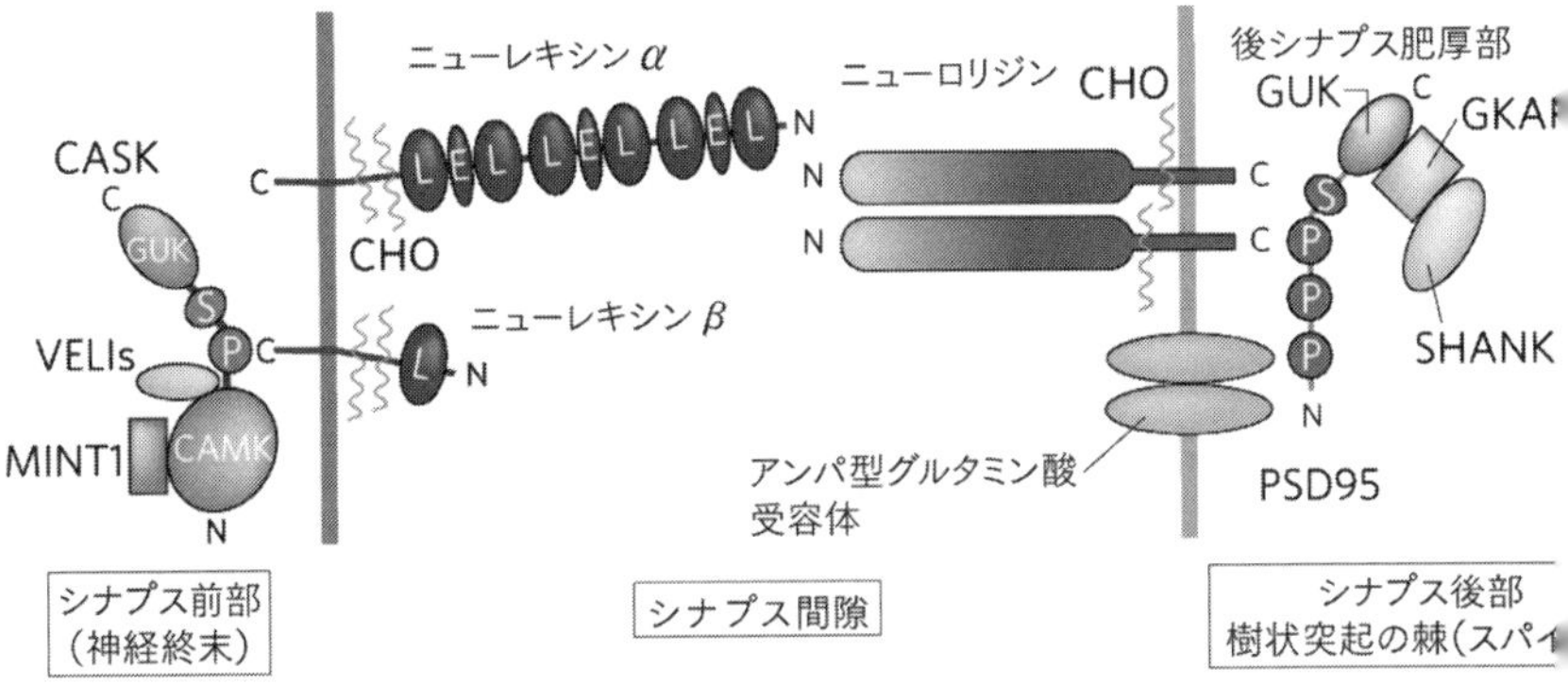

図5-2　シナプス結合はさまざまな結合タンパク群による。ここではシュードホフらの発見した2つを例示

前シナプス側からはニューレキシン、後シナプス側からはニューロリジンというタンパクが、シナプス間隙に突きだし、2つのタンパクの先端部同士が結合する（実際には、それぞれ少しずつ異なったタンパクが遺伝子にコードされており、組み合わせは複雑で、多種類のシナプス結合の特異性に関与している。）（文献99より改変）

の過程からなり、第6章の2項1と図6－2A、Bに概略を示した。

「神経回路（シナプス）形成・維持」をごく大まかに分かりやすく言うと、大きな岩壁に彫刻師が仏像を彫るように複雑な「像」を削り出すことに例えられる。

岩壁は、主として大脳皮質に遺伝子（DNA）の設計図によって準備された、ほぼランダムなシナプス形成で結ばれている神経回路網（原材）にあたる。これが、彫刻師が像を彫るように、外界からの感覚刺激情報（彫刻師のアイディア）によって神経細胞同士をつなげているシナプスが機能的に変化し（LTPやLTD）、それが第1章でのべたように、神経回路網中のあるシナプス結合は新規に形成または増加・強化され（「像」として残り、RISE）[17]、余分なシナプス結合は削除され（LOSS）「像」ができあがる。

このようなシナプス結合レベルの変化は、シナプスの可塑性でももっとも長期に保たれる部分で長期記憶にあたる。不要なシナプスは除かれ（これをシナプスの刈り込みともいう）まぎらわしい部分が少なくなり「像」はすっきりする。

このように脳（岩壁）には経験の違い（彫刻師のアイディアの違い）によって、一つ一つ異なる事象に対応する機能をもった「像」（長期記憶）ができあがる。

自閉症、ＡＤＨＤ、ＬＤなどの軽度の発達障害は「はじめに」でのべたように、この特定のシナプス結合で機能的につながった特定の神経回路がうまく形成されないか、うまく機能しない「シナプスの異常＝シナプス症」として理解できる。

自閉症では対人（社会）関係の行動がうまくいかなかったり、反復、常同行動をする。ＡＤＨＤでは多動、衝動性、不注意がある。ＬＤでは読字、算数が苦手、など機能をになっている神経回路が違うだけで、病態はシナプス形成・機能維持の異常で、特定の機能神経回路（特定の「像」）ができていない、回路がないか機能して（働いて）いないことは共通である。

すなわち、五百羅漢（実際は一兆羅漢か、一京羅漢かわからないが）のように多くの「像」が大きな岩壁に彫られているのが普通に発達した子どもの脳であるが、なにかの原因で一つか二つの特定の羅漢像だけがまだ彫られていない状態が、発達障害児の脳である（実態はかなり複雑、多様であることは第6章で述べる）。

治療・療育には、残りの空いた岩面を使って、新たに足りない「像」を彫り直せばよい（10章参照）。

ヒト脳で保有可能な情報量は無限大に近いと考えられ、驚異的な量の情報を正確に記憶できることを示した実例が知られている（コラム5－1）。すなわち、使われていない岩面は充分広く、誰でも老人になっても新しい「像」が彫れる（長期記憶ができる）ほどなのだ。

小児期は特に空いている岩面がまだ広いだけでなく、成人期にくらべ岩がはるかに柔らかい（シナプスの可塑性が高い）ので「像」を彫りやすく、足りない機能神経回路を新しく作りやすい。

【コラム5－1】

異常に良い記憶力をもった人間の記録

一九二〇年代、ロシアの心理学者A・ルリアのところに、S・V・シェレシェフスキーという新聞記者が訪ねてきた。記憶力が異常に良いので調べてもらえと編集長から言われてきたのである。ルリアは彼をその後約三〇年間観察し、彼が異常に強力な記憶力、大きな記憶容量とその再生力をもっていることの実験記録をとった。何百と行われた記憶力テストのうち、例えば一九三九年五月一〇日に行われたものでは、彼は50ケタの乱数（ランダムな数字の並び）を三分間見せられ、その後すらすらと正確に再生した。驚くべきことは、場所と日時さえはっきりすれば、一〇年後や一七年後でも、彼は任意の時のテストの乱数を正確に思い出すことができたのである。記憶力の元は彼のもつ異常に発達した「共感覚」にあったらしい。彼は例えば聴覚刺激が入ると、脳内で視覚、触覚、嗅覚の複雑な感覚を引きおこすような「共感覚」をもっていたのである。記憶が良すぎるために、顔を見たとたん連想記憶が脳内でランダムに再生されるためか、彼は同僚にろくろく挨拶も会話もできず、知的障害とも思われたらしい。他人とのコミュニケーションがうまく行かないためか、彼は仕事を転々とし、最後は劇場の幕間を埋める「記憶術の見せ物屋」になった。現代ではアスペルガー障害の一亜型とされるのかもしれない（A・ルリア『偉大な記憶力の物語―ある記憶術者の精神生活―』（100）を参照）。

このシナプスの可塑性にもとづく高次機能システムは、老人になっても新しいことが記憶できるように一生つづく。

このシステムが老化し異常がおこるのが、アルツハイマー病で、まず彫刻師が働かなくなり、新しい像が彫られなくなって、「朝ご飯を食べたこと」が記憶できなくなる。像は古い像（記憶）だけ残り、「昔のことは思い出せる」状態である。症状が進行すると、古い「像」（記憶）そのものが崩れだし、息子や娘の顔や名前すら忘れてしまう。

2．数百以上の自閉症／ＡＤＨＤ関連遺伝子群からなる遺伝子背景

「ヒト（生物）が生きている」こと自体、体内で膨大な数の遺伝子が日夜正確に発現して（働いて）いるおかげである。

脳の発達に遺伝子の発現（働き）が必要不可欠なことはすでに第1章で述べた。確かに、自閉症に似た病気でも遺伝性が証明されている場合は、その家系の遺伝子解析から、単一の原因遺伝子がすぐに発見されている。

自閉症様症状を併発するレット症候群の原因遺伝子変異は、ＤＮＡのメチル化を抑制して遺伝子発現をかく乱するエピジェネティック（コラム4－1参照）な異常に関係するＭＥＣＰ2遺伝子にあった。[101] このようなエピジェネティックス関連遺伝子は脳内で複雑な神経回路をつくるための遺

伝子の発現調節で働き、ことにＤＮＡのメチル化はよく使われている（図４‐１）。

また知的障害（精神発達遅滞）をおこす脆弱Ｘ症候群の原因遺伝子ＦＭＲＰ１も、ＭＡＰ１Ｂという細胞骨格関連タンパクなどの遺伝子発現を抑制し、中枢シナプスでの主要部である樹状突起上の棘（スパイン）の発達を調節する。[102]

つけ加えると、このＭＡＰ１Ｂという特殊な微小管タンパク質のリン酸化がシナプス形成で必須の過程であることを、一九九四年に世界で最初に発見したのは村本和也ら（東京都神経科学総合研究所）をはじめとする私たちの研究グループである。[103] したがって、この遺伝子の変異では胎児期、新生児期の高次機能神経回路のシナプス形成に広範な異常をおこし、重い知的障害を発症すると理解できる。

第３章でふれた、自閉症〝原因〟遺伝子の発見競争の最中に、シナプス結合の接着タンパク・ニューロリジン（Neuroligin、図５‐２）遺伝子の塩基配列変異が発見され、一時自閉症関連遺伝子でもっとも有望と考えられた。しかし、この遺伝子変異もすぐに少数の自閉症児だけに見られることが分かり、さらに、〝言語遺伝子〟としてマスコミで騒がれたＦＯＸＰ２など多くの〝原因〟遺伝子候補にも一般性はまったくないことが確定し、現実にも「自閉症〝原因〟遺伝子はない」と、研究者は確信するようになり、「自閉症関連遺伝子群」に落ち着いた。

真の原因遺伝子がないだけでなく、この遺伝子変異があれば、かなりの子どもが自閉症になりやすいという、強い自閉症関連遺伝子もめぼしいものはない。そのような多くの自閉症児にみられる（遺伝的浸透率の高い）共通の遺伝子変異があればすぐに見つかり、その強い関連性が証明されているはずだからである。

二一世紀にはいり、自閉症の関連遺伝子研究が精力的に行われたが、結果は「発症への環境要因の強い関与」を示唆するものになった。

古くからの常法である連鎖解析では個々の遺伝子は絞り込めないので、全ゲノムレベルの関連解析を行ったが「よくある変異（common variamt）」では未だ同定されていない。仕方がないので、「稀におこる変異（rare variant）」を精査したところ、新規（de novo）の「一塩基変異多型（SNP＝single nucleotide polymorphism）」でも、コードしているタンパク質の機能をなくしてしまうような変異が自閉症児で多く数百もあり、少なくとも一部が「発症しやすさ」に関係している可能性が示された。[70・73・74・104]

また自閉症児でみられる、百以上の「遺伝子コピー数の変異（CNV＝copy number variant）」が「発症しやすさ」と関係する場合があり[70・72・73・74]、しかも男子でリスクが高く、女子で低いことがわかった。女性は遺伝子全体が「自閉症やADHDにならないように」より頑健（robust）にできている証拠で、発症に男女差がある理由となる。

しかし以上のような「発症しやすさ」に関係する可能性のある遺伝子の変異があっても、発症者の兄弟でさえ全く発症しないケースが多く、遺伝要因では説明できないので、「環境要因によるエピジェネティックな遺伝子発現の変化による発症が重要」という考えは、遺伝学を知っている自閉症研究者の通説になってきた。自閉症の関連遺伝子、すなわち「発症しやすさ」に関係する遺伝子の数が非常に多いことは、次の4項で述べるように、「神経回路（シナプス）形成異常が発達障害の発症メカニズム」とすれば当然のことである。

データベースによるが、二〇一九年の時点で最大の「Autism KB」にはすでに関連遺伝子として一三七九遺伝子が枚挙され、そのうち三〇遺伝子が症候性、一九八遺伝子が非症候性の自閉症関連遺伝子として信頼できる証拠をともなっていると判定されている。一方Sfariデータベースでは、自閉症関連遺伝子は二〇一九年十一月末に八八八の遺伝子があげられている。

表5-1にその主なものの一部を掲げた。もちろん、これらの遺伝子の自閉症との関連性の強さは遺伝子によってさまざまで、臨床症状との相関性が比較的高いものから、かろうじて候補と主張する論文があるだけのものまでふくんでいる。しかも今後も、さらに多くのさまざまな機能をもつ遺伝子が追加されると思われる。

表5-2には、ADHDの関連遺伝子をあげた。ADHD geneデータベースによると、三五九遺伝子が枚挙された。これらの遺伝子にも症状との関連性がさまざまなものが含まれるが、そのうち二四遺伝子を症状との関係が強いホット・ジーン（hot gene）としている。

今後さらに追加されることは自閉症関連遺伝子と同じである。もともとADHDはリタリン類など症状を改善する薬が使用されている歴史があり、単純にドーパミン輸送タンパク質など神経伝達物質関連が注目されていたので、そのような遺伝子が多い。

表5-1　自閉症関連遺伝子

分類	遺伝子名	コードしているタンパク質と機能
シナプス関連因子	ADAM22	膜結合型プロテアーゼ(シナプス形成に関与)
	CADPS2	CAPS2/CADPS2 (カルシウム依存性有芯小胞の分泌促進因子)
	CBLN2	Cbln2(C1q/TNFスーパーファミリー、シナプス形成に関与)
	CDH10	カドヘリン10 (接着因子)
	CDH22	カドヘリン様タンパク質22 (接着因子)
	CDH9	カドヘリン9 (接着因子)
	CNTN4	コンタクチン4 (接着因子)
	CNTNAP2	コンタクチン関連タンパク質2 (接着因子)
	DISC1	DISC1 統合失調症脆弱性因子 (シナプスの"scaffold"足場タンパク質)
	KIF5C	キネシンファミリー5C(軸索輸送タンパク質)
	NLGN1	ニューロリジン1 (シナプス接着因子)
	NLGN3	ニューロリジン3 (シナプス接着因子)
	NLGN4X	ニューロリジン4　X染色体リンク　(シナプス接着因子)
	NLGN4Y	ニューロリジン4　Y染色体リンク　(シナプス接着因子)
	NRXN1	ニューレキシン1(シナプス接着因子)
	PCDH8	プロトカドヘリン8(接着因子)
	PCDH19	プロトカドヘリン19(接着因子)
	RIMS3	RIM3タンパク質　(シナプス小胞開口放出制御因子)
	SHANK3	SHANK3 タンパク質　(シナプス後部肥厚のタンパク質)
	SYT17	シナプトタグミン17　(シナプス小胞関連因子)
神経伝達・ホルモン関連因子	ADORA2A	アデノシン受容体 A2a(神経伝達物質受容体)
	ADRB2	アドレナリン受容体β 2 (神経伝達物質受容体)
	AR	アンドロゲン受容体 (ホルモン受容体)
	CACNA1C	L型電位依存性カルシウム・チャネルα 1C (イオン透過性細胞膜タンパク質)
	CACNA1H	電位依存性カルシウム・チャネルα 1H　(イオン透過性細胞膜タンパク質)
	CD38	CD38膜タンパク質(オキシトシン放出に関与)
	CHRNA7	ニコチン性アセチルコリン受容体α 7　(神経伝達物質受容体)
	DRD3	ドーパミン受容体D3 (神経伝達物質受容体)
	ESR2	エストロゲン受容体β　(ホルモン受容体)
	GABRA4	GABA受容体A4 (神経伝達物質受容体)
	GABRB3	GABA受容体B3(神経伝達物質受容体)
	GRIK2	カイニン酸型グルタミン酸受容体 (神経伝達物質受容体)
	GRIN2A	NMDA型グルタミン酸受容体2A (神経伝達物質受容体)
	HTR1B	セロトニン受容体1B　(神経伝達物質受容体)
	HTR3A	セロトニン受容体3A (神経伝達物質受容体)
	HTR3C	セロトニン受容体3C (神経伝達物質受容体)
	KCNMA1	カルシウム感受性カリウム・チャネルMα 1 (イオン透過性細胞膜タンパク質)
	OXTR	オキシトシン受容体 (ホルモン受容体)
	SCN1A	電位依存性ナトリウム・チャネル1α　(イオン透過性細胞膜タンパク質)
	SLC6A4	セロトニン・トランスポーター　(神経伝達物質輸送タンパク質)
	SLC9A6	Na+/H+交換輸送タンパク質

表5-1　自閉症関連遺伝子つづき

分類	遺伝子名	コードしているタンパク質と機能
細胞内シグナル伝達・代謝系因子	CDKL5	サイクリン依存性キナーゼ5
	DHCR7	7-デヒドロコレステロールレダクターゼ（コレステロール合成に関与）
	MET	肝細胞増殖因子受容体
	PTEN	脂質ホスファターゼの一種（癌抑制遺伝子として発見）
	TSC1	ハマルチン・タンパク質（ツベリンと複合体となりmTORシグナル伝達系を制御）
	TSC2	ツベリン・タンパク質（ハマルチンと複合体となりmTORシグナル伝達系を制御）
	UBE3A	ユビキチンリガーゼ（アンジェルマン症候群原因遺伝子）
エピジェネティック・転写調節因子	ARX	転写調節因子aristaless related homeobox
	FMR1	FMRP/FMR1 脆弱X精神遅滞タンパク質（RNA結合タンパク質）
	FOXP2	転写調節因子FOXファミリー
	HOXA1	転写調節因子Homeobox A1
	MBD5	メチル化CpG結合ドメイン・タンパク質5（転写抑制因子）
	MECP2	メチル化CpG結合タンパク質2（転写抑制因子）
	PAX6	転写調節因子PAX6
	RAI1	レチノイン酸誘導性転写調節因子

自閉症関連遺伝子データベース SFARI Gene（https://gene.sfari.org/autdb/Welcome.do）、AutismKB（http://autismkb.cbi.pku.edu.cn/index.php）より引用一部改変

表5-2　ADHD関連遺伝子

遺伝子	機能、タンパク質名など
ADRA2A	アドレナリン受容体α 2A（神経伝達物質受容体）
ADRA2C	アドレナリン受容体α 2A（神経伝達物質受容体）
BDNF	脳由来神経栄養因子
CHRNA4	ニコチン性アセチルコリン受容体α 4（神経伝達物質受容体）
COMT	カテコールアミン代謝酵素
DBH	ドーパミン水酸化酵素（ドーパミンからノルアドレナリンを合成）
DDC	ドーパミン脱炭酸酵素（L-DOPAからドーパミンを合成）
DRD3	ドーパミン受容体D3（神経伝達物質受容体）
DRD4	ドーパミン受容体D4（神経伝達物質受容体）
DRD5	ドーパミン受容体D5（神経伝達物質受容体）
HTR1B	セロトニン受容体1B　（神経伝達物質受容体）
HTR2A	セロトニン受容体2A　（神経伝達物質受容体）
HTR2C	セロトニン受容体2C　（神経伝達物質受容体）
MAOA	モノアミン酸化酵素A(セロトニン代謝酵素）
MAOB	モノアミン酸化酵素B(ドーパミン代謝酵素）
SLC6A2	ノルアドレナリン・トランスポーター(神経伝達物質輸送タンパク質）
SLC6A3	ドーパミン・トランスポーター(神経伝達物質輸送タンパク質)
SLC6A4	セロトニン・トランスポーター　（神経伝達物質輸送タンパク質）
SNAP25	シナプトソーム関連タンパク質25（シナプスの機能に関わるタンパク質）
TH	チロシン水酸化酵素（ドーパミンの合成に関与）
TPH2	トリプトファン水酸化酵素2（セロトニンの合成に関与）

ADHD関連遺伝子データベース、ADHD gene（http://adhd.psych.ac.cn/）より引用

しかし興味深いことに、抑制のきかない多動性・衝動性を示すのがＡＤＨＤの症状なので、ＧＡＢＡやグリシンなど一般に抑制性の神経伝達物質の異常と考えてもよいはずなのだが、ＧＡＢＡ系やグリシン系の遺伝子は一つも挙げられていない。

元来「覚せい剤」（興奮剤）であるリタリン系の薬物が多動の抑制に効くのは、抑制系をさらに高次に抑制しているカテコール・アミン系の神経回路のシナプスでのドーパミンなどの再吸収の異常が症状の原因であると推測できる。

また同じ「シナプス症」であるＡＤＨＤと一部併存する場合のある自閉症の関連遺伝子と重なるものも多く、今後さらに増えるのではないかと思われる。ＬＤの関連遺伝子もいずれ研究が進むであろう。

自閉症の遺伝要因は、枚挙されているような数百以上の小さな遺伝子変異の組み合わせで、それら遺伝子群の相互作用による多因子遺伝であることは明らかである。

多因子といっても二個や三個ではないので、このような膨大な数の遺伝子変異の順列組み合わせは天文学的な数字になり、とても一つ一つ特定できない。このようなことは、じつは古典遺伝学の時代から想定されており、その当時から「遺伝子背景」というようまい表現が使われていた。

もちろん、ある種の遺伝子群の組み合わせによる「遺伝子背景」が、他の組み合わせより発症しやすさに高い、低いはあり、遺伝子レベルで「どの発達障害になりやすいか」はグループ化されていることはあるだろう（7章、図7・4参照）。

これに、この章の6項で述べる引き金となる環境因子の違いが重なるので、結果的に原因となる遺伝要因と環境要因が違った、多くのサブ・グループからなる「自閉症スペクトラム症候群」となるのは必然といえようし、ADHDなどとの併発もよくあることとなる。

このスペクトラムは、さらに診断閾値《いきち》下レベルの子、定型発達といわれる子へと連続している。脳神経科学だけでなく一般に自閉症研究が困難なのは、この複雑な著しい多様性のためである。

ADHDの関連遺伝子は多種の神経伝達物質関係の遺伝子がほとんどで、自閉症より複雑度は低いかもしれないが、同じような多因子遺伝で、やはり「遺伝子背景」があることになる。ADHDではすでにDSM‐Ⅳで、症状によって多動型、注意欠陥型、両方をもつ型の三つのサブ・グループに分けていた（表2‐2。なおDSM‐5ではなくなっている）。

最近、解析が進んでいるように、これらの自閉症関連遺伝子群は図5‐3のように、すべての染色体に分散して存在しているが、当然のことながら単独で働いているわけではない。シナプス関係が多いなど機能的・生理的には関連が深いものが多い。

脳はよく「小宇宙」に例えられるが、この図5‐3は原論文では(105)カラー表示されているので、遺伝子レベルでの「自閉症脳の世界とその因果関係の複雑さ」をあらわす、チベット仏教の「曼《まん》荼羅《だら》」のようにも見える。当然のことながら、脳の複雑さは遺伝子だけでは表せないが。

一般にも、脳ではこのように多くの多様な遺伝子がさらに複雑に関連しながら、多様に発現し、脳の全機能をになっている。

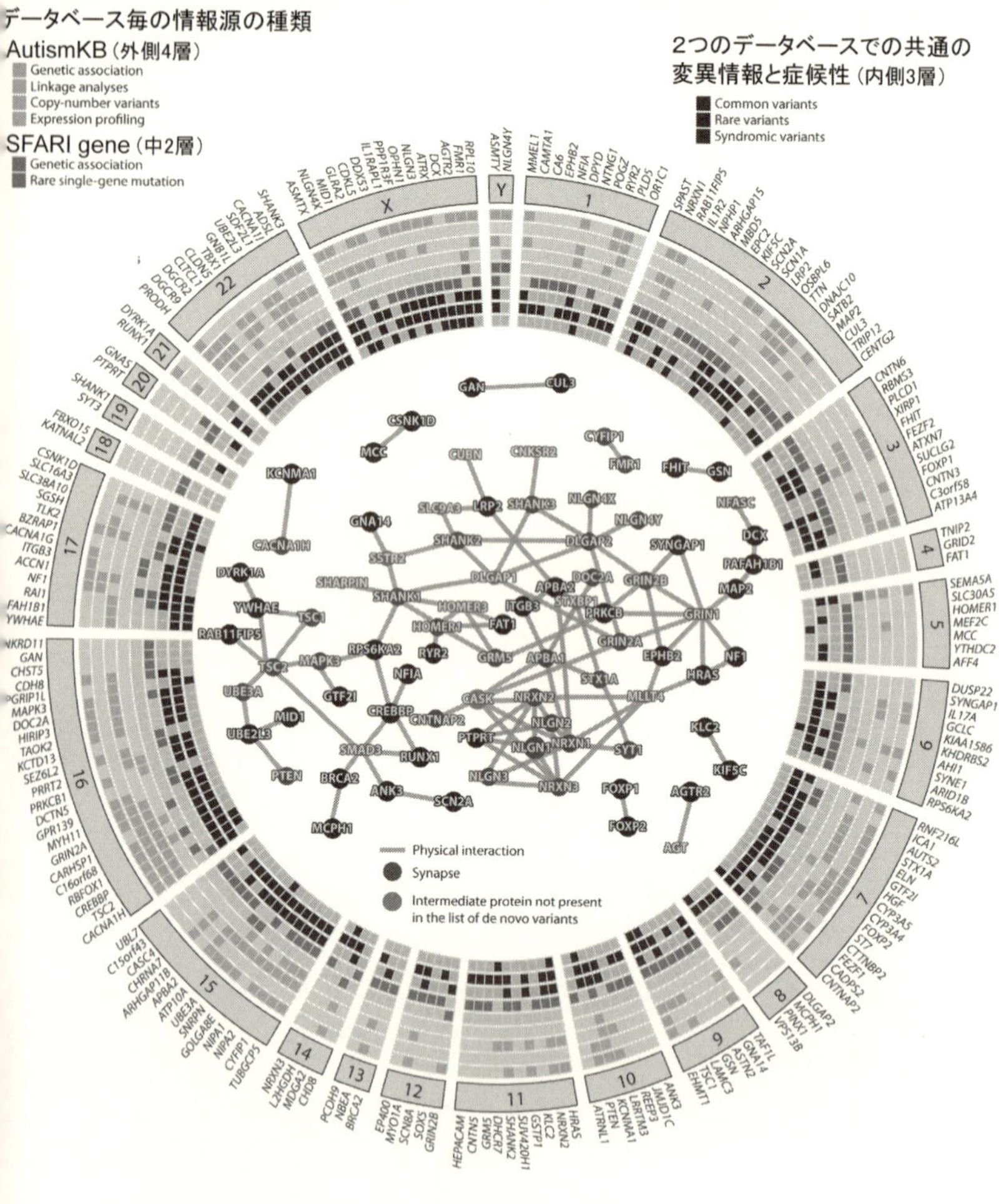

図 5-3 自閉症関連遺伝子の「曼荼羅（まんだら）」図
染色体番号（1 ～ 22 + X,Y）のついているリングの外側に、その染色体にある自閉症関連遺伝子名が書いてある。その内側から中心に向かってAutismKB，SFARI gene、両方のデータベースに共通と、3 通り毎の関連性の信頼度が色の濃さで示してある。中心は主要な遺伝子間に生理的な関係があるものを線で結んであり、数の多い濃い色はシナプス関連遺伝子で、お互いに関係性が強いことがわかる。**自閉症関連遺伝子群の世界の複雑さと多様さを視覚的に理解していただきたい。**（文献 105 より改変）

A

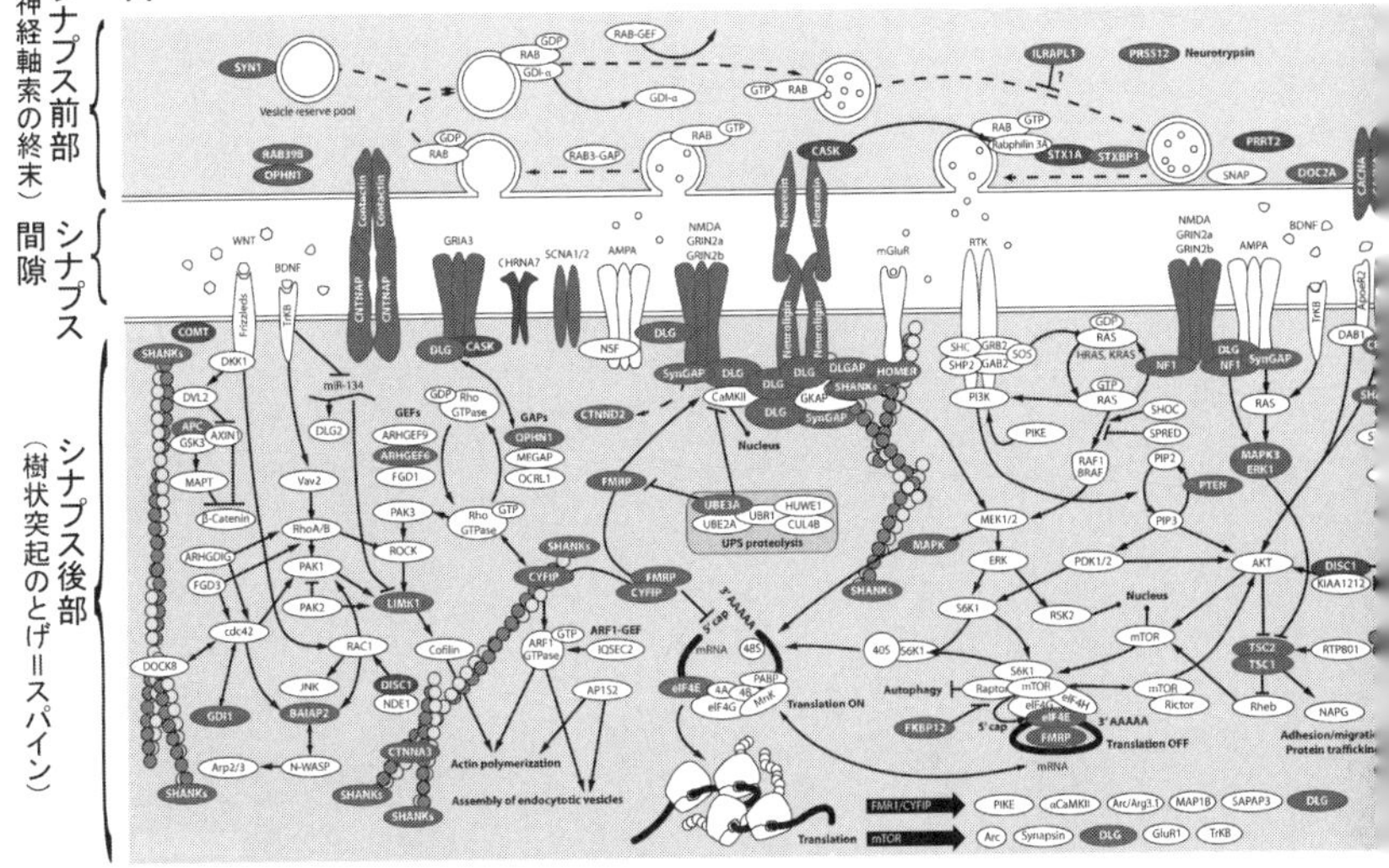

A. シナプスで機能しているタンパク質などの分子の多様さ：前シナプス部、後シナプス部の機能分子の複雑なネットワーク。個々のタンパク質名、分子名に興味のある方は、原論文をご覧いただきたい。

B

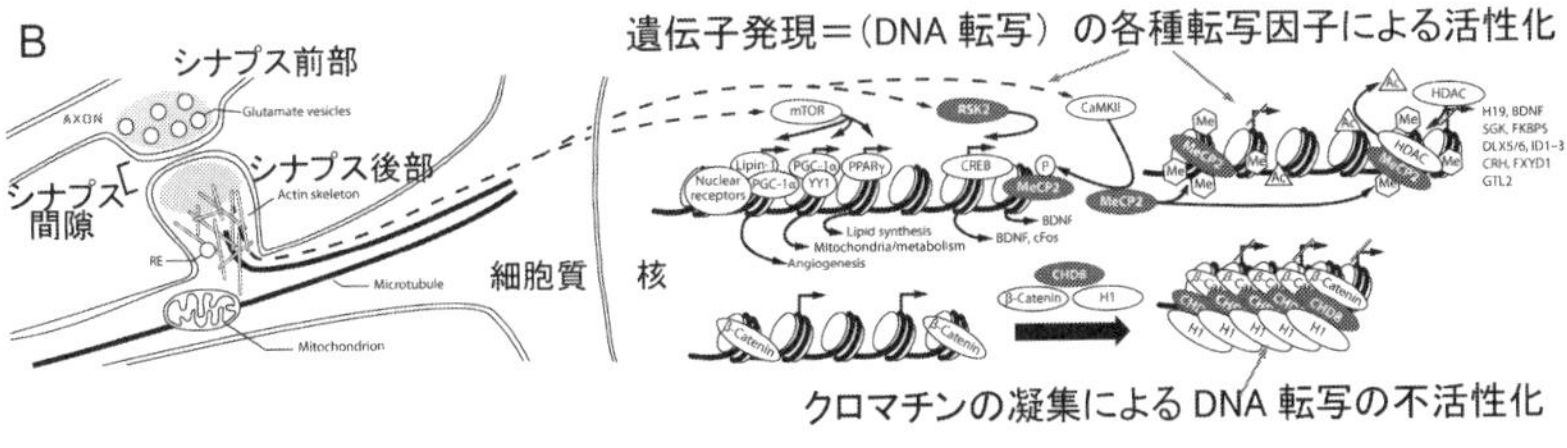

B. 神経細胞の核での遺伝子発現の複雑な活性化、不活性化に働く分子の多様さ：DNA の転写を活性化する転写調節因子もいろいろあり、この図で全部ではない。ヒストン・タンパクの修飾（脱アセチル化酵素など）によるクロマチンの凝縮によって、DNA 転写が不活性化することが示されているが、DNA のメチル化による転写の阻害（オフ）は図 4-1 に図示してある。**A,B とも、これでも全部ではなく複雑さ、多様さを視覚的に理解していただきたい。**（文献 105 より改変）

図 5-4　シナプス機能の分子レベルでの複雑さ・多様さ

ことにシナプスは微小な部位にもかかわらず「脳機能の要《かなめ》」で、元来分子レベルで著しく複雑・多様である。最近では非常に多くのタンパク質や生理機能分子がシナプスで働いていることが分かっており、その主なものの一部を図示しても図5-4のように複雑で、さらに関連分子をすべて図に書き込めば、図が真っ黒になり、まったく読めなくなる。

自閉症やADHDなど発達障害の関連遺伝子の数が多く、しかも、どの遺伝子の変異も単独では直接発症に結びつかないことには理由がある。詳しく解説するスペースがないが、天然の放射線による突然変異などで（9章5項）一つの関連遺伝子に自閉症発症につながりかねない変異があったとしても、他の多くの遺伝子の働きでカバーされて、簡単には機能が障害されないよう、システム的に頑健（robust）になっていると考えられる（6章4項の「共発達」も参照）。

記憶などの脳の高次機能は動物の摂食、生殖などに必須で、ことにヒトとなると言語や社会性をはじめとする高次機能は、生存して子孫をつくるのに非常に重要で強い淘汰がかかり、単一遺伝子の変異ぐらいでは発症しないように「共発達」システムが複雑、頑強に進化したと思われる。

脳高次機能をささえる多様な遺伝子群の発現の微妙さ、環境からの影響を受けやすいことを考慮すると、自閉症、ADHDなどの発達障害は、高血圧や糖尿病などいわゆる「生活習慣病」と同様、「なりやすい体質」すなわち「発症しやすい遺伝子背景」があると理解したほうがよい。

３．自閉症関連遺伝子リストからも発症メカニズムがシナプス形成・維持にあると推察できる

「自閉症〝原因〟遺伝子」発見競争は初めから羊頭狗肉であったが、結果として自閉症の複雑な遺伝子背景（表５‐１、図５‐３）を明らかにしたことは、充分意義のあることである。原因遺伝子ほど明瞭にはならないが、発症メカニズムを解明する手がかりになったからである。逆に一部の洞察力のある研究者は、この本のように発症メカニズムをシナプス形成関連とにらみ、そのような遺伝子に焦点を合わせていたようである。

強調しておきたいのは、実際のシナプス形成維持に関係しているすべての遺伝子（タンパク）は少なく見積もっても、図５‐４（A）に図示されているものの十倍を超えていることである。

表５‐１もそのような視点から、見つかった遺伝子で判明している遺伝子がコードしているタンパク質の脳内での生理作用によって以下の四つに分類してある。

（1）シナプス関連遺伝子

自閉症でまずあげられるのが、脳の高次機能を分子（遺伝子）レベルで研究してきた研究者ならやはり第一に考えるシナプスに関連する遺伝子群である。

脳の高次機能は、これまで何回も強調したようにそれをになう神経回路の形成＝シナプス形成

によって獲得発達する。非常に多くのシナプス結合が、一部は新しく形成され、他の部分では脱落し、新しい機能をもった神経回路が発達していく。

シナプス結合は、多種類の結合タンパクの複雑な機能によることが近年明らかになっている。細胞の接着タンパク質として竹市雅俊（京都大学理学部）らが発見したカドヘリン類[106]は、一般細胞の接着タンパクだけでなく、神経系の分化、シナプス形成過程にも関与している[107]。八木健（大阪大学大学院生命機能研究科）らが精力的に研究しているプロトカドヘリン類は、免疫系細胞の多様性を遺伝子レベルで作り出す発現のしかたと同じシステムをもっている興味深い遺伝子群で、カドヘリン類と同様、前シナプスと後シナプスの両側からシナプス間隙に突き出し結合し、少なくとも一五種類のドメインの組み合わせで、かなりの多様性を生み出せる。プロトカドヘリン類は、シナプス形成の初期、シナプスの可塑性に大きくかかわっており、結果的にシナプス結合の変化にも関与している[108・109]。

シナプス結合の代表例となっている結合は、前シナプス側からはニューレキシン、後シナプス側からはニューロリジンというタンパクが、シナプス間隙《かんげき》に突き出し、二つのタンパクの先端部同士が結合する型だ（図5－2）[99]。これを発見したシュードホフ（スタンフォード大学）は前述したようにノーベル賞をもらった。

実際には二つのタンパクとも、それぞれ少しずつ構造が異なった多型のタンパクが遺伝子にコードされており、その相互の組み合わせは複雑で、カドヘリン類、プロトカドヘリン類など他の種類の結合タンパク質とあわせ、膨大な数のシナプス結合の特異性に関与していると考えられている。

また別のタイプの結合タンパク質も発見されており、たとえば岡部繁男（東京大学医学系研究科）や柚崎通介（慶応大学医学部）らが研究しているCblnタンパク類の一つは、もともと補体の機能タンパクをシナプス結合タンパクに進化の過程で転用したものと思われ、前シナプスのニューレキシンと後シナプスのグルタミン酸受容体を結合している[110]。

したがって、直接シナプス結合（前シナプス部と後シナプス部の結合）を行っている、これらのタンパク類のどれかに異常があれば、神経回路発達の異常がおこりやすくなるのは、当然と考えられる。

(2) 神経伝達物質関連遺伝子

細胞膜を直接接続・結合しているタンパクだけでなく、その他のシナプス機能に関連する神経伝達物質やオキシトシンなどホルモン関係の遺伝子の異常もかかわっている。

まず神経伝達物質は直接シナプスでの情報伝達に関与しており、それらの特異的なサブタイプをもつ受容体群の存在が、シナプス伝達の多様性を支えている。

伝達物質を合成する酵素、分解して情報をオフにする分解酵素、再吸収する輸送タンパク質なども、シナプス伝達を調節している。

受容体の他にも、電位依存性カルシウム・チャネルなど、膜電位の変化で細胞内にさまざまな化学変化をおこす、イオン・チャネルがある。さらに最近では、シナプス伝達のみでなく、発達の過程で神経伝達物質やホルモンが低濃度で（いわゆる環境ホルモン）遺伝子発現を調節しているケースも多く、発達障害に直接関係していることになる。

さらに、機能神経回路の形成にも直接関連しているシナプス結合の強さや変化は、じつは主にシナプス活動の強さによって、調節されており[111]、シナプス活動がうまくいかないと、記憶など神経活動に依存する遺伝子の発現がおかしくなる。そのため前シナプス部の開口放出など神経伝達物質の放出にかかわるタンパク、後シナプス部肥厚部にあるタンパク群なども含まれている。

さらに長い軸索の先端にある前シナプス部への各種必要物質の輸送・補給もシナプスの維持に必要不可欠で、廣川信隆（東京大学医学部）らが発見した軸索輸送モーター分子であるキネシン・タンパク群なども挙げられている[112]。

（3）細胞内シグナル伝達、代謝系遺伝子

神経細胞同士のシナプス結合のような特別に複雑な変化に必要なだけでなく、一般に細胞同士の情報交換、細胞自身の形態・機能変化には、膜タンパクの細胞内部分などに連動する一連のさまざまな細胞内シグナル分子（サイクリックＡＭＰやカルシウム・イオンなどいわゆる二次メッセンジャー分子が古典的）にかかわるタンパク質群がある。

タンパク質の分解・除去にかかわるユビキチン関係も、たとえばアンジェルマン症候群の原因遺伝子であるユビキチン・リガーゼ遺伝子など精神神経疾患では重要で、自閉症にも関連している[113]（７章２項１Ａ参照）。

細胞膜など一般の代謝系にもかかわるコレステロール合成タンパク質のような脂質代謝酵素さえ無視できない。トータルのシステムのどこに異常があっても、間接的にシナプス結合には影響がある可能性がある、すなわちそれほど微妙なのである。第６章４項で述べる「共発達」による高次なシステム的複雑さも加わる。

（４）エピジェネティックス関連・転写調節因子遺伝子

シナプス形成だけでなく、一般に遺伝子の発現を調節するメカニズム（オリジナルな定義に基づいたエピジェネティックなメカニズム）の主要なものは「転写調節」なので、各種の転写調節因子の遺伝子も多数関係する。

転写調節因子は、ＤＮＡの下流にある複数の遺伝子をまとめて調節することが多いので、この遺伝子の変異は表現型（pheno-type）の大きな変化をおこす可能性がある。

転写調節因子の多様さの一部は図５‐４のＢに枚挙的にあげられているが、自閉症との関連がある脆弱Ｘ染色体・精神遅滞の原因タンパクであるＦＭＲ１遺伝子や感受性期のところで述べるＰＡＸ６遺伝子などが含まれる。

別の重度の精神遅滞などを症状とするアンジェルマン症候群の原因遺伝子（ＵＢＥ３Ａ遺伝子）があることから研究がはじまった第一五番染色体など、シナプス形成に直接・間接に重要な関連遺伝子がクラスター状に集まっているケースが知られ、[114・115] おそらく一つの染色体上にある機能的に関連した複数の遺伝子を時間的に順序よく同時に転写調節しやすいため、そのように進化したと考えられる。

4. 発症メカニズムが「シナプス形成・維持の異常」である証拠

ここで、自閉症、ＡＤＨＤ、ＬＤなどの発達障害の発症メカニズムとして、「ヒトになってから進化した、特定の高次機能神経回路のシナプス形成・維持の異常」しかないと考えられる、脳神経科学的な証拠をまとめてあげておく。

① ほとんどの脳機能が保たれているにもかかわらず、高次機能のうちごく限られた、しかももっとも複雑な高次情報処理をしている神経回路のみが機能していない。

この特徴ある症状の多様性、連続性、併発性は、脳の神経情報処理の仕組みの大枠が分子・細胞レベルで理解されてきた現在、ごく限られたシナプス・レベルの異常でしか、説明しにくい。高次機能の分子メカニズムの全体像が判明したので、ほかの可能性がほとんどないのである。

② この章の２項で詳しく説明したように、すでに数百以上の関連遺伝子が主要なものとして枚

挙されている、「発症しやすさ」を示す自閉症関連遺伝子にはシナプス関係が多く、他の遺伝子もほとんどがシナプス形成・維持に必要な分子過程の一部としてすでに知られているものである。

ことにシナプス形成・維持の最終段階であるシナプス結合タンパクが多く含まれ、それを調節するシナプスの可塑性に必須のタンパク、神経伝達に必須の受容体など各種神経伝達物質関係タンパク、ホルモン関係タンパク、電位依存性カルシウム・チャネルなどチャネル・タンパク、シナプス小胞開口放出関係などが並ぶ。さらにこれら多くの膜タンパクの機能を細胞内で調節している、シグナル伝達や代謝系のタンパク質、これらすべての機能タンパクの遺伝子発現を調節している転写調節因子などエピジェネティックス関連タンパク質がある。

これらのどの遺伝子の異常でも、自閉症の発症リスクは上がるということは、二万から三万といわれている自動車部品のうち、どれか壊れやすいものがあると、自動車のなんらかの機能がおかしくなり、それが実際に使っているときに壊れると困る状態に似ている。

自動車の走行自体は正常でも、ワイパーの作動や窓の開け閉めが不全など、晴れのときは良いが風雨など天候が悪化する、すなわち外部の環境が悪くなると顕在化するトラブルである。

もちろん基本設計図は完璧だが、さまざまな事情による工場の組立て工程での個々の車レベルのミス（環境要因による遺伝子発現の異常）が原因の場合が多い。しかし、基本的なネジの材質指定など設計図段階のミス（ヒト脳は一人一人違う設計図＝遺伝子背景を持ち、その小さな異常）があると最終的には〝障害〟が生じやすいのである。

③　特定の神経細胞が、できていない、維持されていないという可能性は低い。

入力シナプスがまったくなくなると神経細胞はプログラムされた細胞死（アポトーシス）をおこし、脱落する。おそらくシナプス形成・維持の異常の二次症状として幅広い部位での神経細胞の脱落が観察されている。要するに、神経細胞死はシナプス脱落の結果でおこる。

逆にすべての皮質神経細胞はさまざまなレベルタイプの情報入力で活動しており、自閉症などでみられるごく高次の情報処理にかかわる神経回路の一員となるべきシナプス結合がなくても、より低次の機能ではその神経回路の一員として、ほかの神経細胞とシナプス結合は正常であり、活動しているので、不使用による神経細胞死はおこりえない。

逆に言うと、特定の一群の神経細胞の活動がかかわる神経回路がになう脳機能は、低次から高次まで多様で数多く、神経細胞の形成・維持異常とすると、より多様な症状がまとまっておこり、発達障害のように「ごく少数の特定の高次機能のみ」とはならないはずである。

④　機能の障害を直接説明するような病変部位を示す病理所見がいまのところ明確に報告されていない。パーキンソン病のように、比較的限られた単純な神経回路に特有の神経細胞死があれば光学顕微鏡レベルでの病理観察で容易に観察されている。機能に対応すると考えられる一群

の神経細胞の形成異常・脱落が自閉症の発症メカニズムならば、今日まで病理学的に観察同定されていない方がおかしい。現在の技術では、観察が困難なシナプス形成・維持の異常である方が可能性は、はるかに高い。

⑤　発達障害は脳の老化過程が原因の一つであるパーキンソン病、アルツハイマー病にくらべ、適切な治療・療育などにより、障害が治る、機能が改善される例が数多く報告されている。

さらに症状が発達の過程において年単位で変化し、図２‐５のように、診断名が替わるケースが多い。これは神経細胞の形成・維持異常では説明しにくく、シナプスの形成・維持の異常ならば、脳神経科学ではすでに確立した現象である「シナプスの可塑性」で容易に説明できる。

（10章の「治療・療育の可能性と早期発見」参照）

⑥　シナプス形成・維持する遺伝子は、神経細胞だけを形成・維持する遺伝子とくらべ、必要な遺伝子の数と遺伝子の種類数がケタ違いに多い。もともと神経細胞の種類は名前がつけられているのは錐体細胞、星状細胞、バスケット細胞など、せいぜい数十種で、個々の神経細胞が分子レベルですべて違うとしても一〇〇〇億種である。シナプスは形態的にはいくつかに分類できるが、機能的にはデータはとりにくいが、使っている神経伝達物質の多様性に加え、結合している神経細胞の多様性を加えれば、数千種はあるであろう。もちろん「冗長性」はあるが総数も一〇兆から一〇〇兆といわれており、ケタが違う。

コンピュータにたとえると、この場合神経細胞は素子にあたり一種類（または数種）の素子でも数多く並べれば、コンピュータができる。多様性があまりなくても良いのは脳の神経細胞と同じで、皮質では限られた種類の神経細胞が一定のシナプス結合で数多くならんでおり、今まで説明しなかったが、「コラム構造」を機能的につくって活動している部位もある。

すなわち、使われている遺伝子の種類は比較的少なく製造プロセスも比較的単純で、発達のある時期までに神経回路網ができる頃には分裂を停止し、海馬など一部を除いて新生する神経細胞はない。ところがシナプス形成・維持の方は、ケタ違いに複雑である。図5・4にシナプスで通常働いているタンパク質や生理活性物質を図示したが、この数倍以上の多くの構成分子は表示していない。

⑦ なぜ、自閉症で社会的行動、反復行動、ADHDで多動性、衝動性、注意継続、LDで読字能力、算数能力など特定の高次機能が障害されるかを統一的に理解しようとすると、なぜこのような限られた機能に異常がおきるのかが疑問になる。

この答えとして私は、「高次機能の中でもヒトで特に進化した統合性の高い機能」の障害と考える。霊長類はその長い進化の歴史で、脳高次機能を「共発達」（6章4項）システムにより頑健に進化させたが、ヒトになってから得たばかりの高次機能モデュールはまだ脆弱なのである。

したがって霊長類と共通の、より統合性の低い記憶など高次機能一般に異常が生じる場合は、精神発達遅滞、知的障害など脳機能の発達はより広く障害される。

シナプスの形成・機能維持の複雑な分子・細胞メカニズムを知ると、次章（6章）で詳しくのべるように、これらの機能をになう神経回路が、脳の物理的に離れた領域・部位を結合する長い軸索によるシナプス結合を必要としていることに気がつく。ことに、自閉症で異常がおこるコミュニケーション能力、社会性は非常に高次で、非常に多くの基礎情報（局所神経回路）を統合して行動を決定する統合性の高い機能である。高次機能には「階層性」をもった多重な神経回路が必要である（図１・４参照）。

シナプス形成・結合のうち特定のシナプス結合、ことに解剖学的にはるか離れた領域部位を連絡する結合を発達の過程でつくり維持するには、非常に複雑で多重な分子過程が《すべて》うまくいかなければならない。②でヒト脳での神経回路（シナプス）形成を、数多くの部品からなる自動車を設計し複雑な工程で組立てることに例えたが、リスク論から言っても、このように非常に多い部品、製造プロセスからなる工程が完全に行われる確率は、単純なものにくらべ低くなる。⑥で神経細胞とシナプスをつくる遺伝子と発現の多様性の複雑度の差をのべた。

より複雑精緻な〝機械〟は、より壊れやすい。

ヒト脳をつくりあげるのに必要な遺伝子発現は、ことに時空間的に膨大な過程である。[116] ヒト脳特有の言語能力は環境要因が決定しているが、ほかの高次機能の特定の神経回路群：すなわち神経細胞同士のシナプス結合、をすべて遺伝子の発現（働き）で指定しつくりあげようとするのは無理である。プロトカドヘリンのような結合タンパク質の遺伝子レベルの順列組み合わせで多様性を増したとしても、結合の特異性の指定は、ヒトのもつ遺伝子すべてを使っても、間に合わず、ヒトのもつ全遺伝子数が今の数千、数万倍あっても不可能であろう。

それを可能にしているのは、入力に応じてシナプスの伝わりやすさを変え、ほぼランダムなシナプス結合をもつ神経回路網から、最終的にはシナプス結合の入力特異的な変化（2章の小倉、冨永のＲＩＳＥ　ＲＯＳＳが好例）（17ａｂ）を〝自動的に〟おこす記憶の神経回路システムなど、入力依存性のシナプス可塑性の分子・細胞メカニズムである。

局所神経回路などでの記憶だけでなく、このシナプス可塑性も連想などのさらなる高次機能の発達に至る「階層構造」をもっている。

地球環境では、必ず一定の割合でおこる遺伝子や染色体の突然変異でもなんとか補償し、神経回路やシナプス群が安定に発達するような遺伝子・細胞レベルでの相互作用があり、結果がなるべく定型発達になるよう、「共発達」（6章の4項参照）するよう進化したと考えられる。

自閉症などで異常がおきる「ヒトになってから進化した、特定の高次機能神経回路のシナプス形成・維持」は、長い進化の歴史からすれば、ごく最近獲得したばかりで、必ずおこる突然変異など環境からのかく乱要因を補償し、安定に発達するような「共発達」システムは、まだ十分できていないのだ。

脳高次機能を長く研究してきたが、ことに最近の分子レベル、細胞レベルの主要な論文を読みながら、「よくヒトへの進化の過程で、《遺伝子のつくる多様性とランダムさに、外部刺激入力による結合指定を組み合わせた》このような複雑精緻な機能神経回路群形成が、遺伝子の突然変異や環境からの悪影響やノイズに対抗して、安定に発達するシステムをつくりあげたものだ」と感嘆している。

5.自閉症モデル動物を使った研究による実証の可能性

この「シナプスの異常」は、第2章の4でも述べたように、ヒトで証明することはむずかしい。生きているヒトの脳では現在の技術的限界があり、死後脳では異常が見つかっても、そのシナプスが生前かかわっていた脳の機能（しかも高次機能）が証明できない。

このような場合は、ことにその病気・障害のモデル動物が有用な手段となる。(117)これらの動物を実験的につくり、機能の障害とシナプスの異常の相関関係、因果関係を調べればよい。発達段階を追って調べることもできる。

現在、すでに得られた精神疾患のモデル動物（詳しくは加藤忠史『動物に「うつ」はあるのか』(117)）には、次の二種類がある。

①遺伝子情報から：ヒトの遺伝子と相同のマウスの遺伝子に、さまざまな実験的な遺伝子操作を行ったもの

②環境情報から：ヒトに自閉症など精神疾患をおこすことが分かっている人工化学物質をマウスやラット、サルに投与したもの

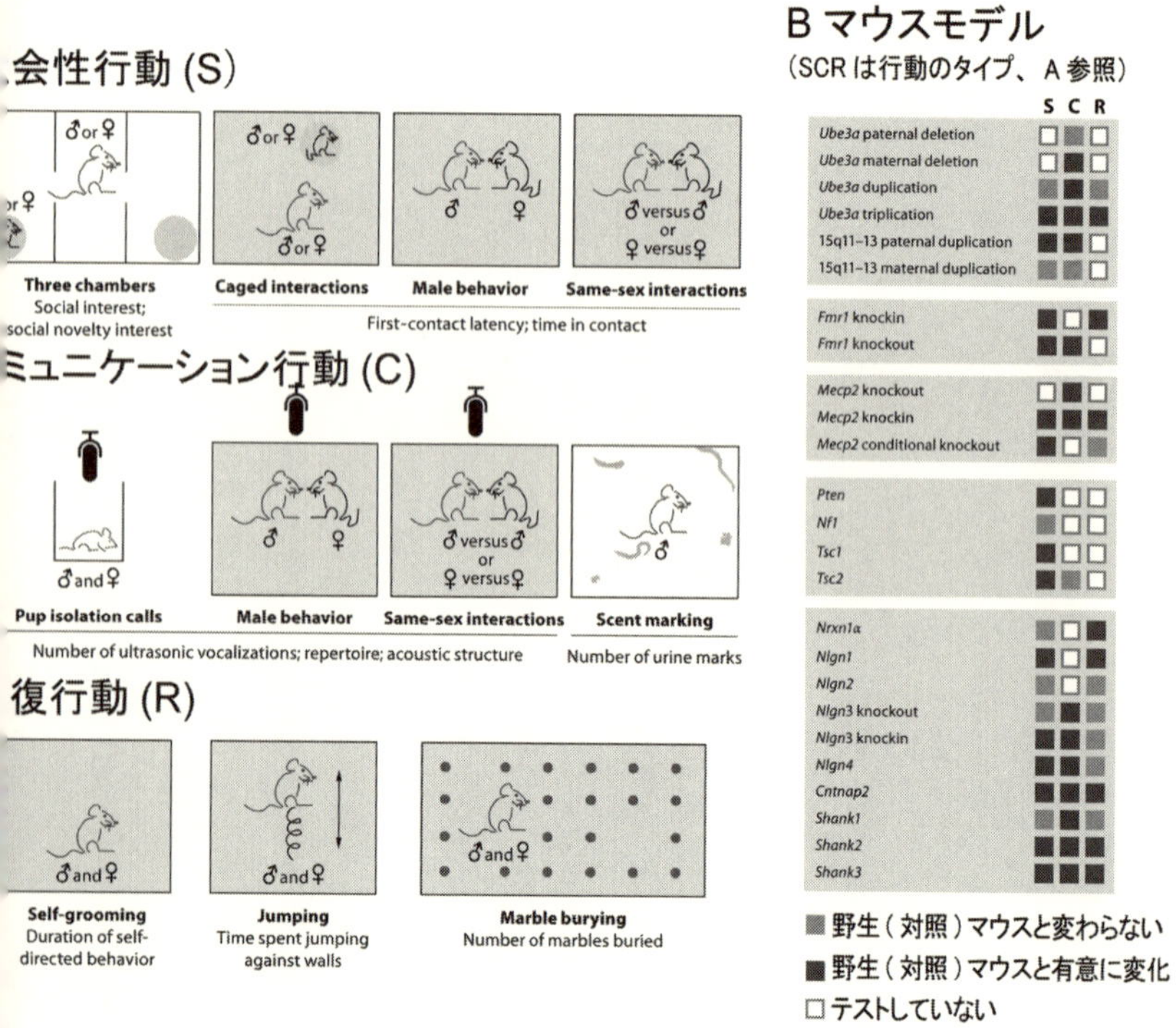

図 5-5　自閉症モデル動物の多様さ
A　異常行動のタイプ分けと行動実験のやり方
B.　実験的に遺伝子に大きな異常をおこした自閉症モデル動物の行動異常。遺伝子の欠損、重複、各種遺伝子のノックアウト、ノックインによって、さまざまなタイプの自閉症様の行動異常がみられる。Shank 遺伝子のノックアウトでは 3 種類の異常行動が併発するが、実際のヒトではこのような大きな遺伝子異常はほとんど見つかっていない。詳しいことが知りたい方は原論文をご覧いただきたい。なお、バルプロ酸など発達神経毒性物質を投与したマウス、ラットモデル動物の方が簡単にできる。また PCB に胎児期曝露されたサルは自閉症のよりよいモデル動物となる（図資料 3-2 資料 -11）。（文献 105 より改変）

（1）遺伝子操作したモデル動物

図５‐５に染色体や遺伝子に遺伝子や染色体操作の技術を使い各種の変異をおこした自閉症モデル・マウスの一部をあげた。(105)

これらのマウスの行動を見ると、表５‐１にあげられた自閉症関連遺伝子でも、ＤＳＭ‐Ⅳであげられた三種の自閉症の診断基準になっている行動に異常をおこすものから、遺伝子に変異があってもまったく野生のものと同じ行動しか示さないものまである。(118・119)

たとえば内匠透ら（大阪バイオサイエンス研究所）が開発した、自閉症でみられたヒトの15番染色体の一部の重複と同様の変異を、相同なマウスの父親由来7番染色体でおこしたモデル・マウスは自閉症様の三つの症状などさまざまな行動異常をおこした。(120)

ＡＤＨＤのモデルとしては、多動を押さえる覚せい剤系の治療薬メチルフェニデート（リタリンなど）の作用部位とされていた、ドーパミン輸送タンパク（ＤＡＴ）の遺伝子（ＳＬＣ６Ａ３）をノックアウト（ＫＯ）し、働かなくしたマウスがよく使われ研究が進んでいる。

たとえば山下元康（東北大学大学院医学研究科精神神経生物学）らはＤＡＴ遺伝子をＫＯして衝動性が高いマウスをつくったが、その症状はメチルフェニデートによって改善された。(121)さらに別のＤＡＴ遺伝子を導入したマウスを多くの他のマウス系統種に掛け合わせると、症状が遺伝子背景の違いで変化することが分かり、(122)ヒトでのＤＡＴの変異は、ＡＤＨＤ発症よりも、発症した時の症状の多様性に関係している、すなわち遺伝子背景が重要であることと対応している。すなわちADHDですら、一人一人の症状の違いは当然となる。

一方、遺伝子に変異があっても症状がでないのは、先に述べたようにその変異は、他の遺伝子の働き、すなわちマウスの遺伝子背景によって発症が防がれていると思われる。

しかも単一の遺伝子変異の場合、自閉症様の症状をおこしているのはマウスであり、ヒトの自閉症を完全に再現しているわけではない。これらの実験動物では、遺伝子操作でつくったノックアウト（ある遺伝子をまったくなくしてしまう）のような大規模な変異で発症しているので、ヒトではこのような例は非常に稀であろう。

自動車の製造に例えれば、「設計図に本来あるべき部品が、全く書いていない」という大失態の状態で、でき上がった自動車がまともでないのは当然である。通常のヒト脳でおこりやすいのは、突然変異のような「部品はあるが、不完全なものが指定されている」という状態なのだ。

先にも説明したように、ヒトの方が遺伝子背景は複雑で、一つの遺伝子の変異で、マウスは発症するが、ヒトや霊長類ではたとえ一つの遺伝子がないまたは不完全な場合でもそれをバックアップする別の遺伝子による「共発達」システムが進化的にそなわっている場合が多いと述べた。

そのため逆に、このような発症マウスにどのような追加の遺伝子操作を行うと、症状が出なくなるか、ヒトの遺伝子背景での発症を防いでいる遺伝子群を探索する実験も可能となり、いずれにしろ良いモデル動物の開発は今後の自閉症研究の突破口になるであろう。

(2) 薬物投与したモデル動物

ヒトで自閉症状をおこした薬剤であるサリドマイドやバルプロ酸などを母親に投与した仔ラットなどがモデル動物として開発されている。[123] ヒトと同様、投与時期を変えると発症したり、しなかったりするので感受性期の存在が示されており、感受性期にどの部位の神経回路（シナプス）形成がおこっているかという詳しい発症メカニズムの研究が可能となる。

第7章（二一三頁）で紹介する、ＭＡＭという細胞分裂阻害剤を投与した母親マウスから生まれた子が、統合失調症／自閉症様の行動異常をおこすというモデル動物も、[124] 明確に感受性期がある。このモデル動物はもともと神経毒性が強いとはされていなかった薬物を母親投与してつくられており、軽度の発達障害をおこす人工化学物質が従来の神経毒性化学物質に限らないことを示している。

第7章でとりあげる発達神経毒性をもつＰＣＢや農薬類でもモデル動物はでき、このような毒物の影響をなくすか、軽減する方法の開発に役立つ可能性がある。

これらのモデル動物は今後とも工夫を重ねて、よりよいものが開発されると思われる。いずれにしても自閉症様の症状を示した個体の脳にシナプス形成の異常があるか、さらに脳のどの部分の神経回路のシナプスに発達段階のどの時期から異常があるかなど、発症メカニズムを実際に証明する実験が、種の特異性の問題は残るが可能になったわけで、研究の進歩が期待される。

6. 発症の引き金を引く環境因子

脳の高次機能の発達は「遺伝と環境の相互作用による」ので環境要因は一般に重要である。しかし正真正銘の「遺伝病」ですら遺伝子だけでは決まらず、引き金を引く環境因子が必須である場合があることは、それを明確に示す次の実験データがあったにもかかわらず、なぜか長い間無視されていた。

一九八〇年頃から遺伝子の研究ではＤＮＡ関連の実験技術が大きく進歩したため、その技術を使った研究・論文発表が容易になり、マスコミが大きく取り上げるようになり、いわゆる「なんでもＤＮＡで決まる」といった誤った風潮が広がったためもあろう。

じつは完全にメンデル型優性遺伝が証明されていた「遺伝病」でも、環境要因により引き金が引かれなければ、発症しなかった例があったのである。

アルツハイマー病と似て、アミロイド・タンパクがたまっておこる病気に、遺伝性の「家族性アミロイドーシス」がある。アルツハイマー病のばあいは、βアミロイド・タンパクが脳にたまるわけだが、この病気では別の種類のアミロイド・タンパクが腎臓など内臓にたまる。この真の「遺伝病」の研究からおもしろいことがわかったのである。

山村研一（熊本大学医学部）が、「家族性アミロイドーシス」をおこすと考えられたヒトの原因遺伝子を導入したマウス（トランスジェニック・マウス）をつくり、数カ月、通常の（普通程度に汚ない）研究室の中で飼っていたところ、すべてのマウスの内臓にアミロイド・タンパクの沈着が見られた。こうして、「家族性アミロイドーシス」の原因がこの遺伝子であることが確定し、モデル実験動物ができたのだが、ここで意外なことがおこった。(75)

これらのマウスを、新設された動物舎の清浄な飼育室（SPF）で飼ったところ、何カ月経っても一匹も発病しなくなってしまったのである。「家族性アミロイドーシス」は、完全な遺伝病（遺伝子変異があれば、それだけで必ず発病する）と思われていたが、なんらかの環境因子が必須だったのである。一卵性双生児ですら、「遺伝病」の発病が一般に一〇〇％は一致せず、八〇％以下であることと話が合う。

その因子は、たとえばホコリのような人間の住む普通の環境に普遍的に存在するものらしく、それまで気づかれなかったようだ。このような引き金を引いていたと考えられる環境因子としては、アルツハイマー病の危険因子であり、土やホコリの成分として地球上に普遍的に存在するアルミニウム化合物が考えられる。(5)

自閉症など発達障害の原因となる環境因子を挙げるには、ヘッブが掲げた第4章の表4-1の分類が網羅的である。

①　Ⅱの「生まれる前の化学物質環境」、子宮内での栄養補給に問題があり必須栄養物質が不足し

た場合、低体重などをともない、障害が発生することが多い。ADHDに低体重がともなうことがあるのはよく知られている。母親が習性的にタバコを吸っていると、ニコチンは母親の血液から胎児の脳にはいり、自閉症やADHDのリスクを高める。主として食物経由で母親に蓄積しやはり胎盤を経由して胎児の脳の発達を障害するPCBや農薬類は第7・8章に詳しく述べる。

② Ⅲの「生まれた後の化学物質環境」には、出産時のトラブルも含まれ、難産などで、脳への酸素の供給が比較的長い間絶たれると、新生児の脳に大きな障害をおこすことがある。脳神経系の発達障害には、自閉症などいわゆる軽度発達障害だけでなく、知的発達が遅れるもの、さらに形態的、身体的にも影響がでる重度の心身障害児がいるのは専門家のよく知るところである。

ごくおおまかにいうと、これらの重度の子どもたちと軽度の子どもたちも症状は連続していて多様である。したがって重度の脳機能発達を引きおこすさまざまな原因も、その原因の悪性度が低ければ軽度の発達障害を発症させる可能性が高いと言える。

新生児、乳児期のみでなく小児期など生後の脳での栄養状態などの化学物質環境も重要である。ことに発達神経毒性をもつ化学物質がPCBのように母乳を通じてか、農薬殺虫剤類のように直接に曝露されるか、食物などを通して摂取されることによるリスクは疫学調査で有意に示されるほど高い。

なお、生前生後に限らず、（Ⅱ、Ⅲともに）第4章で述べたように自閉症の場合、受精卵や発達中の脳細胞でおこる新たな(de nono の)染色体や遺伝子の変異による発症リスクが問題になっている。したがって放射性物質からの放射線の外部被曝や内部被曝、突然変異原性（遺伝毒性）をもつ各種化学物質による発症も考えられ、まとめて第7章で詳しく述べる。

③　Ⅳ、Ⅴ、Ⅵの「養育環境」については、脳神経科学レベルの研究は、化学物質環境にくらべヒト特有のことが多く、実験動物などをつかった研究がしにくい。

子どもの脳内での変化のデータに基づいた記述は、現在の技術の状況では定型発達の研究でもやりにくい面がある。ことに自閉症に関してはどのような養育行動、愛着行動がどのくらい欠けると発症に結びつくかは、その後の発達の個人差もあり一概に言えない。

ただ、すでに述べたように、子どもの側の脳がⅠ、Ⅱ、Ⅲ、Ⅳの原因でおかしくなっていれば、母親など《養育者》の養育活動が適切であっても発症するし、《養育者》側の脳が同じような原因でおかしくなっていれば、子どもの脳がいくら正常でも発症することになる（50・86・87・88）。

脳神経科学の視点から、このように見ると養育環境の悪さとして歴史的に説明されてきた《冷蔵庫マザー》仮説などは、発達神経毒性、遺伝毒性など化学物質環境の悪くなった現代ではことに適切でない可能性は強い。母親のせいだとされてきた養育環境も、真の原因をきちんとたどることができれば、遺伝子背景と化学物質など環境要因のみが浮び上がってくるのかもしれない。

7.「シナプス症」としての自閉症と統合失調症、うつ病などの精神神経疾患
——関連遺伝子とシナプス異常の共通性

第4章5項で胎児期など発達期の環境を重視するDOHaDの概念を紹介し、自閉症、統合失調症、可能性としてうつ病、双極性障害の一部が、環境要因が原因の発達の異常によって発症するDOHaD型の疾患であることを述べた。ここでは、これらをふくむ幅広い精神神経疾患の「シナプス症」としての共通性を述べる。

(1) 統合失調症関連遺伝子と自閉症関連遺伝子の共通性

統合失調症の原因と発症メカニズムは、自閉症と同様に歴史的には諸説入り乱れていた。しかし二一世紀に入ると関連遺伝子の探索が進み、それがようやく大枠が分かってきたシナプス形成にいたる神経細胞の発達・分化の分子・細胞レベルの研究と結びついた。(125)

ことにDISC1(Disrupted-In-Schizophrenia 1)とニューレグリン-1(NRG1)の二つの遺伝子発現によるタンパクの共同調節作用が胎児期からの神経細胞の発達、すなわち軸索の進展や結果としてのシナプス形成などに重要であることがわかった。(126) 現在までに報告されている統合失調症の関連遺伝子を表5-3にあげた。表5-1、5-2の自閉症関連遺伝子、ADHD関連遺伝子と比較する

分類	遺伝子名	コードしているタンパク質や機能	自閉症、ADHDとの共通性＊
シナプス関連因子	DISC1	DISC1統合失調症脆弱性因子	◎◇
	DTNBP1	ジストロブレビン結合タンパク質	
	PCDH8	プロトカドヘリン8（接着因子）	◎◇
	PPP3CC	カルシニューリン	
	SNAP25	シナプトソーム関連タンパク質25（シナプスの機能タンパク質）	◎□
神経伝達関連因子	CHRNA7	ニコチン性アセチルコリン受容体α7 （神経伝達物質受容体）	◎◇
	DRD1	ドーパミン受容体D1 （神経伝達物質受容体）	○
	DRD2	ドーパミン受容体D2 （神経伝達物質受容体）	○◇
	DRD4	ドーパミン受容体D4 （神経伝達物質受容体）	◎
	GABRB2	GABA受容体β 2 （神経伝達物質受容体）	○
	GRIK4	カイニン酸型グルタミン酸受容体4 （神経伝達物質受容体）	
	GRIN2B	NMDA型グルタミン酸受容体2B（神経伝達物質受容体）	○◇
	GRM3	代謝型グルタミン酸受容体3 （神経伝達物質受容体）	○
	HTR2A	セロトニン受容体2A （神経伝達物質受容体）	◇□
	SLC6A4	セロトニン・トランスポーター （神経伝達物質輸送タンパク質）	◎◇
	SLC18A1	小胞モノアミン・トランスポーター（神経伝達物質輸送タンパク質）	
	COMT	カテコールアミン代謝酵素	◎
	GAD1	グルタミン酸代謝酵素 （GABA合成酵素）	◎
神経発達関連因子	APOE	アポリポプロテイン E （アルツハイマー病関連因子）	○
	FEZ1	Fez1タンパク質 （DISC1結合タンパク質、軸索伸長）	
	NRG1	ニューレグリン1 （神経成長因子）	
	PLXNA2	プレキシンA2 （軸索誘導）	
	RELN	リーリン・タンパク質 （神経細胞の移動）	◎
エピジェネティック・転写調節	FOXP2	転写調節因子FOXファミリー	◎◇
	MTHFR	メチレンテトラヒドロ葉酸還元酵素	○◇
	PAX6	転写調節因子PAX6	◎

統合失調症関連遺伝子データベースより一部を引用（Schizophrenia Gene Resopurce,SZGR）

http://bioinfo.mc.vanderbilt.edu/SZGR/showGeneset.do?gsname=Core

＊記号は各自閉症やADHDのデータベースと共通性を示したものを示す。

◎:Autism KBの中で主要とされる遺伝子群, ○:Autism KBの中で変異の確認された遺伝子群

◇:SFARI gene(Autism database)で変異の確認された遺伝子群

□:ADHD gene databaseで変異の確認された遺伝子群

表5-3　統合失調症関連遺伝子と自閉症、ADHDとの共通性

と、共通のものがかなりあり、やはりシナプス関連や神経細胞の化学情報伝達や発達・分化に関係している遺伝子が多い。

興味深いのは、たとえばＤＩＳＣ－１遺伝子は自閉症と共通だが、ニューレグリン－１遺伝子は統合失調症でのみあげられていることである。遺伝子背景により脆弱なシナプス（そのシナプスのある機能神経回路）が決まる（7章と図7－4参照）可能性を考えると、二つの症状の違い、障害される特定のシナプス結合、機能神経回路が違うことと対応していると思われる。

うつ病、双極性障害でも同じような解析が可能であるが、「新型うつ病」という表現がかなり広く使われてしまっているように、現代の日本でうつ病と診断された人の症状が、実態として拡大・多様化した感があり、うつ病症状の多様さと関連遺伝子の個人差・バラツキの大きさにより関与度の評価が難しそうである。

(2)「シナプス症」の病態の一般性と毒性化学物質の危険性

統合された高次機能神経回路（図1－5）を形成・維持するためには、適切な局所回路を接続する長い軸索をもった出入力を接続する特異的なシナプス（図6－1）の形成と維持が必須である。発達過程で特定のシナプス形成に失敗した子には、療育過程の「発達のリハビリテーション」で、特定の機能を持つ神経回路、特定のシナプスを新しく形成しなければならない。

しかしそれを簡単な薬物投与などで実現することが非常に困難なことは、脳でのシナプス形成の分子レベル、細胞レベルの知識が増えるに従い、明白になってきた。

シナプス形成だけをとっても私たちヒトの脳内で、どれだけ多くの遺伝子の発現が時空間的に複雑精緻に調節されていることだろう。この広義のエピジェネティックスの実際の分子レベルの複雑・精緻さを知ったら、七〇年前の提唱者、ウォディングトンは腰を抜かすであろう。

さらに軸索の伸展、結果的な標的へのシナプス形成（図６‐２A）、多くの神経伝達物質の放出・回収、神経終末（シナプス前部）の維持に必須な多くの物質の軸索輸送（図６‐２B）の持続など、細胞レベルのダイナミックなメカニズムが、ヒト脳で胎児の時から老人になるまで決して絶えることなく続いていることを知ると、くりかえすが感動的でさえある。

したがって、「シナプス症」の原点、ヒト脳の中で「外界からのさまざまな化学物質の侵入など、環境変化にもっとも脆弱なのはシナプスである」ことは、ほとんど疑問の余地はない。

精神神経疾患では原因不明とされているものをふくめ、ほとんどは『シナプス症』であろう。発達障害でも、レット症候群、脆弱X症候群など単一原因遺伝子が判明したことから明らかになった疾患の発症メカニズムは、すべてシナプスの異常であった。

私が現役時代に研究した「神経難病」では、病理画像などで研究しやすい神経細胞死が問題になったが、今から考えるとシナプスレベルの研究手段が十分でなかったため分からなかっただけで、シナプスが脱落したために刺激入力がなくなった神経細胞が細胞死（アポトーシス）をおこした結果とも考えられる。アルツハイマー病でも、βアミロイド・タンパクにしろ、アルミニウムにしろ、神経毒性物質曝露や老化に特に脆弱なのはシナプスで、神経細胞が先に障害されることは確率的に非常に低いと思われるし、いずれにしろシナプスの異常はおこる。

パーキンソン病でもヒトにパーキンソン病をおこしたことで有名な人工の神経毒性化学物質、MPTPとそっくりの農薬パラコートが、ミトコンドリア系などを阻害することは確かであるが、少しのミトコンドリアの機能低下でも、まず障害を受けるのは脆弱なシナプスである可能性が高い。

ヒト脳内のシナプスは一〇兆から一〇〇兆あり、普通の教科書などではあまり強調されていないが、特定の神経細胞と特定の神経細胞を結ぶシナプスは、よく図示されている（たとえば図1－1）ように一つだけではなく、実は軸索の先が分枝して、相手の神経細胞の枝状に発達している多くの樹状突起などに数十以上のシナプスをつくっていることが多い。

要するにたった一つのシナプス結合を一〇〇％常時保持するのは、基本的な脆弱性から難しく、数を増やしてリスクを分散し、それこそ一〇％ぐらいのシナプスが脱落したくらいでは、神経細胞同士の接続、すなわち神経回路の機能は維持されるようになっている。もちろん情報の伝達度を変化させるのにも役立っている。

この冗長性を利用した頑強な（robust）脳の構造と機能の「共発達」システムは、神経細胞レベルでもあり、ヒトへの進化の過程で獲得された。

ところが、人類の進化史からいえばごく最近の一瞬にすぎない、ここ六〇年間、この頑健なシステムでも抵抗できない困ったことがおこっている。母親たちを汚染し、胎盤、母乳などから胎児の脳内に侵入してきている、ヒトの脳の進化の過程では決して出会わなかった人工の毒性化学物質群（表８－１）の毒性である。

人工毒性化学物質が危険なのは、もともと脳にある自然の生理化学物質との違いを脳が見分けられず、「にせもの」にだまされて毒性が発揮されてしまい、脳が障害を受けてしまうことが多いのだが、それだけはでない。

通常多数の他の神経細胞から入力をうける、一つの神経細胞上の数千のシナプスが、必ずすべて同時に同様に曝露されてしまうので、一度に入力が変性したりなくなったりし、さらに同じ機能神経回路に属する神経細胞群も曝露される可能性が高く、機能神経回路が正常に働かなくなるのである。「冗長性」を利用した頑健さが、簡単に障害されてしまうのだ。

発達中の脳での機能神経回路（シナプス）形成も、たとえかなり軽度の汚染であっても脳内全体が汚染されるので、汚染のない部位がないため補償的にシナプスをつくることができない。一度脳内に入れてしまうと、化学物質の毒性からはどうしても逃れられず、異常がおきてしまうのである。

外界からの悪影響でも感覚刺激入力の異常ならば、個々の神経細胞、個々のシナプスの活動は比較的独立で分散・ばらつきをもっていて、このような「冗長さ」がある場合、機能や神経細胞の生存にはすぐには影響しない頑健なことが多い。

脳の高次機能に影響する環境要因のうち、脳内を汚染するさまざまな毒性化学物質が特に危険と考える理由である。

「シナプス症」と考えられる病態をもつのは、自閉症（ＡＳＤ）、ＡＤＨＤ、ＬＤなどの発達障害、統合失調症、うつ病、双極性障害、気分障害などの精神疾患、パーキンソン病、てんかん、筋萎縮性側索硬化症（ＡＬＳ）、アルツハイマー病などの認知症などなど、多くの難治性といわれる精神神経疾患があげられる。

一般にはあまり今まで強調されて来なかったが、「脳の機能の本当の要《かなめ》は、シナプスである」ので、ほとんどの精神神経疾患が「シナプス症」に含まれるのは当然ともいえよう。

第6章　子どもの脳のどこで発達の異常がおこるか
――脳の「共発達」と化学物質へのシナプスの脆弱性

ヒト脳のもつ構造と機能の大枠については第1章でのべたが、子どもの脳ができあがるプロセス、ことに脳内神経回路レベルの発達の時間と場所を追った過程については、分かっていない部分が多い。自閉症、ADHD、LDなどの発達障害は、どの神経回路（シナプス）の形成・維持に異常があるかによって症状がきまるのだが、その特定の機能神経回路が脳で、いつ、どこで、どのようにでき上がるのかが良く分かっていないのだ。

また、第5章で示したように、神経細胞もシナプスも多種・多様で、数千以上の遺伝子でコードされているタンパク質だけでなく、細胞膜を構成する脂質類や、細胞外マトリックスの成分であるプロテオグリカンなど化学物質全体のレベルでみると、それぞれ微妙に異なり、細胞やシナプスの性質、形態・機能を決めている。脳はこのように〝超〟複雑、多様な化学物質群からなり、かつ神経伝達物質やホルモンなどの情報化学物質で複雑精緻につくられ機能する「化学情報機械」といえる。

一般に、複雑精緻な機械ほど壊れやすく、特に微小で化学物質情報できわどくコントロールされているシナプスが危ない。脳神経科学の現在の知識からいえることは、異常が一番おこりやすいのは、「外来の化学物質への脆弱性が高い、長い軸索の先端にあるシナプス」である。

1. 脳のどの部分に障害があるのか

発達障害の子どもの脳では、定型の発達とくらべ、脳のどこに違いがあるか。

この疑問に対しては、歴史的に具体的な脳機能の異常を挙げ、対応する脳の組織・部位、領域に異常があるという考えが数多く提唱されてきた。近年は磁気共鳴画像（ＭＲＩ）などを使った画像解析が、主として成人で行われている。

（1）症状に対応した多様な障害部位

たとえば十《と》一《いち》元《もと》三《み》（京都大学医学部）による自閉症スペクトラム障害についての二〇〇七年頃の総説[127a]に枚挙された仮説を簡単に紹介すると、

① 過覚醒などを説明する脳幹障害説

② 運動の稚拙さや認知や情動の障害も説明する小脳障害説
③ 対人反応など広く情動の障害を説明する扁桃体・辺縁系障害説
④ 顔の認知異常などにかかわる大脳皮質高次連合野障害説
⑤ 模倣を司るミラー・ニューロン系障害説
⑥ ワーキング・メモリーなど実行機能に問題を生じているとする前頭前野障害説

などである。これらの仮説は自閉症児の脳研究で出てきたものは少なく、自閉症の症状と関係ありそうな脳機能のしくみが脳神経科学的に知られてきたり、新しく研究されると、それを自閉症で異常がおこっている部位と考え提唱されている。十一《といち》も指摘しているように、それぞれ一つの説だけですべての自閉症スペクトラム障害を説明することはできない。これに、

⑦ LDの読字障害、計算障害などを説明する角回などの高次連合野障害説
⑧ ADHDの注意欠陥性や多動性の原因とされるドーパミン系高次連合野・辺縁系障害説を

ふくめ、症状の多様性に対応して実行機能、報酬系だけでなく、小脳など多様なものがあげられている(127b)。なおLDのうち読字がうまくいかないデスレクシアと呼ばれる稀な障害には、日本語の特徴による日本人独自の病態もあると思われ興味深い(127c)。しかし、子どもごとに微妙に異なる症状の多様性からも、これらすべてとはいえないが脳の障害部位の多くが全体の一部ずつを説明しており、併存している可能性が高い。

さらに自閉症など発達障害に合併することが多い知的障害などを考慮すると、皮質上、皮質下

をふくめ高次機能をになう多くの部位、領域が問題になり、障害部位の複雑度はさらに上がってしまう。これも、脳内のそれぞれの機能神経回路が独立に発達・存在しているのではなく、相互に複雑に影響し接続している「共発達」（この章の4に詳述）をしているためであろう。

子ども一人一人で異なる可能性のある障害部位の複雑な多様性も、この本で主張されているように、発達障害は「シナプスの異常によるシナプス症」という考えで統一的に説明できる。現在まで特定されていない理由は、第5章で説明したように実際の子どもの脳の機能障害部位である特定のシナプス結合部位の異常は死後脳でも直接観察しにくいためである。

(2) 磁気共鳴画像（MRI）など脳画像による解析

近年はDSM-Ⅳの診断基準にそって、自閉症の三（DSM-5では二）大症状に関連する部位が焦点になってきている。それぞれに関係していると言われる脳の組織・領域も、以下にあげるようにやはり非常に幅広い。

(A) 対人相互反応（社会性）の障害

大脳皮質前頭葉の、下前頭回、眼窩野、内側部、帯状回

側頭葉の、上側頭溝、紡錘状回、側頭極、側頭—頭頂結合部

頭頂葉の、後部頭頂葉

扁桃体など

（B）コミニュケーション（言語）の障害

前頭葉の、下前頭回、側頭葉下側頭溝、：大脳運動野：大脳基底核

小脳：橋核：視床

（C）限定された反復的、常同的な行動

前頭葉の、眼窩野、帯状皮質：大脳基底核：視床

なおこれらの症状の他にも、全体の機能発達障害として、

（D）トップダウン情報処理の障害、がある。

脳機能の基本メカニズムからの自閉症児で異常が予想される神経回路形成として、一歳頃から発達するトップダウンの高次制御システムにかかわる神経回路も疑われている。自閉症児は視覚情報の処理でも局所回路レベルの詳細な部分だけにこだわり、おおまかな全体像に統合するのが苦手である。[128]

このようなヒトの特定の行動や能力に関係している脳部位が、認知心理学など基礎研究で次第に明らかになりつつあり、自閉症研究に応用され統合されようとしている。この分野は長くなるので詳しく述べないが、このうち（A）、（B）については「社会脳」として最近ことに注目されており、最先端を研究している千住淳（ロンドン大学バークベック・カレッジ）の『社会脳の発達』[129]に自閉症とのかかわりを含め、最新の知識が分かりやすく解説されているので参照されたい。

この背景には、第2章で述べたさまざまな限界があるものの、各種の脳画像法や解析技術の最

近の進歩がある。大脳皮質（灰白質）の構造と機能などがわかる磁気共鳴画像（ＭＲＩ）のうち、解剖学的構造を調べるＭＲＩでは、すでに述べた一〜二歳頃の自閉症脳のサイズが一時的に大きくなること、成人の自閉症では皮質が薄くなる部位がある、ＡＤＨＤでも前頭前野を中心に二年以上の成熟遅延が見られ（130a）成人期まで皮質の薄さは持続するなど、マクロな異常が観察されている。根源的なシナプス形成の異常がもたらした観察時までの「共発達」による大きな変異像をみているのであろう。

陽電子（ポジトロン）断層撮影（ＰＥＴ）は、神経伝達物質受容体など機能分子の脳内分布を調べるものだが、放射性物質をつかうためボランティアのデータに限られ、報告は少ない。鈴木勝昭（浜松医科大精神科）らはＰＥＴを使いアセチルコリンの分解酵素であるコリンエステラーゼの活性分布を調べ、自閉症の成人で顔認知にかかわる側頭葉の紡錘状回において活性の低下を認めた。（130b）この低下の程度は自閉症症状の社会性能力を表す指数と相関しており、アセチルコリン系も自閉症の病態にかかわっていることを示し、興味深い。

神経回路の活動を間接的に調べる機能（functional）ＭＲＩ（以下、ｆＭＲＩ）では、主として自閉症の成人で、さまざまな認知心理学的な課題を実行したときの、画像の違いがさまざまな脳部位で数多く報告されている。

ｆＭＲＩで得られた重要な知見としては、定型発達をした人では、高次機能をになって同時に活動するはずの脳の皮質領野間など二つの部位が、自閉症児など障害がある人の場合では同期性が弱いなどの異常があるといった報告が増えている。[131,132] このようなデータから近年、組織や領野間の「接続不良説」が主張されている。

リスクのあるｆＭＲＩでは研究しにくい自閉症の子どもの実際の脳は、第2章でふれたように脳波や近赤外線光トポグラフィー（ＮＩＲＳ）を使った研究が最近成果をあげ始めている。

菊知充（金沢大学子どものこころの発達研究センター）らは、三歳から一三歳の子どもで左右の半球間の長い軸索をもったシナプス結合をＮＩＲＳで観察し解析したところ、活動の頻度のある領域で自閉症の子どもの方が、高い結合度を持っていることを示した。[133]

さらにネルソン（ボストン小児病院／ハーバード大学医学部）らは、一歳までの自閉症のリスクをもった子どもの脳をＮＩＲＳで観察し、リスクをもっていない子どもにくらべ、生後三カ月では結合性が半球内、半球間で高いが、生後六～九カ月では有意な違いはなく、生後一二カ月では自閉症リスクをもっている子どもの結合度は逆に低下するという。[134] 自閉症児の一部で見られる退行現象（図3-3）に関係するのかもしれない。

このような報告は、この後の（3）で説明する、高次機能の神経回路での長い軸索によるシナプス結合の重要さ、ひいては、この本が「接続不良」説より明確に実態を主張する、

「発達障害の脳での最終的な異常部位は、症状に対応する特定の高次機能神経回路中での長い軸索の先のシナプスである」

という、「シナプス症」説を裏づけるものと考える。[135] 微小なシナプス自体の増減は生体脳では観

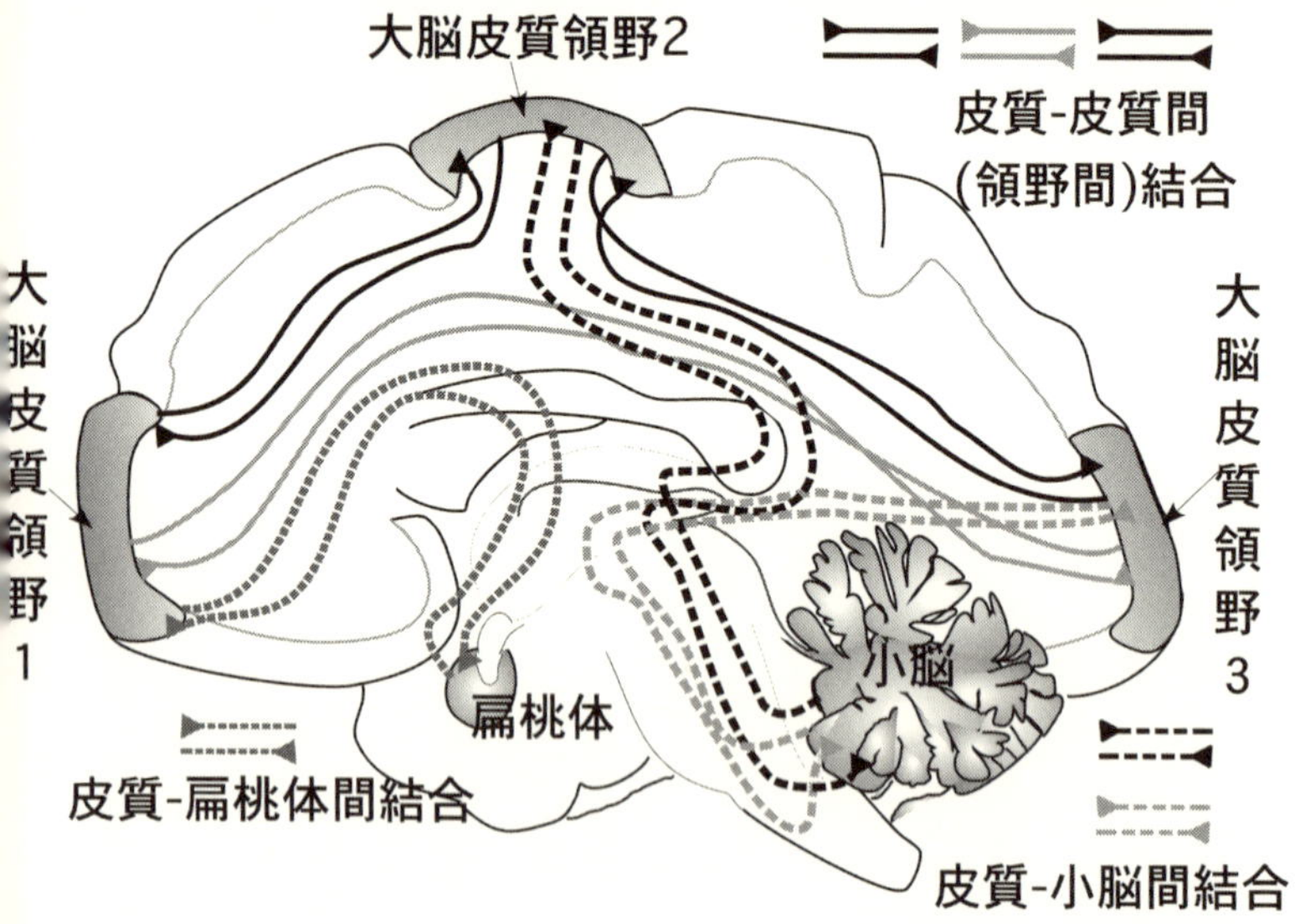

図 6-1　長い軸索による高次機能神経回路（シナプス）結合の模式図（必ずしも直接の結合のみではなく、実際ははるかに複雑）

察できないが、その軸索の先端にあるシナプスの形成、脱落に伴って、長い軸索を介する機能結合性が変化しているからである。

（3）高次機能における組織・領域間の神経回路結合の重要性

脳神経科学では、歴史的なものになった素朴な「脳機能局在論」が、一般の人々に「その領野だけで特定の機能が営まれる」という誤解を生んでいる。

（1）では機能をになっている脳の部位として、解剖学的な名称が主にあげてあるのはそのためで、大脳皮質は小脳、扁桃体など他の組織や、多くの領域間を結ぶ多数の軸索のシナプスで統合され高次機能を発揮している。視覚野、聴覚野というような感覚情報処理を行っている部位でも、実際に私たちの「意識」にのぼるのは、さらに上位の領域で情報が統合され高次の機能神経回路が活動したときである。

このような局所神経回路（図1-1に概念図）を統合し高次機能を発揮する（図1-5に概念図）のは、特定の領野、部位にある神経回路の活動をさらに結合する脳内でも数センチメートルから二〇センチメートルに及ぶような非常に長い軸索による遠位の結合が必須で、それが高次機能の発達に必須の重要なメカニズムなのだが、これまであまり強調されてこなかった（図6-1）。

これらの長い軸索による結合が一番多いのは左右の半球間で、莫大な数の長い軸索が脳梁を介して右脳、左脳を結んでいる。脳の機能のうち、右脳優位、左脳優位のものは当然あるが、個人差や可塑的変化をふくめて、右脳、左脳は密接に連動して活動しており、一般の人々が信じていることの多い「この機能は右脳だけ、これは左脳だけ」といったナイーブな断定は誤りである。

局所神経回路間の遠位の結合は、第3章で述べたようにシナプスを実際の生きたヒト脳で研究できないので、磁気共鳴画像（MRI）での軸索の集合的観察が重要となる。アレキサンダーらは、拡散テンソル画像（DTI）を撮り、「軸索の密度」と、担っている機能回路の発達確定状態を示す「髄鞘化の程度」（7章の3項2参照）を調べた。(136)

まず昔からよく調べられている脳梁を詳しく調べたところ、多くの部位で軸索の数の減少、髄鞘化の低下が、児童から成人にまで観察された。この変化は、自閉症でしばしば見られる知能検査における処理速度の低下に対応しているのかもしれない。

自閉症のリスクの高いことが分かっている生後六カ月から二歳の子どもで、脳梁を通過する軸索の発達を定型発達児と比較すると、生後六カ月には軸索の密度や髄鞘化の程度は定型発達児より高いが、軸索の発達速度は遅く、生後二年では追い越されてしまい、定型発達児よりも逆に低くなっているという報告がある。これも退行との関連が考えられる。

また生後一〜二年後の自閉症児の頭囲が定型児とくらべわずかながら大きいという論文[35]がある。この頃の大脳皮質でのランダムな（機能特定されていない）神経回路網が外界からの刺激による機能神経回路形成が遅れ、それぞれに使う不要なシナプスの刈り込みによる神経細胞死が少ないための、神経細胞、それから伸びる軸索が異常に多い時期があるのかもしれない。

同じ拡散テンソル画像法による則内まどか（国立精神神経センター、児童思春期精神衛生部）らの研究[137]では、前頭葉での背外側前頭前野や帯状回、扁桃体など「社会脳」に関与している部位や脳梁や上縦束など長い軸索の束、小脳の「虫部」といわれる部位で軸索の密度が定型発達児にくらべ有意に低いなど、軸索の異常がみられた。

次の2項でのべるように、軸索が変性すれば先端のシナプスは完全に脱落するし、先端のシナプスが脱落した軸索は、発達の過程では縮退変性しやすい。

2. 高次機能の神経回路シナプスの脆弱性：長い軸索の先端のシナプスが障害されやすい

組織レベルでの脳神経科学からみると、１項であげたように、それぞれの高次機能に関与している神経回路は「離れた脳の領野や部位を結ぶ長い軸索でのシナプス結合を必要とする」特徴を共有する。

くりかえすが、私が研究してきた、分子レベル、細胞レベルの脳神経科学からみると、ヒト脳の神経回路には、もともと形成しにくかったり物質的に脆弱な部分がある。高次機能発現に必須な皮質の領野間、皮質と皮質下間、左右の脳半球間など、長い軸索によるシナプス結合の形成・維持が、遺伝子発現のレベルで局所神経回路内に比較し難しい。

第７章で述べるような、にせホルモン、にせ神経伝達物質といわれるような環境毒性化学物質は、主にこれらのシナプスにかかわる遺伝子の発現を正確にコントロールしている、ホルモンや神経伝達物質などの情報化学物質の働きを「かく乱」しやすい。

長い軸索の先にあるシナプス結合の形成・維持はもともと遺伝子発現のコントロールが数百、数千段階必要で、かつ時空間的に精緻で、階層的に機能回路結合が高次になればなるほど器質的に障害されやすい。そのためコミュニケーションや社会性など、もっとも高次な情報処理に問題のある自閉症スペクトラム障害など発達障害が発症しやすいと考えられる。

第４章でふれたが、一般に動物では、シナプス形成や維持、可塑的変化を支える分子・細胞システムは、脳神経系の正確・迅速な機能、ことに摂食・生殖などの行動に必須で、自然淘汰の対象となってきた。

したがって、脳神経系は異常がおこりにくいように、たとえ異常がおこっても自動的に修復されるように、頑健（robust）に進化してきた。

しかし、より複雑なヒトの脳をつくりあげる発生・発達過程に必要な、幾多の遺伝子の、時間的・空間的な発現の複雑精緻な調節システム、すなわちエピジェネティックな（遺伝子の発現を制御する）システムが、すべて同じように安定に働くとは限らない。

ことに現生人類になって発達した言語や対人関係をはじめとする脳の高次機能をになう神経回路（ことにシナプス）の形成・維持のシステムは、まだ進化的に完成度が低く、発達過程の遺伝子とその発現レベルの小さな「ゆらぎ」や、従来なかった外来の人工化学物質の侵入などによる遺伝子発現の準備されていない「かく乱」に対して脆弱であり、異常がおこりやすいと考えられる。

実際、発達障害で障害のおこるのは、高次機能のうちでも、ヒトで高度化した、すなわちごく最近進化した、社会的な機能が大部分である。「言語機能がヒト特有でチンパンジーなどにはない」ことは、チョムスキー以来、多くの科学的証拠・議論によって既に明らかになっており（酒井邦嘉『言語の脳科学』中公新書、参照）いずれ脳の構造と機能の違いとしても証明されるであろう。最新の自閉症研究でも問題になっている「社会脳」の機能のうちでも、「自発的な誤理解解決問題」をとく能力もヒトのみでみられ、チンパンジーにはまったくできないことが明らかになった。要するにヒトになって進化した機能は「デキタテ」で、異常をなんとか補償する遺伝子システムまでは手が回っていないのである。

少しぐらいの「かく乱」「ゆらぎ」は自動的に修復できる通常の記憶システムなどは、哺乳類脳の誕生以来ネズミやサルのレベルですでに頑健に進化しており、ヒトではヒト独特の高次機能にくらべ異常がおこりにくい。発達神経毒性化学物質の脳内侵入など悪い環境要因がより多く、より強くなると、これらのシステムも障害されるようになり、より広範な脳のシナプス機能に異常をおこし、知的障害や精神遅滞を合併するのであろう。

(1) 長い軸索の発達とシナプス結合

発達障害で異常のあるとされる高次機能を支える神経回路には、図6・1にしめすように大脳皮質の領野間など距離的にはなれた部位を結ぶ、比較的長い軸索による結合が必要である。

こうした数センチメートルから二〇センチメートルの長い軸索が莫大な数にのぼることは、脳の皮質神経細胞が主に脳の表面の薄い灰白質を構成しているだけで、内部の大部分を占める白質は、髄鞘で保護された細い軸索の束からなっていることでも理解できる。

右脳、左脳を密接に結合している脳梁の交連線維の太い束は、ヒトの場合、約二〜三億の長い軸索からできており、微妙に高次機能に関係していると言われている。

このもともとの神経回路では裸のままの軸索に、ミエリンという物質からできている髄鞘という鞘《さや》を巻く髄鞘化という現象は、単なる保護膜ではなく、この長い長い軸索を伝わる電気信号(インパルス)の速さを最大にするような巧妙なシステムである。

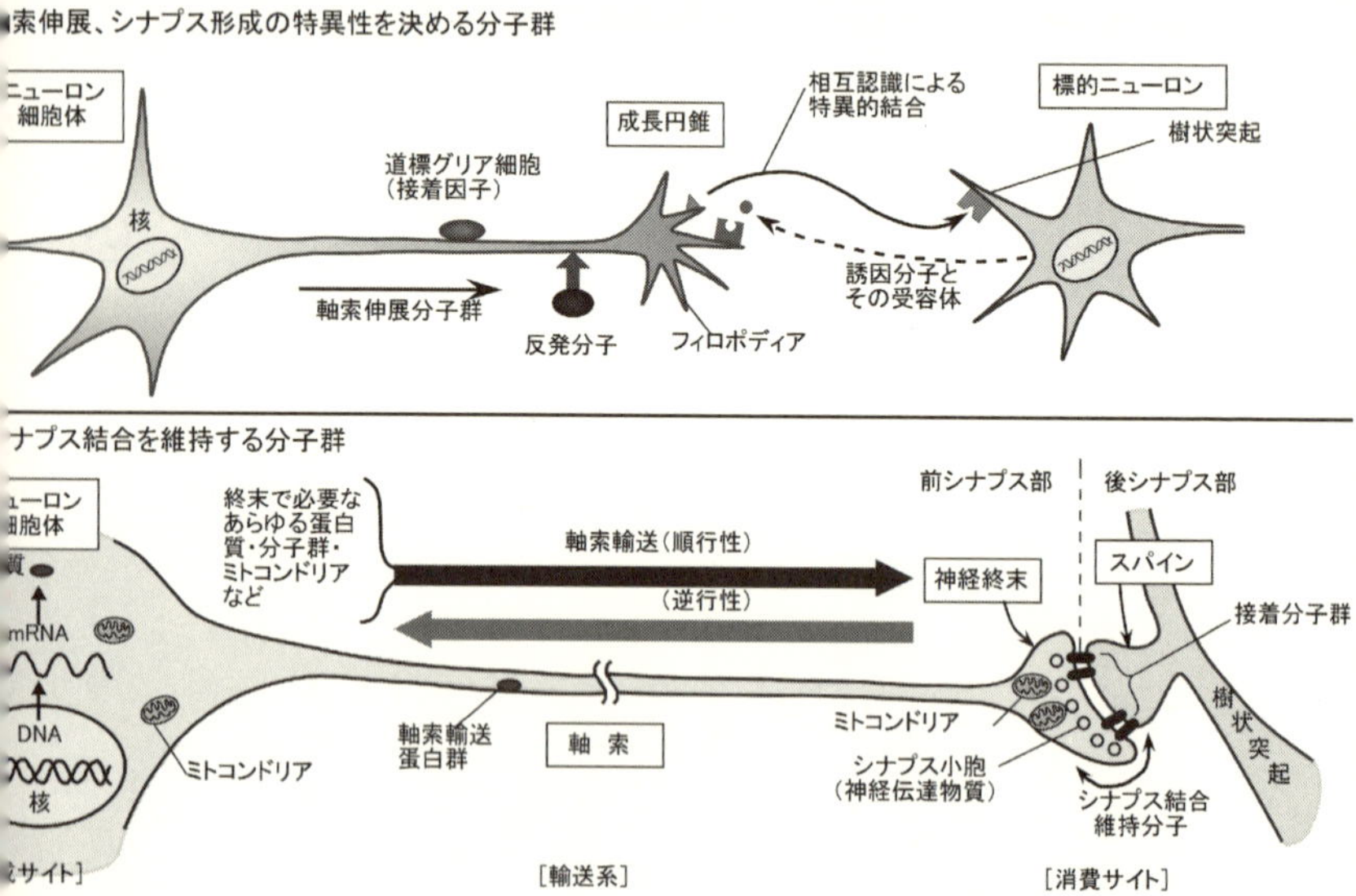

図 6-2　シナプス形成・維持にかかわる多様な分子群の概要　なおＢでの図中では、スパイン側にも多数の機能分子があるが省略してある（図 5-4 に表示）。神経では情報伝達を次の神経細胞にシナプスで受け渡し、受け取る側の突起をスパイン（棘突起）という。
（文献 135 より引用）

詳細にふれる紙数がないが、跳躍伝導という仕組みをつかい、長い距離離れた領野や組織を瞬時に結び、情報処理を速くしている。脳での情報処理の基本は、インパルスとインパルスの時間間隔、インパルスの時間パターンによっているので、速い確実な伝達は情報の量や正確さも上げることになる。興味深いことに、この髄鞘化は、脳の発達の過程で機能が確定し、そのシナプス結合が長期に働きだす軸索からおこることが分かっている（7章3項2）。

この髄鞘化過程をふくめ、長い軸索によるシナプスの特異的な形成と維持には、（2）以降で述べるような複雑な細胞群、分子群の協調した働きが必要である。[138]

局所神経回路をつくる短い軸索をもつ

シナプスの形成・維持とくらべて、より多くの分子（遺伝子）の、より高度に調節された精緻な発現が、より長期に継続することが必須で、このような膨大な数の部品とその組み立て方法や順序、全体の系の維持に一〇〇％の完全性を求めることは、生物システムでは困難で、脳内化学物質環境が変化すれば、ことに情報化学物質によるかく乱がおこれば、修復は不可能であろう。

（2）特異的シナプス形成の脆弱性

まず、シナプス形成、ことに長い軸索の先にシナプスをつくる相手の特定の神経細胞（投射特異性）をきめるシステムの脆弱性が問題になる。

遠く離れた特定の標的神経細胞と「正しく」シナプス結合するためには、膨大な分子群が必要になる。さらに各種のグリア細胞がさまざまな形でシステムの形成・維持に働いている（詳しくは工藤佳久『脳とグリア細胞』[139]を参照）。

これまでに知られている概略を図6-2Aに示す。

大切なのは、軸索を伸ばし、正しい標的神経細胞にたどり着き、シナプスをつくるためには、経路の〝踏み石〟となる分子、誘引分子、反発分子、特異的結合を決める接着分子などすべてが、同じ時期に、異なった細胞で発現し、適切な場所に存在しなければならないことである（詳しくは大隈典子『脳の発生・発達―神経発生学入門』[140]を参照されたい）。

また、記憶のような高次機能の神経回路形成では、当初はかなりランダムな（特異性の低い）

多数のシナプス形成がおこり、後で神経の活動をもとに必要なシナプスや神経細胞の選択がおこなわれる。

こうした活動依存性のシナプス強化・維持によって、「不要」なシナプスの脱落や軸索側枝の縮退、「刈り込み」がおこり、その結果、シナプス接続がなくなった「不要」の神経細胞がプログラムされた細胞死により淘汰され、さらなる発達の余地が生じるとされている。

これらの過程をになうホルモンや神経伝達物質、さまざまな生理化学物質を用いる遺伝子発現の調節システムが、転写調節因子などエピジェネティックなシステムを使い多細胞間での時間的・空間的制御ができるまでに複雑に進化したものと理解できる。

しかし、セロトニン、ノルアドレナリン、ドーパミン系をはじめ、これらの調節システムのどこかに修正不能のかく乱がおこれば、異常は二次、三次と次々に連鎖し、ADHDなど発達障害でよくみられる「発達の遅れ」も生じてしまう。自閉症の脳が一歳前後に二〇%ほど大きい場合が報告されているが、これはシナプス形成の過多などの異常がまずあって、つづくはずのプログラム細胞死がうまく進行しなかったためと考えられている。

(3) 長い軸索先端のシナプス維持の脆弱性

同様に重要なのは、シナプス結合を維持する分子メカニズムが発達の期間を通じて安定に働くことである(図6‐2B)。長い軸索の先端にある前シナプス部、すなわち神経終末部がことに脆弱である。

活動の維持に必要な神経伝達物質放出系、それを支えるミトコンドリアなどエネルギー供給系、シナプス結合を実際に行っている接着分子群などに必要なタンパク質、分子群の補給は、すべて細胞体からの軸索輸送に頼っている。ことに長い軸索の先端にある神経終末では、補給線が長いために継続的輸送はより困難で、供給が止まればシナプスは脱落しやすい。

たとえば筋萎縮性側索硬化症（ALS）は、軸索の長い末梢神経からシナプス脱落軸索の変性などの障害がおこり麻痺が進行する難病である。

さらに、長い軸索をもつ高次なシナプス結合部は、基本的な機能をになう神経回路の発達が進んだ後から活動すると考えられるが、活動がないはずの長期間、どのように維持されるのだろうか。最近までの研究成果をまとめると、私たちが二〇年前からシャーレの中で観察していた自発的な神経回路形成、そのネットワークを構成する神経細胞の自発的同期発火が、より本質的な神経回路の機能で必須らしい。それだけでなく、自発発火は神経回路の活動の維持、すなわちシナプス結合の維持システムとしても重要と考えられる（「クリック博士を偲んで」参照）$^{(135b)}$。

いくつかの可能性が考えられるが、仕組みの如何によらず、それを可能にする特別な遺伝子発現レベルの調節は、時間的空間的にさらに精緻になり、脆弱性は増すことが予想できる。

遺伝要因と環境要因の両方から規定されるシナプスの脆弱性も実はスペクトラム的で、長い軸索の先端のシナプス形成・維持の困難さだけでなく、シナプス競合から一般のシナプス可塑性、シナプスより軸索が短い同じ皮質領野内のシナプス形成・維持まで、「壊れやすさ」は連続的につながっている。くりかえしになるが、このため遺伝要因、環境要因の悪性度が強いと、より広汎なシナプス可塑性が影響を受けるタイプの発達障害、すなわちさまざまな程度の知的障害や精神発達遅滞がおこる。

なお、昔は自閉症と同じく原因不明とされてきた統合失調症やうつ病、双極性障害においても、幼弱期での神経回路発達の異常が、長い潜伏期をおいて顕在化・発症するＤＯＨａＤタイプのシナプス症とまとめられる疾患である可能性が強くなっている（4章5項2）。

3．子どもの脳の発達メカニズムと大きな個人差、発達障害との関係

脳の形態的発達は、単純化すれば容積が大きくなり、組織が分化することである。細胞レベルでは神経細胞の著しい増殖と分化、大量の軸索や樹状突起の伸展、その間を結合する一〇兆から一〇〇兆といわれるシナプス形成がある。これらに加え神経回路機能を補佐、コントロールするグリア細胞の増殖・分化、血管系の発達なども大まかには分かっている。

一方、脳の機能的発達は、新生児期、幼児期、小児期の子どもたちの行動や能力を丁寧に観察・実験した発達心理学者によって詳しく研究されてきた（例えば教科書として、無藤隆・高橋恵子・田島信元編『発達心理学入門Ⅰ．乳児・幼児・児童』[141]参照）。これを脳内で実際に支えている細胞メカニズムは、一言で言えば、

それぞれの機能に対応する神経回路の形成である。一つの機能（行動）獲得は、一つの神経回路の（パターン）形成に対応している。

世界で広く使われたデンヴァー式発達スクリーニング検査は、一九八九年に改訂されＤＥＮＶＥＲ・Ⅱ（デンヴァー発達判定法）[142]になった。これらは新生児から六歳までの子どものしぐさや言葉の発達を月齢を追って示してある。

ＤＥＮＶＥＲ・Ⅱは、発達障害を診断するものではなく、種々の行動を、①個人―社会、②微細な運動―適応、③言語、④大まかな運動の四分野に分け、「手を振ってバイバイをする」など個々の行動課題を同年齢の子どもと同様かどうかを判定するものである。発達の時期は子どもによって大きな個人差があるが、その範囲を定量的に示し、「発達に問題のある子どもを早期に発見して対応を考えるためのものである」とされている。

標準的といわれる赤ちゃんの行動・能力発達の時間軸上の変化は一般書やネットのサイトにあげられている。最近は、どの場合でも「これは標準で、遅れのある子も多いが心配ない」と併記されている。

第1章に「子どもの脳はなぜ一人一人違うのか」の理由を説明した。脳神経科学の見方からすれば、子どもの行動や能力の基盤である神経回路が少しずつ違うためで、その原因は神経回路をつくりあげる遺伝要因（遺伝子背景）と環境要因（一人一人ずつ違う環境、経験）にある。[143]

ＤＥＮＶＥＲ・Ⅱの一人一人の発達の速度の違いも、脳神経科学からみると、当然といえる。

なぜなら、第一に発達の早さ、「何歳までに○○ができるようになる」は、直接遺伝子では決められていないためである。遺伝子が決めているのは、まずAという遺伝子を発現（働かせ）、つぎにB、つぎにC、D……というように、空間的なものまで含んで神経回路を作り上げるための遺伝子の発現順序である。

しかし全体の速度については、「なるがまま」なのである。全体的に遅れても、ある時期にすべてが一様に早くなり追いつくときもあるし、一部が遅れているとその完成を待ってから次のステップに進むという場合もある。「共発達」システムによる多様性である。

前章で脳の発達を自動車の生産にたとえ、脳の場合は自動車と違い設計図が共通でなく一人一人（一台、一台）違うことをのべたが、じつは生産過程も一人一人（一台、一台）少しずつ違う。自動車と違い、ヒト脳の発達のベルトコンベアーは一人ずつ別なのだ。したがって、それぞれのベルトコンベアーの速度は子どもごとに異なる。「遺伝と環境の相互作用（部品の調達や工場の事情）」で早いものから遅いものまでさまざまで、遺伝子の発現、細胞・分子レベルの反応の（部品のとりつけ）時期も一人一人（一台、一台）違うことも、珍しくないわけだ。

4. 発達する神経回路同士の相互作用による「共発達」

実際に、子どもの脳での発達の全工程のプラン（遺伝子による設計図）は、個人差はあるにしろ、大枠は決まっているはずである。しかしヒトの胎児、乳児、小児の脳の中で、いつどのように、どの部分が発達しているのかは、大まかなレベルでもごく一部しか分かっていない。

自閉症、ＡＤＨＤなどの発達障害の脳神経科学の研究が大幅に遅れたのは、マクロな研究の基礎となるヒト脳の発達過程がまだほとんど分かっていないためである。実験動物の培養した組織や細胞でわかる細かなプロセスは、第5章で示したようにある程度分かっているが、組織レベル、ことにある行動や能力をになう多くの機能神経回路が実際の脳内で、いつ、どのようにできあがるかのデータは少なく、普通の教科書的な本ではまったくといっていいほど、ふれられていない。

この分野で世界的にも突出しているのは瀬川昌也（瀬川小児神経学クリニック）で、[22abc] 敏腕の小児神経科医として三〇年以上の長い間、さまざまなトラブルを持つとして受診してきた多くの子どもたちを、カルテをとりながら診察、経過観察し、それをつぎつぎに解明されてきた脳神経科学の総合的な知識を照らしあわせ、子どもの脳内でどのように機能発達がおこっているかを独自に洞察した一例が、図６‐３（次頁）である。[22b]

この図は、ドーパミンなどカテコール・アミンを神経伝達物質として用いている神経系固有の機能発達を、主として睡眠・覚醒リズムを主軸に三つの発達期（エポック）にわけて表示してある。アミン系は情動のコントロールだけでなく、非常に多くの局所神経回路を統合し脳の高次機能の発達に関与していることがわかる。

第一エポックは睡眠・覚醒の概日リズムの成立以前で、脳はまだ各部分が独立して活動するこ

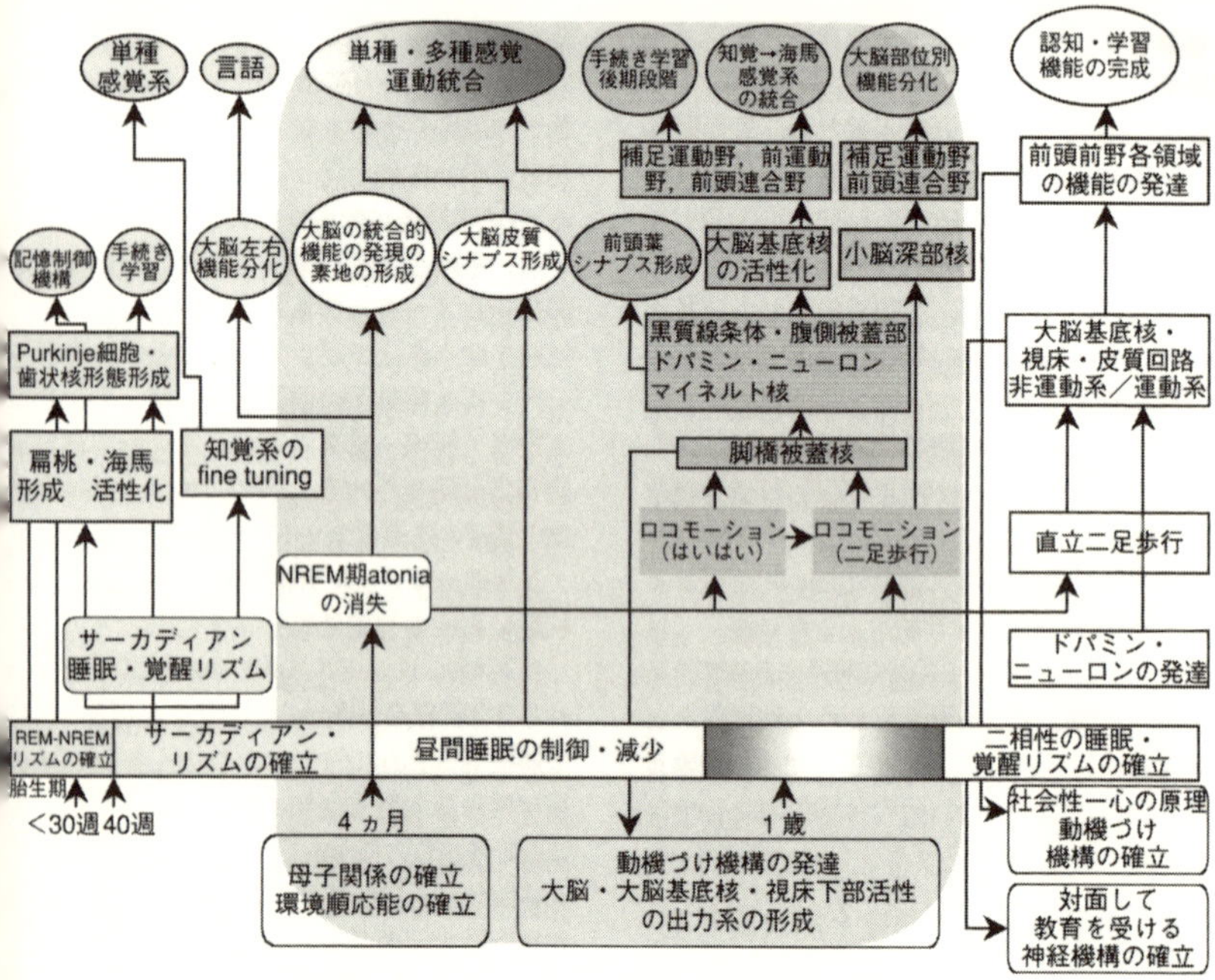

図 6-3　【瀬川の発達図】乳児期・幼児期早期の高次脳機能の発達とドーパミンなどカテコール・アミン系神経系（文献 22b より）

とが可能で局所の神経回路が微調整される。

第二エポックの主体は、全身の脱力がREM睡眠中に限られるようになる四カ月頃の時期で、これにより脳全体が統合された働きをするようになり、脳全体でのシナプス形成が盛んになり、各種の感覚運動統合機能や認知機能の基礎ができる。この辺りの時期に母子関係の確立があり、統合された機構の完成で「ハイハイ」（這い這い）運動ができるようになる。

瀬川は自閉症児の臨床観察から、発達のトラブルはセロトニン系の異常と共にドーパミン系の異常が重なり、睡眠・覚醒の概日パターンの成立の遅れがおこり、母子関係など社会性の発達の基礎がうまく行かないことや、「ハイハイ」行動の異常が起きるとしている。睡眠が記憶の長期保存に重要という（1章3項）研究も関係があろう。睡眠パターン[144a]や「ハイハイ」行動は母親などの《養育者》でも観察しやすい指標で、早期発見に役立つので、第10章で再び触れる。

第二エポックで始まる主要なシナプス形成は、離れた脳部位の機能を統合する神経回路の接続にあるので、当然、同じ脳部位内の局所神経回路より、長い軸索（図6-1）でのシナプス結合になり、障害されやすいことが考えられる。

瀬川の労作であるこの図6-3のように、広範な脳機能をカバーし時間軸を明示した発達図は、脳の発達メカニズム全体を考えるときにも、非常に示唆的である。

この図のように、カテコール・アミンのような主要な神経伝達物質に注目すると、決められた遺伝子が次々に発現して一連の機能神経回路が順序よく脳のあちこちにつくられていく。丁度、大胆に類例化していえば、進化の系統樹やエピジェネティックな細胞分化の過程のような、枝が分枝しながら伸びていくような発達である。

しかし、瀬川も考察しているように、脳内神経伝達物質はドーパミンに限らず、アセチルコリンやセロトニンなど多様で、それぞれの神経系も、このアミン系発達図と同様に脳内各所で枝分かれ状に発達し、同じ脳部位では重なり合って出入力し、機能神経回路系が成り立っている。発達途中で発現している神経化学物質のシナプスが消失したり入れ替わる場合もあると推測される。

いずれにしろ、ドーパミン、アセチルコリン、セロトニンなど神経伝達物質で調節される異なった機能神経回路系が、脳内各所で相互に影響し合って発達している。これらの情報伝達化学物質は、近くにある別の神経回路系のシナプス形成・維持にも作用し、発達を促すのであろう。5章で挙げた自閉症関連遺伝子の大部分がシナプス形成・維持や神経伝達物質関係であるのは当然である。

この本では、このような脳発達の概念を「共発達」と呼ぶことにした。特定のランとその蜜を吸う特定の蛾のように、同じ地域に棲む特定の種同士が生態的に強く影響し合って進化する「共進化」があるように、脳のような複雑な器官では複数の異なった神経回路系が相互作用し、影響し合う、「共発達」のようなシステムが普遍的であると考えられる。この「共発達」システムは、一つの神経回路系の発達の遅れを、他の神経回路系が別の形で補って、新しい行動・能力を獲得する仕組みともなっている。

階層性をもった神経回路モデュール構造のこれら「共発達」のパターンは実は同じでなく、最近の研究で個人差が著しいらしいことが分かってきた。

森口佑介（上越教育大大学院）らは、前と違ったルールでカードを分類しなければならない、不要になった行為の抑制が必要なDCSS課題遂行中の脳の活動部位を、近赤外線の光トポグラフィー（NIRS）で観察した。この課題を三歳の時できた群では、右脳の下前頭領域が活動し、四歳の時には左右の脳の同じ部分が活動した。一方三歳のとき、抑制機能が未発達のためか固執してしまった群では、この右脳の下前頭領域の活動増加はなく、四歳で発達が追いつき、抑制できるようになったのだが、左脳の下前頭領域のみが活動した。同じ抑制機能の獲得に至る発達経路に脳

の活動部位レベルの大きな個人差があったことになる。(144b)

「共発達」は脳の進化の歴史のなかで、元々限られた数の遺伝子の変化だけを使って、新しい機能を獲得、安定化する有力な手段と言える。たとえば、第1章3項で述べたように、子どもがどの言語を母国語にするかは、全く養育環境によるが、言語獲得能力そのものは生得的である。すなわちＤＮＡに設計図があり、遺伝的に機能を獲得しており、人類（ヒトという動物種）共通である。米国の著名な言語学者チョムスキーらの言語の生得的な「普遍文法論」は有名であるが、その実体である、脳内「言語モデュール構造」の発達については良く分かっていなかった。

このヒトを「人間」としている肝心な仕組みを、正高信男が『子どもはことばをからだで覚える』(145)でクーイングや喃語《なんご》以前の胎児期からの脳内準備過程を、身体運動などこれまであまり調べられなかった他の神経回路システムとのかかわりの面から詳細に検討している。この研究で、言語発達は決して「言語中枢」といったものだけの直線的な発達ではなく、他の身体運動、認知システム、作業記憶（ワーキング・メモリー）などの神経回路系との連携が必要な発達と結論している。すなわち典型的な「共発達」なのだ。

第7章でのべる、バルプロ酸が自閉症を発症させる「感受性期」が、妊娠の初期であるのも意外ではないのかもしれない。発達初期の「ボタンの掛け違い」が、さまざまな身体発達にも影響し、回り回って結果的に自閉症になる「異常」をもたらすのも、「共発達」のためであろう。

重要なのは、ヒトになって進化した言語などの高次機能は「共発達」によって定型発達できるようになったが、より昔に獲得した機能に比べ、遺伝子変化などのトラブルへの補償システムまでは十分に頑健に進化する時間がなかった。したがって、脳は発達のどこかの過程で定型発達と違ってしまい、「異常」が修正できない可能性がある。この「異常」には「良い異常」になる確率もあり、次の5項で述べるように発達障害児でも「優れている」と賞賛される場合がある。

5．なぜ発達〝障害〟児の能力が優れていることがあるのか

図6-3【瀬川の発達図】をもとに、「共発達」[146・147]の概念で子どもの脳の発達を考えると、「なぜ、発達障害をもつ子どもにサヴァン症候群と呼ばれるような、特殊な能力が特異的に優れている場合がある」かが説明できる。

自閉症（ことに高機能、アスペルガー・タイプ）など発達障害の子どもが、特に素晴らしい絵を描くとか、異常に優れた記憶力をもつといった例は多い。一般に発達〝障害〟は〝障害〟ととらえられており[146]、定型発達からなにかが欠けていると考えられている場合がある。

しかし、この本の脳神経科学的見方からすれば、起こっていることは「発達の異常」、「シナプスの異常」であって、これは「不全」とは違う。日本語の「異常」の原義は「普通とはちがうこと」（『広辞苑』）、「普通ではなくて、どこか変わったところがある様子」（『新明解国語辞典』）である。

発達障害のケースを科学的に正確にいえば、「定型発達といわれる子ども＝正規分布で中央値に

近い大部分の普通の子ども」と違うというだけだ。「異常な」子とは、たとえば図2‐1のIQ値の正規分布図で中央値から大きく外れた「変わった」子どもたちのことで、IQ値が著しく高い子も、IQ値が著しく低い子も、科学的には非定型で「異常」なのである。ただ高い方の「異常」は「優れている」として、しばしば賞賛の対象となる。[147]

発達障害はあるが優れた特殊能力をもつ例としてサヴァンとよばれる子どもたちを、自閉症／アスペルガー障害の研究で著名なU・フリス（ロンドン大学認知神経科学研究所）は『ウタ・フリスの自閉症入門』[128]（神尾陽子、監訳）で詳しく紹介し、病態として神経回路の「求心性統合（1章、図1‐4、脳機能の階層的統合参照）が弱いのではないか」と仮説を提唱しているのは興味深い。求心性の統合も長い軸索の先のシナプス群を必要としている。

第1章で私の脳に対する基本的な考え方を、「子どもの脳はじつは一人一人皆少しずつ違い、ある能力を指標に子どもたちを調べると、多くの場合正規分布になる」と述べた。この本は「発達障害の原因と発症メカニズムの本」なので、これまでは能力が足りない仕組みとその原因を述べているが、本質的には発達が普通の大部分の子どもと違うだけで、一部の行動・能力が定型発達と違う「異常」になっているだけなのである。

この「発達障害児の『異常』には良いものもある」という事実は、昔からよく知られていたが、第7章で述べる自閉症を発症させる化学物質であるバルプロ酸を投与した母親ラットから生まれた仔ラットの発達段階の脳を調べたデータを見て「脳内で何がおこっているか」が判った気がした。

驚くほどさまざまな「異常」がおこっており、なかにはグルタミン酸受容体で情報を伝達するシナプス結合の増加など、記憶力の増強と結びつく可能性の高い「異常」もおこっているのだ。

しかも純系（遺伝子背景はほとんど均一にそろえてある）の実験動物を使っているにもかかわらず、観察項目の値の一匹一匹のバラツキが大きく、個体差が目立つ場合があるらしい。純系の実験動物でさえそうなのだから、遺伝子背景の個体差がはるかに大きいヒトでは、母親がてんかん症状を抑えるために同じようにバルプロ酸を飲んだとしても、生まれた子が自閉症になったり、ならなかったり、他の症状や能力低下が出たり出なかったり、たまには特別な能力が普通より高くなる、のは当然であろう。

じつは、第3章で述べたように、自閉症の人の脳が定型発達の人と異なっているという脳画像や生化学的解析、病理解剖の論文はかなりあるのだが、少人数の人だけに見られて、一般性がない「異常」が大部分である。しかも今のところは成人のデータが多く、自閉症の発症と直接どう結びつくのかの説明は、仮定が多く間接的なため、どうしても長くなってしまう。

脳の発達の仕方は皆同じではなく、定型発達でも「共発達」の過程には個人差があるので、自閉症の子どもの発達では共通の「異常」が一層分かりにくくなっているのは当然であろう。

遺伝子レベルでは、どの子も少しずつ違う遺伝子背景をもっており、微妙な遺伝子の差も影響する同じ行動の獲得の「共発達」に、違った脳部位をつかう森口らの知見も理解できる。

第5章ではその遺伝子の発現レベルで、脳高次機能の発達の過程では一つの遺伝子に異常があっても、他の遺伝子群の発現がそれを補って、表現型では症状が出ないようにしている頑健（robust）なシステムが進化の過程で発達したのではないかと書いた。ここでは、この頑健さは目に見える行動レベルだけでなく、当然のことながら、細胞レベル、組織レベルでもおこっていることを強調したい。階層性から言うと、ヒト脳の発達、ことに高次機能の発達の多様性、冗長性を利用した（頑強さ）は遺伝子から細胞・組織・行動レベルでもある程度一貫しているらしい。前に述べたように、遺伝子のもつ情報は脳の発達の速さを直接コントロールしていないので、「発達の遅れ」が大なり小なり生じる子は自然に多くなるのだが、遺伝子の発現の細胞、組織レベルでの異なる空間パターンも、遺伝子は完全にはコントロールしていない。じつはそれでも最終的に問題がおきにくいように進化したのだ。

くりかえしになるが、別の表現をつかうと、一人一人の子どもの発達中の脳にバルプロ酸が侵入して、ある遺伝子の発現がかく乱されたとしても、脳はその結果もふくめて、勝手にどんどん一人一人異なる「共発達」をしてしまう。その多様なプロセスは定型発達とは違うのだが、胎児期から幼児期へ個体として生存し続けて脳も発達し、なるべくヒトという種のもつ普通の行動ができるように、遺伝子ばかりでなく、細胞レベル、組織レベルで機能発達がコントロールされている。すなわち最終的に出来上がった脳は形態レベルで異なっていても、なるべく大きな障害が少ないように発達する、頑健なシステムになっているのだ。

したがって幼児期に、ある年齢の子どもの脳を調べると、発達の早い・遅いがあり、行動や能力に違いがあるだけでなく、胎児や新生児、乳児の脳でも、その内部を観察すると、それぞれかなりの違いがあるのは当然であろう。上述した森口らの抑制機能の獲得の左右脳差が良い例である。さらに成人になれば形態的にも機能的にも違いがさらに多様になる。

大まかにいえば、脳の発達は決して誰でも同じ「一本道」ではなく、多様に「共発達」するので、どの段階の脳でも、その形態や、行動・能力などの機能は一人一人それぞれ一般に少しずつ異なるのだ。そうすると、たとえば普通ある能力に使われている神経細胞の集団が使われないと、それらが他の能力に使われて、ある能力が下がるかわりに、別の能力が上がることもある。さらに局所神経細胞を形成する短い軸索の数が過剰であれば、自閉症児の局部で詳細を解析する情報処理の精度が異常に発達していることになり、「細密画を描く能力」などがすばらしい原因となろう。あるいは普通はおきない数多くの領域間での長い軸索での連絡・接続が増え、定型発達ではおこらないユニークな能力が発達することもあるのは、脳神経科学から見れば「あまり不思議なことではない」と考えられる。最近の脳画像研究からいえば、軸索密度の変異幅も大きいし、シナプス結合もなくなったり減少するだけでなく、増加することもある。

これが、杉山登志郎のいう「発達の凸凹」の脳神経科学的説明にもなると思う。

完全にはうまく例えられないが、エピジェネティックスを最初に提唱し、人体の発達を受精卵からの細胞分化の枝分かれとして捉えていた発生学者ウォディングトンの「山頂からボールが落ちるとき、次第に分かれ分かれて別の谷に落ちて行く」概念図にたいし、「共発達」による多様な発達過程が子どもごとに異なる「古い火口にボールが落ちる」概念図が想像される。

すなわち「火口壁の浸蝕が進み、尾根や谷ができたカルデラ火口の縁のさまざまな違った位置から、斜面に谷や棚のある地形にいろいろ影響されながら、広いが少し凹凸のある穴の底へ落ちるボールのように、さまざまなルート、時間経過をとりながらも結局同じように穴の底にたどりつく」発達の概念といえる。斜面の傾斜や谷の分かれ具合、棚の状態、底の地形の凹凹はその子どもの遺伝子背景と引き金を引く環境因子（発達神経毒性をもつ化学物質環境や養育環境）で決まる。従って途中経過やボールが底につく時間、最終的な子どもの行動や能力のパターンは子どもによって違う。自閉症など発達障害になりやすい遺伝子背景と引き金を引く環境因子をもつ子では、凸凹の程度が激しく、底に二、三の症状に対応するやや深い窪地があり落ち込みやすいが、高い能力にあたる小山や高い岩塔もあり、ボールがそこに留まる場合もある。

概念図では表わせないが、底の穴にボールが落ちた後でもやや深い窪地を外から砂を運び巧く埋められれば、ボールは埋められた砂の厚さの分浮き上がり、症状は改善される。完全に砂で埋められれば、ボールはほかの地面と同じ高さにもどり、その症状は完治したことになる。

いずれにしても、成人の脳だけでなく、胎児期・幼児期の脳は一人一人異なったパターン・時間経過で発達しており、自閉症の脳の研究がいずれにしろ困難な理由になっている。

ＡＤＨＤは、ドーパミン系に作用する覚せい剤で症状が大きく改善されるため、異常がおこるシナプスは比較的単一であるが、発達の複雑さは変わらないと考えられる。

第7章　発達障害の毒性学と発症の分子メカニズム
――遺伝的なシナプスの脆弱性と発達神経毒性化学物質の種類と感受性期、曝露濃度

第6章までに、自閉症など発達障害で異常がおこる場所は、症状にかかわる特定の神経回路のシナプスで、その形成・維持に遺伝的に決まる脆弱性があることを述べた。

階層性のある高次機能の神経回路では、脳の各部位、領域にある局所神経回路ではなく、局所神経回路同士を結ぶ機能階層的には上位の、長い軸索で継がれた距離的に遠いシナプスが遺伝的により脆弱である。特異的なシナプス形成の分子・細胞メカニズムは複雑精緻で正しく結合することがむずかしく、また長期間維持しにくいため、とりわけ外来の化学物質で異常がおこりやすい。図4-2（一〇七頁）で示したように、発達中の脳でシナプス形成が盛んな時期と毒性化学物質が侵入しやすい時期は、因果なことに、重なっている。

一方、発症の引き金を引く発達神経毒性をもつ外来の化学物質の方も、自閉症、ＡＤＨＤなどに比較的特異な薬物と、《学習障害》、知的障害など一般の脳高次機能の発達障害全体にもかかわる環境化学物質とに分かれ、毒性学的にも複雑・多様である。さらに一部の発達神経毒性をもつ化学物質の毒性の特異的標的分子から、自閉症の発症分子メカニズムや感受性期にかかわる、おそらく「共発達」による驚くべき多様さ複雑さが垣間見える。

1．自閉症など特定の発達障害の原因と判明している化学物質と一般の発達神経毒性化学物質

これまで、治療のための薬剤は使用の時期と量が処方箋で証明しやすく、因果関係が判明しやすいので、サリドマイドやバルプロ酸の服用が原因で自閉症状をおこしたという臨床報告や疫学が多く出ている。

しかし自閉症児の母親全体では、てんかん症状を持ちバルプロ酸を飲んでいる方は少ないので、最近の自閉症増加の大部分は別の環境要因による。

藤原武男と高松育子（国立成育医療研究センター研究所　成育社会医学研究部）によれば、論文発表当時（二〇一〇年）までの自閉症の環境要因にかかわるデータを網羅的に調べたところ、[148]疫学的に有意と認められるものに、①妊娠初期の喫煙、②水銀、③有機リン酸系農薬、④ビタミン等の栄養素、

⑤親の高齢、⑥妊娠週数、⑦出産時の状況（帝王切開等）、⑧夏の妊娠、⑨生殖補助医療による妊娠、があり多様である。一方、①妊娠中のアルコール、②ＰＣＢ、③鉛、④多環芳香族、⑤社会経済的地位、⑥ワクチン、⑦低出生体重は、現在までの研究では疫学的に関連がないと考えられた。

有機リン系農薬や水銀以外でも、ＰＣＢ、ダイオキシン、鉛など実験的に発達神経毒性が証明されている環境化学物質のなかには、自閉症では確定していないものもあるがＡＤＨＤ、知的障害、軽ＩＱ低下などの《学習障害》との相関が知られている。(149a) ほかの発達神経毒性が疑われている化学物質については疫学的相関が高いデータもあるが、相関性が低いもの、ことに疫学研究のないものが多く、結論が出ていない。

第３章のコラム３‐２でのべたように、疫学の困難さ、ことに「曝露量が正確に分かりにくい環境化学物質」と「診断がむずかしい自閉症など発達障害」の疫学では、相関性がまだ確立しているとは言えないものでも「再現性のあるものもあればないものもあり、さらなる研究が必要である」(148)という正鵠な結論、すなわち「結論は出ていない」となる（９章予防の４項参照）。

しかし、この章で述べるようにＩＱ低下、知的障害など一般の高次機能神経回路の発達に毒性をもつ化学物質は、歴史的にもＰＣＢ類、水銀・鉛化合物など多様である。それら一般の発達神経毒性化学物質が他の多くの機能神経回路のシナプスに異常をおこすのと同時、またはより強力に自閉症などに関係するシナプスにも「異常」をおこす可能性は大きく（図７‐４、二二九頁参照）、これからの研究で次第に明らかになってくるであろう。

水銀、鉛だけでなく、アルミニウム、カドミウム、ヒ素など神経毒性をもつ金属も、自閉症児の毛髪に蓄積しており、[149b]《学習障害》など発達障害の原因となる可能性は今の所否定できない。行動学実験のスクリーニングシステムも確立しつつあるので、新しい発達神経毒性化学物質も順次同定されるであろう。それらの化学物質についての疫学調査も増えるであろうから、発達障害との因果関係が証明された化学物質のリストへの追加も多くなると考えられる。

既知の発達神経毒性をもつ化学物質とともに、新しく同定された化学物質の毒性メカニズムと自閉症など特定の症状をもつ発達障害との関係も、脳神経科学の進歩とともに次第に明確になってくるものと思われる。

2. 個々の化学物質の発達神経毒性とその分子メカニズム

それぞれの発達神経毒性をもつ化学物質の毒性メカニズムは多様で、ことに3項以降で述べる曝露時期（感受性期）と濃度（用量）の問題も大きくかかわるので、単純ではない。しかし、どのような化学物質であるかは、次の二点からやはり最終的にシナプス形成・維持の異常をおこす毒性物質といえる。

【1】第5章で枚挙した自閉症・ADHD関連遺伝子群の主要なものは、発達脳内でさまざまな時期に発現され、最終的に脳高次機能神経回路のシナプス形成・維持にかかわっている数万の遺

伝子群に含まれている。最終的な発症は、これらの主要関連遺伝子のどれか一つの発現の異常でも必要十分に説明できる。自動車でいえば、完成までの工程の一つにでもトラブルがあれば、製品にそれなりの故障が生じるのと同じである。

【2】自閉症・ADHDは、IQの低下などで数値化できるさまざまなレベルの知的障害と合併することが多い。すなわち、発達神経毒性をもつ化学物質はより幅広いシナプスがかかわる認知・記憶システム、その本体であるシナプス可塑性（長期記憶では結局新たなシナプス結合の形成やシナプスの消去）を阻害・かく乱する物質である可能性が高い。

4項で述べる遺伝と環境の相互作用による発症がもっとも疑われる。自閉症・ADHD特異的なシナプスに脆弱性をもつ遺伝子背景のある脳に、脳高次機能シナプス一般に発達神経毒性をもつと考えられるPCB、農薬、水銀、鉛など環境化学物質が低用量曝露され発症するケースが、それらの化学物質の人体汚染の現状（8章）からも数も非常に多いはずである。

（1）自閉症の原因となる薬剤：サリドマイド、バルプロ酸

（A）サリドマイド

まず有名なのが、一九六〇年頃、妊婦に処方されたつわり治療薬サリドマイドで、重篤な副作用として、生まれた子どもにアザラシ状の手足をもつ奇形「アザラシ肢症」をおこした。しかし

驚いたことに妊娠の特定の時期、胎齢二〇日から二六日にだけ飲んだ場合、手足の奇形はおこらず、代わりに自閉症になったものが多い。３項で述べる化学物質に対する感受性期の存在を明確に示しており、かつ投与期間が異なると、感受性期が異なるまったく別の症状をもつ障害をおこすという重要な知見である。

日本でも野村大成（大阪大学医学部）は、すでに一九七〇年代に妊娠中のマウスにウレタンのような毒性化学物質を投与すると、妊娠初期、妊娠後期など曝露時期の違いによって、不妊、流産、奇形、ガンといったまったく異なる障害をおこすという実験をおこない論文を一九八二年に『ネイチャー』誌に発表している(150)。

この一つの化学物質がもつ毒性の多様性は、基本的にはその化学物質のもつ毒性のメカニズムを知ることで理解できる。サリドマイドの毒性メカニズムは最近主要と思われる部分が判明し、「自閉症がいつからおこるか？」や「自閉症の発症分子メカニズムは？」という疑問に貴重な情報をあたえている（感受性期については３項でのべる）。

成田奈緒子（筑波大学医学部）らは、世界的にも初期に自閉症モデル・ラットの開発をはじめた。妊娠初期（胎齢九日）の母ラットにサリドマイドを投与して生まれた仔ラット（♂）で、学習能力の低下、海馬でのセロトニン受容体遺伝子発現の低下、セロトニン濃度の上昇と前頭葉皮質でのドーパミン濃度の上昇、血中セロトニン濃度の上昇が観察された。縫線核の形態も明らかに変化しており、セロトニン神経細胞の発生段階での遊走異常が考えられた。ラットの妊娠九日目は、

ヒトでは受精後二〇～二一日目に当たり、ヒトでもっとも多く自閉症児が生まれたとされる時期にほぼ一致する。(151)

最近サリドマイドの毒性作用部位が特定のタンパク質の分解をコントロールしているユビキチン・リガーゼの一部であることが分かり、(152) 自閉症の発症分子メカニズムを理解する上で、非常に興味深い。この胎齢二〇日から二六日という脳機能発達のごくごく初期に、後々必要になる「自閉症で障害されるシナプス結合」の発達に必須な生化学反応があり、サリドマイドがその生化学反応をになう一つの酵素、ユビキチン・リガーゼの正常な働きを阻害して自閉症が発症していることになる。

ユビキチン・リガーゼの自閉症発症への重要性は、じつはその遺伝子の一つUBE3Aが自閉症関連遺伝子にすでにリストアップされている（5章表5‐1の細胞内シグナル・代謝系因子の分類）ことからも推測できる。しかもこのユビキチン・リガーゼ遺伝子だけを遺伝子操作で二つ重複させたマウスは、図5‐5のように自閉症の典型症状を三つとも示した。(105) 遺伝子の重複により、その遺伝子発現が量的におかしくなっただけ（同じ遺伝子が二つあることは、大まかに発現した酵素タンパク質も二倍できると想定）で、自閉症様の症状がでることになる。

第5章でふれたように、もともとこのUBE3A遺伝子の異常はアンジェルマン症候群という、「笑っている人形」と表現される特徴的な容貌と、知的障害・精神遅滞など多様な症状をもつ、非常に稀な疾患の原因となることが知られていた。

このUBE3Aのコードするユビキチン・リガーゼ酵素はおそらく脳高次機能のシナプス形成・

維持に必須の特定のタンパク質の働く時期を微妙にコントロールしており、その異常に他の遺伝子背景や環境要因の違いも加わり異なった発達経過で、異なった二つの「シナプス症」、自閉症とアンジェルマン症候群が発症するのであろう。

一般にもユビキチン・リガーゼ類は細胞分化、組織形成のさまざまな過程で働いている重要な酵素なので、ほかの時期の曝露では大きな奇形「アザラシ肢症」をおこしたと理解できる。

もっとも数多くの人体組織の中で、サリドマイドが一般には四肢の発達だけに大きな異常をおこすのも、不思議といえば、不思議である。

おそらく、第6章で述べた、脳だけでなく生体組織すべての発達の原理としての「共発達」の概念が、これらの現象を説明しやすくするかもしれない。初期段階のある系での「たった一つのボタンの掛け違い」も一般には「共発達」的に補償されて最終的には正常になるが、脆弱性が高い特異的な系だけ補償しきれず、最終発達まで影響が出てしまう可能性である。

しかし、今まで脳機能発達の分子・遺伝子レベルのマクロの調節メカニズムの知見が少なかったこともあるが、このような脳発達のごく初期に自閉症発症が決まる場合があるのは、今までの脳神経科学の〝常識〟からは意外で、「共発達」まで視野に入れた脳の発達過程がからむ、分子・遺伝子レベルでの自閉症研究のさらなる複雑さ多様さが垣間見られる。

なお一時禁止されたサリドマイドは難治性の骨髄腫などへの抗ガン剤として再び使われるようになったが、副作用に眠気など中枢神経抑制作用がある。

「毒でも薬になる」という通り、サリドマイドだけでなく一般の化学物質の毒性作用と薬理作用は基本的に同じような標的・作用原理にもとづいており、毒性学と薬理学は結果の利害だけの違いで、裏腹の関係にある（4項の発達障害の毒性学参照）。

抗うつ薬や抗てんかん薬など、ことに脳内に入って特定の機能にかかわる受容体などの一つの標的に作用する精神薬の場合は、特定の一つではなく脳内すべての標的に（治療に関係ないものにまで）作用してしまうので、副作用のない薬品の開発が一般に非常に困難なのである。

（B）バルプロ酸

同じく抗てんかん薬として近年よく使われるバルプロ酸も、妊娠の少なくとも初期に飲むと子どもに自閉症がおこりやすい（60・153）。

胎児期のバルプロ酸曝露はひどい場合、知的障害や学習困難（《学習障害》）、さらに脳の他の部分にさまざまな奇形をおこすことが知られている。稀ではあるがＡＤＨＤを発症した例も報告されている。てんかん症状をもつ母親自身、自閉症児を生む多少の遺伝リスクはあるが、バルプロ酸では、それとは独立に発症する。

成田奈緒子らは、前述のサリドマイド投与と同時に、母ラットへのバルプロ酸投与で自閉症様症状が発症する仔ラットも開発した。バルプロ酸はサリドマイドと同様、セロトニン神経系、ドーパミン神経系に異常をおこし、生まれた仔ラットで学習能力の低下、非探索的行動や行動量の増加、社会相互作用の減少、小脳・海馬でのセロトニン受容体の遺伝子発現の異常をおこした。[151] ヒトの症状がほぼ再現されている。

さらにバルプロ酸投与のラットでの感受性期は胎齢九〜一二日前後にあり、[154] ヒトでの感受性期といわれる妊娠初期と符合している。

バルプロ酸投与で自閉症様症状が発症する仔ラットは、エピジェネティックな遺伝子発現過程がからみ注目されている。遺伝子操作にくらべれば簡単に作成できるので、ヒト自閉症発症の分子・細胞メカニズムの研究の良いモデル動物として最近よく使われるようになった。[155〜158]

興味深いことに、実験動物として普通の純系ラットを使った場合でさえ脳の発達異常の個体差が著しい場合があるらしい。自閉症様症状の発症には、遺伝子背景がばらばらのヒトと違う、遺伝的に均一とされる純系のラットでさえ持っている微妙に異なった遺伝子背景による脆弱性の差を必要とするらしい。したがって純系でないヒトでの個体差がさらに著しく、病態が多様で一般性のある特徴がないのも当然かもしれない。[78]

その上バルプロ酸はエピジェネティックな毒性をもつために、さまざまな発達段階で各種遺伝子発現の異常をおこし、モデル・ラットの発達途中の脳でも、個体差をともなった多様な異常な形態が観察され、「共発達」の存在を示唆している。

バルプロ酸の抗てんかん薬としての作用は、主としてＧＡＢＡトランスアミナーゼを阻害し、抑制性シナプスでのＧＡＢＡ濃度を増加させることにある。しかし、その化学構造が比較的単純なせいもあるのか、薬理作用も幅広く、電位依存性ナトリウム・チャネルとある種のカルシウム・チャネルも阻害する。これら複数の薬理作用によりバルプロ酸は各種のけいれん発作に広い作用スペクトルを持ち、良い薬とされている。

バルプロ酸の自閉症発症メカニズムとの関連は、これらの単純な抑制性シナプスへの直接作用ではない。エピジェネティックな遺伝子発現への影響は一つではなくさまざまな遺伝子の発現に確率的にばらつき、異なったタイプの毒性を発揮する可能性があり、注目される。

バルプロ酸は、ヒストン脱アセチル化酵素1（HDAC1）酵素阻害剤でもある。図5-4Bのように、このヒストンの修飾を外す酵素の阻害は、当然DNAを囲むクロマチンの構造を変化させ、脳幹のセロトニン神経細胞の分化などさまざまな細胞分化に関連する遺伝子の発現を時空間的にかく乱し、エピジェネティックなメカニズムで自閉症をはじめさまざまな症状を発症していると考えられる。

ヒトへのバルプロ酸投与でも、稀にADHDの発症が報告されている。ヒトで見られる自閉症以外の異常や症状をふくめて、おこす症状の多様性を説明する良い動物モデルだが、発達途中での多様な形態変化のうち、どの変化が自閉症に結びついているのかは逆に分かりにくい。

しかし、第6章でふれた、ヒト脳でおこっているであろう、個人ごとに複雑に異なる発達過程の多様性を反映した実験動物で、自閉症など多様な最終症状と「共発達」との関係を、遺伝子操作などを組み合わせ研究するためにも良い実験系で、今後の新しい知見が待たれる。

(2) より重く幅広い一般の発達障害の原因でもある有機リン系農薬、ＰＣＢ（ポリ塩化ビフェニル）や、水銀・鉛などの重金属化合物

自閉症、ＡＤＨＤなど特定の症状をになう神経回路に発達障害をおこす因果関係がすでに確立している一般の発達神経毒性をもつ環境化学物質には、自閉症、ＡＤＨＤともその原因として有機リン系農薬、ニコチン、水銀化合物その他、動物実験など実験医学的に疑われるものにＰＣＢ、ダイオキシン、ネオニコチノイド系農薬がある。

(A) 自閉症やＡＤＨＤの原因ともなる有機リン系農薬類、ニコチン

有機リン系農薬の曝露は自閉症、ＡＤＨＤだけでなく、ＩＱ低下による知的障害、ワーキング・メモリー（作業記憶）の能力低下を示し、高次機能神経回路のシナプス形成、維持全般にかかわる毒性を発揮している。(159) ネオニコチノイド系など農薬類、ニコチンとあわせ、第８章に詳しく述べるので短くまとめる。

有機リン系農薬は古くから、曝露後二〜三週間経ってから発症する遅発性の神経症状が知られているばかりでなく、石川哲らが臨床的に明確にしたように化学物質過敏症など神経系の障害ばかりでなく免疫系の異常もおこすことが知られている（柳沢幸雄、石川哲、宮田幹夫『化学物質過敏症』参照）。(160・161) ニコチンも妊婦の喫煙問題からその胎児の発達への危険性は以前から知られていた。

有機リン系農薬は、重要な神経伝達物質の一種、アセチルコリンを分解する酵素であるコリン・エステラーゼを阻害することで毒性を発揮する。

タバコの主成分で快感や覚醒作用のもとであるニコチンはアセチルコリンと同様に働く「アゴニスト」化学物質で、ニコチン性アセチルコリン受容体に結合し、アセチルコリン同様の作用を示す「にせ神経伝達物質」である。第8章でふれる新農薬ネオニコチノイドも、文字通り「新しいニコチン類似物」で、同様に「にせ神経伝達物質」として直接ニコチン性受容体に結合することで発達神経毒性をもち、ニコチンよりはるかに難分解性でしかも浸透性があり毒性が持続する。

あまり知られていないが、アセチルコリンは進化的に非常に古い情報化学物質なので、神経系ばかりでなく免疫系などにも生体内調節の情報伝達に使われている(162・163)。したがって免疫系にも異常がおこるし、嗅覚系の神経伝達やその調節にも使われており、有機リン系農薬が化学物質過敏症をおこすことも説明できる(8章で記載)。

(B) 自閉症、ADHDの原因ともなる水銀化合物

メチル水銀は、一九五〇年代からの胎児性をふくむ水俣病の原因物質として、発達神経毒性をふくむ典型的な神経毒性物質として世界的に有名になった。しかし、その強い神経毒性は、水俣病以前から高濃度の工場内被曝による「ハンター・ラッセル症候群」として知られていた。

フェロー諸島(デンマーク)の住民やカナダのイヌイットなど魚やクジラなど海産大型哺乳類を常

食している人たちに水銀化合物が蓄積し、ＡＤＨＤや知的障害の子どもが多く生まれた。[164・165]

自閉症の発症と胎児期の水銀被曝の相関を示した疫学研究は、大気汚染の影響を調べたものが再現性がある。ウィンドハイムらのサンフランシスコでの症例対照研究では、大気中の重金属とくに水銀の濃度が高いほど自閉症の率が高かった。[166] 最近のロバーツらの論文では米国での大規模な子ども健康調査での結果で、大気中のディーゼル粒子などと並んで水銀が多い地区での自閉症の発症が多かった。[167] 日本、中国での大気汚染でも水銀が多い。

自閉症児の毛髪中の水銀が、非自閉症児の一五倍という報告がクウェートであるが、シンガポールではほとんど関係なかった。[148] 毛髪中の水銀は一般に出生後、年を経るたびに増加するので、胎児期の曝露量は必ずしも反映していないが、クウェートの普通児の毛髪中水銀量が非常に低いので違いがはっきり出ているのかもしれない。

水銀化合物のもつ神経毒性は、主として水銀イオン（Hg^{2+}）によっている。メチル化などの有機化は環境からの脳への入りやすさに関係しており、脳内に直接注入すれば無機の水銀でも毒性がある。

自閉症、ＡＤＨＤの発症にかかわる水銀の発達神経毒性メカニズムとして、血中の水銀量に比例し低下する甲状腺ホルモンが挙げられる。[168] 第4章で述べた、ヨード不足という環境要因による甲状腺ホルモンの重度な低下は、重篤な知的障害などをともなうクレチン症の原因になっており、水銀のもつ軽度の甲状腺ホルモンの低下によるシナプス形成・維持の阻害作用が、発症しやすい遺伝子背景をもつ子どもに自閉症やＡＤＨＤをおこす（図７‐４）と思われる。

水銀中毒患者の小脳などでみられる神経細胞死にはシナプス結合の脱落を介するものと考えることもできるが、他の可能性もある。私も少し調べたことがあるが、比較的低用量のメチル水銀投与で直接培養神経細胞が死んでいくことは確かで、その毒性メカニズムとしては、Hg^{2+}が細胞内の酵素などのシスティン基に結合し、その機能が阻害されることが知られている。[169] また、二次メッセンジャーとして多くの生化学反応を調節しているカルシウム・イオン（Ca^{2+}）のタンパク質結合部位に、Hg^{2+}が置き換わって結合し、細胞内情報システムがかく乱され、毒性を発揮する可能性も否定できない。[170] 軸索や樹状突起を構成する微小管タンパク質にも結合し機能を阻害する。

しかし、活性に関係する部位にシスティン基やCa^{2+}結合部位をもっている酵素などの機能タンパク質の種類が、脳内ごとに神経細胞やシナプスでも非常に多いため、どれが水俣病のどの症状をおこしているのか、症状との関連に多様な可能性があり分かりにくい。

この胎児性水俣病で、成人での水俣病症状が比較的軽かった生んだ母親への、少量の水銀曝露でも胎児の脳の発達には重大な障害を与えたという、発達期の脳の毒性化学物質に対する感受性の高さにはメチル水銀独特の胎児への濃縮メカニズムがあることも示された（コラム３‐３参照）。

カナダのイヌイットの水銀被曝例では胎児性水俣病にはならないでＡＤＨＤを発症しているようなので、[164] 胎児性水俣病発症の閾値《いきち》よりさらに低い曝露量でＡＤＨＤが発症することは確実である。甲状腺ホルモンにより調節されている遺伝子発現を低用量でかく乱する水銀のエピジェネティックス作用が原因なのかもしれない。

（Ｃ）自閉症、ＡＤＨＤ、《学習障害》の原因ともなるＰＣＢ・ダイオキシン、ＰＢＤＥ類

ＰＣＢの健康被害では一九六八年、北九州を中心にＰＣＢで汚染された食用油の中毒による「カネミ油症事件」がおこった。

製造過程で使用されていたＰＣＢ類と熱で派生したダイオキシン類が作業ミスで製品に混入し、この油を摂取した人々に顔面などへの色素沈着や塩素挫瘡（クロルアクネ）など皮膚の異常の他に、頭痛、手足のしびれなどの神経症状、肝機能障害などを引きおこした。また、妊娠中に汚染食用油を摂取した母親からは、皮膚に黒い色素が沈着した子どもが生まれたが、その子たちの脳の機能発達の詳しい調査は、残念ながら行われなかった。

この事件から一〇年後、台湾でまったく同じようなＰＣＢ汚染した食用油による中毒事件「油《ユー》症《チャン》事件」がおこった。米国の研究者はこの際、すでにサルなどで実験的に報告されていた「ＰＣＢ類が発達神経毒性をもち異常行動をおこすこと」に注目し、疫学研究を台湾と共同ではじめ、曝露した母親から生まれた子どもを一二年間にわたって追跡調査した。結論は生まれた子の知能指数ＩＱが六〜七歳時で平均約五ポイント低下し、知的障害がおこることが示され、多動性をしめした[171]。動物実験の結果とあわせ因果関係が確立でき、さらに知的障害、ＡＤＨＤ、さらに比較的低濃度の場合は軽い知能指数の低下による《学習障害》の原因となることが予想できた。

また、一九九〇年代には米国五大湖の一つミシガン湖がPCBなど化学物質で汚染された。生態系全体の汚染でPCBが体内で濃縮された魚を、多くの父親がいつものように趣味で釣り上げ、家に持ち帰り家族で食べた。このために母親に蓄積したPCBが胎児の脳に侵入した。実際、臍帯血中のPCB量はIQの低下に比例し、《学習障害》や注意力の欠如を示した。

実験動物への投与実験で、ディリーらはPCBなどで汚染された湖から捕れた魚を母ラットに与えたところ、ストレス条件下で行動異常を示すようになり、その母ラットから生まれた仔ラットも、母親と同じような行動異常を示した。水俣病が問題になった頃、水俣湾でとれた魚を与えたネコが水俣病様の症状を示したことと同様な実験がPCBでも行われたのである。

PCBは、一九七二年に開放系での使用を禁止されたにもかかわらず、使用が認められている変圧器の廃棄物からの漏出も多いようで、現在までに、ほぼ地球全体に汚染が進み、魚類やそれを食べる海産動物の主として脂肪部分に蓄積が著しい。そのため現在の日本人は全員、大なり小なり、人体汚染がある（二五五頁、図8 - 2参照）ので、その低用量、慢性曝露での毒性は日本人にとって見過ごせない重大な健康問題である。[172]

中神明子（日本女子大心理）らの実験報告[173]では、血中PCB濃度の高い母ザルから生まれた子ザルは、社会行動や母子間の行為に異常がみられ、ヒトに近いサルの実験なのでPCBが自閉症の原因となる疑いが強くなった（図資料6 - B参照）。二〇一四年になり、特定のPCBや、PCB類似構造をもつポリ臭素化ジフェニルエーテル（PBDE）の曝露による自閉症の発症が疫学報告された。[212]

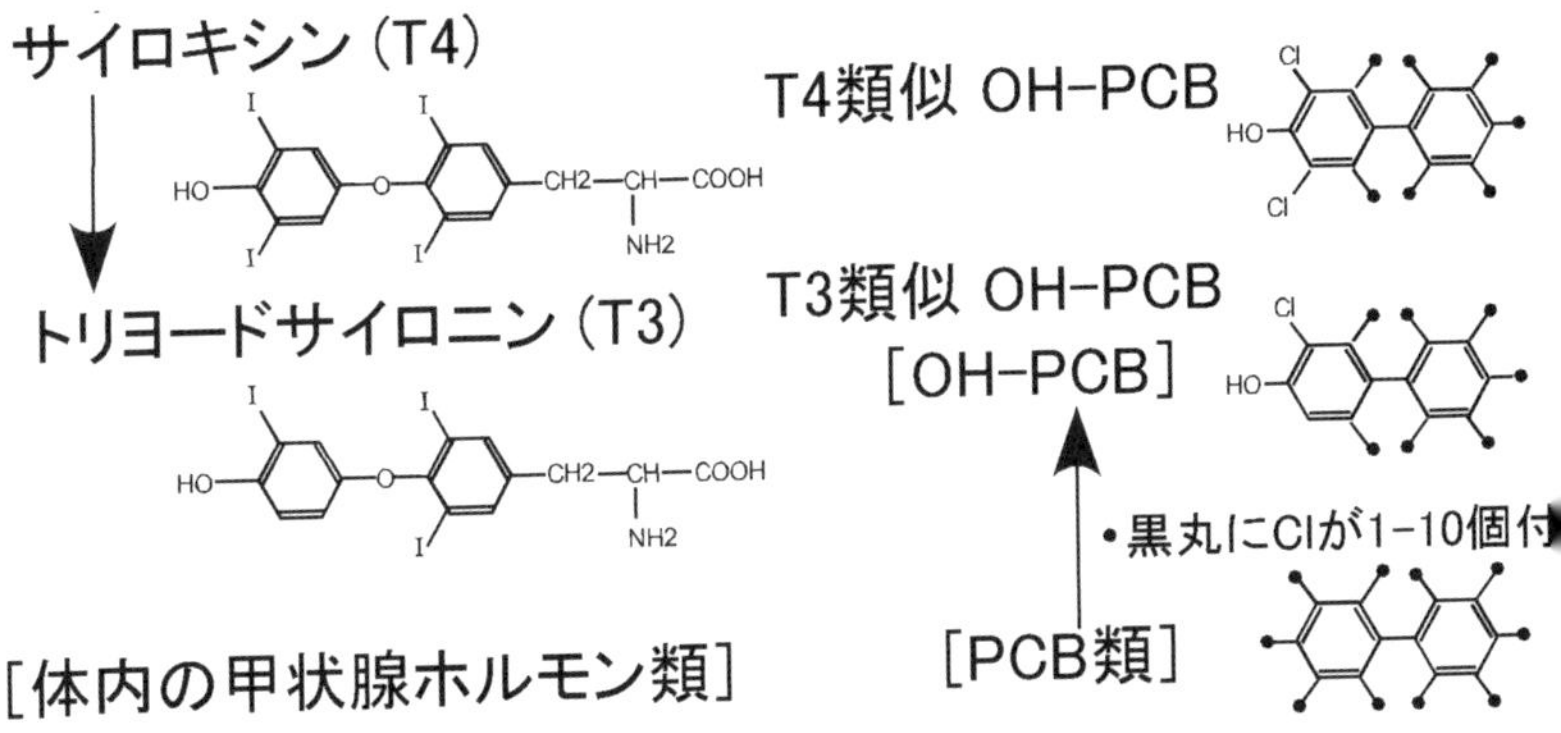

図 7-1　甲状腺ホルモンと水酸化ＰＣＢの類似構造
生体内の代謝過程で産生される水酸化ＰＣＢは水酸基が甲状腺ホルモンと同じ位置に付くものが多く、ヨード（Ｉ）と塩素（Ｃｌ）は同じハロゲン属で性質が似ている．

またこれらの症例や実験では、主にＰＣＢの発達神経毒性をみているとされているが、少量混在しているダイオキシン類にも、発ガン性だけでなく発達神経毒性があることは、いくつかの実験例がある。[174]

たとえば遠山千春（東京大学医学系大学院）らは、マウスを用いて脳高次機能にかかわる社会的な行動を自動解析できる「インテリケージ・システム」をつかい、ごく低用量のダイオキシンを母胎経由で曝露したマウスが、行動に柔軟性がなく社会性行動にも異常がおきる自閉症様の症状を示したことを明らかにした。[175・176]

ＰＣＢ類は多様な異性体があるが、体内で代謝される最初の化学形態の一つ水酸化ＰＣＢ類は、甲状腺ホルモンと類似の構造で（図７‐１）、甲状腺ホルモンの作用をかく乱する典型的な内分泌かく乱化学物質である。

なお内分泌かく乱化学物質は、国際的にはＥＤＣ(Endocrine Disrupter Chemicals)、日本では一般的に「環境ホルモン」と呼ばれ、最近ことに研究が進んでいるが、[177]

発達神経毒性に関してもＥＤＣの他に、神経伝達物質に類似の化学物質（ニコチン、ネオニコチノイドなど）や鉛、水銀などの重金属もあり、現在では「環境化学物質」の方が総称として適切である。甲状腺ホルモンは、第9章の1項（二六六頁）クレチン症のところで述べるように、脳の機能発達に必須で、胎児期、乳幼児期での欠乏は重篤な知的障害、精神遅滞をおこし、また体も小さくなり小人となる。

私たちのＣＲＥＳＴ研究（資料編Ⅱ参照）で、ある種のＰＣＢは皮質ニューロン間のシナプス形成を阻害することが判明し、その分子メカニズムも甲状腺ホルモン依存性の転写調節因子にＰＣＢが〝にせホルモン〟として結合してしまい下流の遺伝子の発現を阻害することが明確になった。[178ab]

ＰＣＢ類似構造をもつＰＢＤＥもカーテンなど難燃剤として多量に使われ、現在ではＰＣＢと共に難分解性のPOPs＊として規制された。しかし既に環境汚染が進み、日本人全員から検出されている。ＰＢＤＥの異性体にも甲状腺ホルモン依存性の遺伝子発現を抑制するものがあることを、ＰＣＢ同様、鯉淵らのグループが報告している。[179]

これらのＣＲＥＳＴ研究は、ＰＣＢのような「環境ホルモン」と呼ばれるタイプの環境化学物質が低用量でシナプス形成という神経系の基本的な発達を阻害し、その毒性メカニズムが転写調節因子に結合し、遺伝子発現をかく乱するという典型的な（広義の）エピジェネティックな作用であることを証明した初めての研究であった。したがって、ＰＣＢやＰＢＤＥ類には脳高次機能にかかわるシナプス一般に、発達神経毒性をもつものがあると考えられ、次の3項で述べるように、自閉症、ＡＤＨＤ、ＬＤに特異的なシナプスの脆弱性があった場合は、これらの環境化学物質が発達障害の症状をおこす可能性はすでに予知されていたことになる。中神明子らの自閉症モデルザル（資料Ⅱ3項1Ｂ）のデータを考慮するとサルに似たヒトでのＰＣＢによる自閉症発症を示す疫学データは今後増えると思われる。毒性化学物質による遺伝子発現のかく乱の低用量作用の詳しい分子メカニズムについては、4項Ｃ（二三二頁、図7-5も参照）で述べる。

ＰＣＢやＰＢＤＥ類は異性体の化学構造によって、甲状腺ホルモン以外にもエストロゲンなどの性ホルモンかく乱作用や[180]、突然変異をおこす活性酸素の発生なども報告されており[181]、これらを介して障害をおこす経路も考えられ影響は複雑である。

＊POPs（残留性有機汚染物質、Persistent Organic Pollutants）による地球規模の汚染が懸念され、「残留性有機汚染物質に関するストックホルム条約」（POPs 条約）が二〇〇四年五月に発効。ＰＢＤＥは二〇〇九年にPOPsに追加指定された。

（D）ＡＤＨＤ、《学習障害》の原因ともなる鉛化合物

鉛中毒は、人類が鉛を採掘し、鉛をふくむ製品を製造、使用しはじめた頃からおこり、生殖毒性、神経毒性が知られていた[182]。歴史的に有名なのは、鉛を含んだワインの多飲による貴族階級の少子化や脳の異常が「ローマ帝国の滅亡」の最大の要因となったという説である[183・184・185]（9章のコラム9-3）。現代になると、子どもの玩具や壁のペンキからの鉛化合物や、自動車の排気ガスからの四エチル鉛の神経毒性が問題になっている。有機鉛化合物は有機水銀と同様、細胞膜を通過しやすく神経細胞に侵入するので、神経毒性が強い。

長期間の比較的多量の曝露による慢性中毒では、主に各種の不妊など生殖系の異常、消化器症状、神経症状、一部では貧血がおこる。マクロな神経病理的には、脳の水腫、大脳皮質の軟化、脳組織の海綿状変化、虚血性神経細胞死などが確認される。

鉛や水銀がより重く広汎な障害・症状をおこすのは、ＰＣＢ類や有機リン系農薬の作用部位が甲状腺ホルモン系やアセチルコリン系などに、ほぼ限られ特異性があるのに対し、鉛などの重金属では、水銀のところで述べたように、その毒性の作用部位が非常に多様で数が多いためである。

小児期の子どもへの鉛曝露の健康影響としては、鉛の血中濃度が約15μｇ／１００㎖で注意持続時間や記憶力の低下、《学習障害》をおこす知能指数（ＩＱ）の低下が見られる[186]。これまで化学物質による発達障害の発症の可能性が認識されていなかったのであまり指摘されていないが、《学習障害》ばかりでなく、鉛中毒による注意持続時間の低下は、ＡＤＨＤ（注意欠如多動性障害）ことに注意欠如型の発症の原因になりうる。

一九九三年、米国小児科学会は「鉛の血中濃度が10μｇ／１００㎖増える毎に、子どもの知能指数が四〜七ポイントずつ低下することは多くの研究で一貫している」という見解を示した[187]。子どもの鉛被曝は二次的に、時として残酷な衝撃的行動異常をおこし、反社会行動や暴力犯罪につながる場合があることも古くから指摘されている。胎児期からの発達神経毒性[188]としては、胎児期の平均８μｇ／１００㎖程度の鉛曝露で、妊娠後期の血中鉛量の増加に比例して六〜一〇歳の知能指数が低下した。鉛毒性への知能指数の主たる感受性期は、この研究では妊娠二八週以降あたりとされ、おそらく影響は小児期に持続される。血中鉛量の知能指数への影響は、小児期よりさらに感受性が高く2〜3μg／100㎖という低濃度から有意であった。

おそらく、鉛は一般の成人の神経症状をおこすよりはるかに低い濃度で胎児小児の脳高次機能神経回路のシナプスを障害し、《学習障害》、ＡＤＨＤや知的障害をおこし、さらに自閉症やＬＤをおこす可能性[189]も否定できない。遺伝毒性もあるなど毒性メカニズムは水銀と似ているが、鉛毒性の標的部位はより広汎である。[190] 体内に入った鉛イオン（Pb^{2+}）は、各種の酵素など機能タンパク質のチオール基（ＳＨ基）と強固に結合し、その働きを阻害する。水銀が結合するシスティン基もチオール基の一種であり、水銀と同じくアミノレブリン酸脱水酵素のチオール基に結合すると、貧血や激しい腹痛や神経症状を示す「ポルフィリン症」を引きおこす。[191]

発達神経毒性のメカニズムも、体内で鉛イオンが各種の酵素などタンパク質に結合して機能阻害をおこすのであろうが、どの症状・病変にどのような酵素阻害が関係しているかといった詳しいメカニズムは、水銀と同じ理由で、明確にまとめられていない。

3．発達神経毒性化学物質への感受性期と発達障害の発症

(1)「いつ自閉症になるか」——毒性化学物質の感受性期

子どもはいつ自閉症になるのか、自閉症研究の歴史では、カナーもラターも「自閉症は先天的

である」と表現した。これはあえて遺伝的とはいわないで、胎児期の環境の影響なども重なり、「生まれた時にはすでに自閉症になるようになっている」という意味である。

サリドマイドなど抗てんかん薬によって引き金を引かれた自閉症の発症は、「いつ自閉症になるか」という疑問に示唆的な回答を与えてくれる。サリドマイドで自閉症になった四例の子どもは、母親が胎齢二一～二六日の間にサリドマイドを飲んでいたことが分かっている。[192] この四例とも眼鼻の機能の異常もあることが分かっており、この時期の異常が他の神経系にも影響があるらしい。

そして、妊娠のその他の時期に飲んだ母親から生まれた子は自閉症にはなっておらず、典型的なアザラシ状の手足の奇形を発症しているので、自閉症にかかわるサリドマイドの感受性期は、少なくとも胎齢二一～二六日ということになる。サリドマイドによる自閉症発症に、タンパク質の分解をコントロールするユビキチン・リガーゼのような基本的な代謝酵素が、かかわっていることを2項でのべた。[152] サリドマイドがユビキチン・リガーゼに異常をおこす胎齢二一～二六日には、図6‐2で示したように長い軸索の先のシナプス結合が確定しその軸索の髄鞘化が進む時期よりはるか以前で、神経細胞の増殖・分化や遊走（移動）による脳内配置の時期である。

第6章では、長い軸索の先のシナプス結合、成人脳では二〇センチメートルも離れている場合を問題にしている。しかし、発達の過程の初期では、両方の神経細胞はこれから分化していく段階で、まだ比較的近くにあり、お互いにシナプス結合をしてから離れていくと考えられている。

サリドマイドが脳の発達障害で自閉症のみを発症していることは、初期発達の枝（図6‐3瀬川の発達図参照）の元のほうで発生した異変が、その先に次々に影響して多様な症状となるという直線的モデルだけでは説明できず、ほかの枝でおこっていることと相互作用して発達する「共発達」が考えられる。一方、アンジェルマン症候群の症状の多様さ、影響の大きさを考えると、それぞれの別の発達の分枝時期に、ユビキチン・リガーゼの異常が働いて、別々の症状がおこっていると考えた方が自然である。逆にサリドマイドのような一つの薬物で、特定の発達時期に特定のタンパク質の代謝異常がおこると、胎齢二一～二六日には自閉症になり、他の時期ではアザラシ状の手の奇形をおこすことになる。

カナーの自閉症の症例報告以前は、そのような症状の子は小児の統合失調症と考えられていたように、歴史的に自閉症と関連が深い統合失調症も、胎児期の高次機能神経回路（シナプス形成）の異常が発症メカニズムと言われるようになってきた（4章5項、DOHaDの項参照）。

細胞分裂阻害剤MAM（Methylazoxymethanol）のもつ発達神経毒性は、松谷天星丸（藤田学園保健衛生大学医学部・発達生理）と塚田裕三（慶応大学医学部生理）らによって一九七〇年代にラット脳で先駆的に研究されていた。[193] 最近、大隅典子（東北大学医学部生理）らはこのMAMを使って、統合失調症のバイオマーカーの一つとされ、自閉症にも見られるという聴覚刺激によるプレパルス抑制（Pre-Pulse Inhibition：PPI）の低下を示すモデルマウスを作った。MAMの投与には四～六週齢が感受性期であり、その前後の投与ではPPIが低下しない異常を発見した。これにともなって海馬の神経細胞の分化に異常がおこっており、抑制性のGABA神経細胞が減少していた。しかもこの

PPI低下とGABA神経細胞の減少は、その後マウスを「豊かな環境」におくと回復した。(124) 脳の発達障害が毒性化学物質でおこり、その行動異常を指標とすると決まった感受性期があること、しかも「豊かな環境」におくと「治療」できることを示唆する興味深い研究である（10章2項4）。

PPIの低下が自閉症症状と関連するとすれば、MAM投与への感受性期はサリドマイド投与より少し後になり、いずれにしろ最終的に脳機能の異常に結びついていることになる。

(2) シナプス結合の発達と軸索の髄鞘化による確定

シナプス結合の発達による脳高次機能を担う神経回路の形成には、シナプス結合の増加と不要なシナプスの削減、アポトーシスによる神経細胞の除去が行われ、機能神経回路が確定されて行く。図6‐1に示したように、より階層性の高い高次機能の神経回路には、大脳皮質の領野間や左右の脳半球間など距離的にはなれた部位の局所回路を結ぶ、比較的長い軸索によるシナプス結合が必要である。第6章で、こうした数センチから数十センチメートルの長い軸索を伝わる電気信号（インパルス）の速さを最大にするための髄鞘化は、「脳の発達の過程で機能が確定し、そのシナプス結合が長期に働きだす軸索からおこる」ことが分かっていることを述べた。

莫大な数のシナプス結合の発達そのものを観察するのは技術的に著しく困難であるが、有効なシナプス結合が確立したことは、その軸索に髄鞘化がおこったことでほぼ推定できる。

脳での髄鞘化の発達を詳細に研究したのはドイツのフレクツィッヒで、その進行は脳の部位に

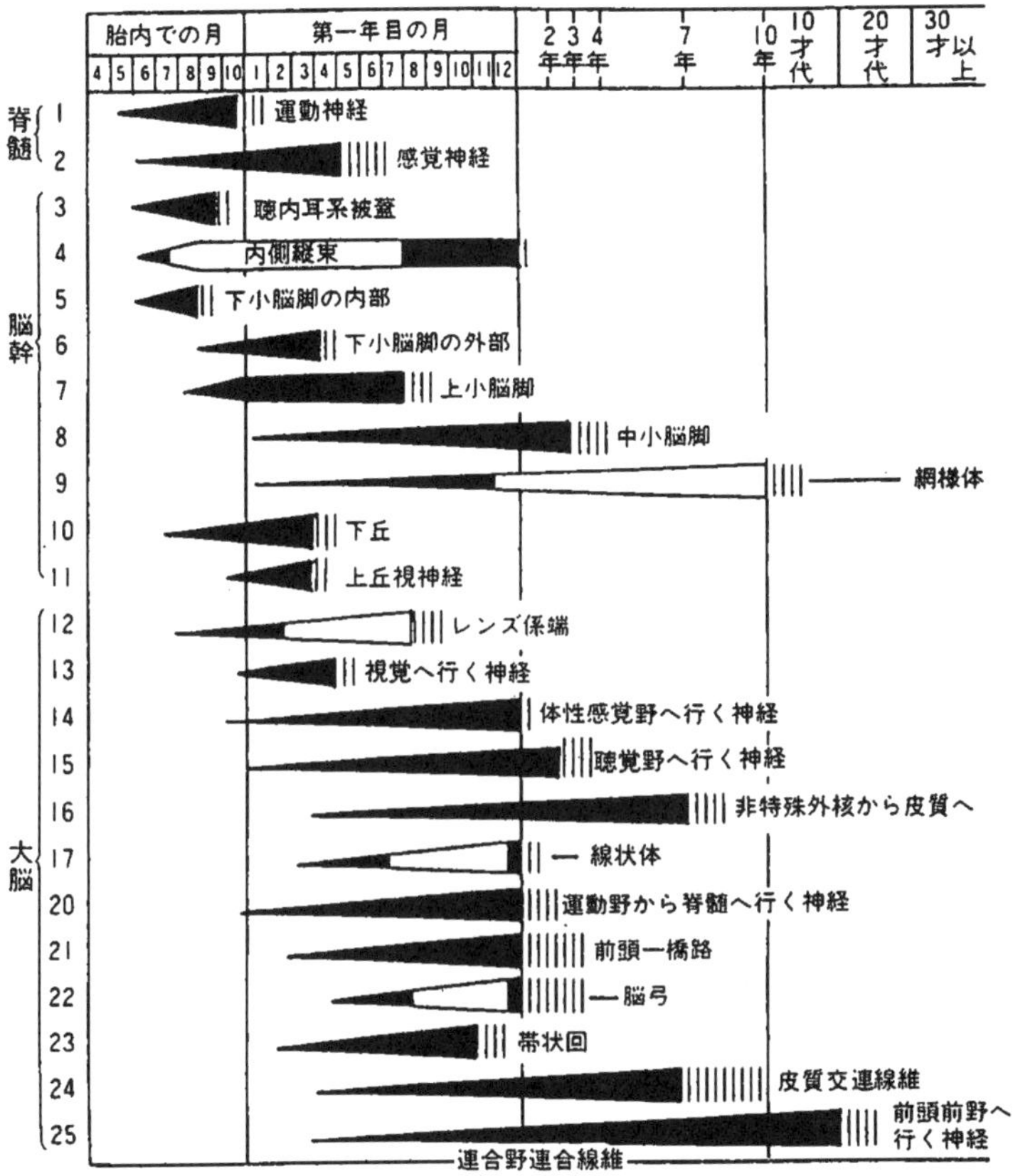

図 7-2　脳機能の発達にともなう、軸索の髄鞘化の脳部位別の発達時期の違い（文献 194 より）

髄鞘化は、軸索の周りをミエリンでおおい絶縁することで電気信号の伝達を速め情報が早く正確に伝わる。その軸索の先端のシナプス結合が、実際に機能しはじめた指標と考えられている

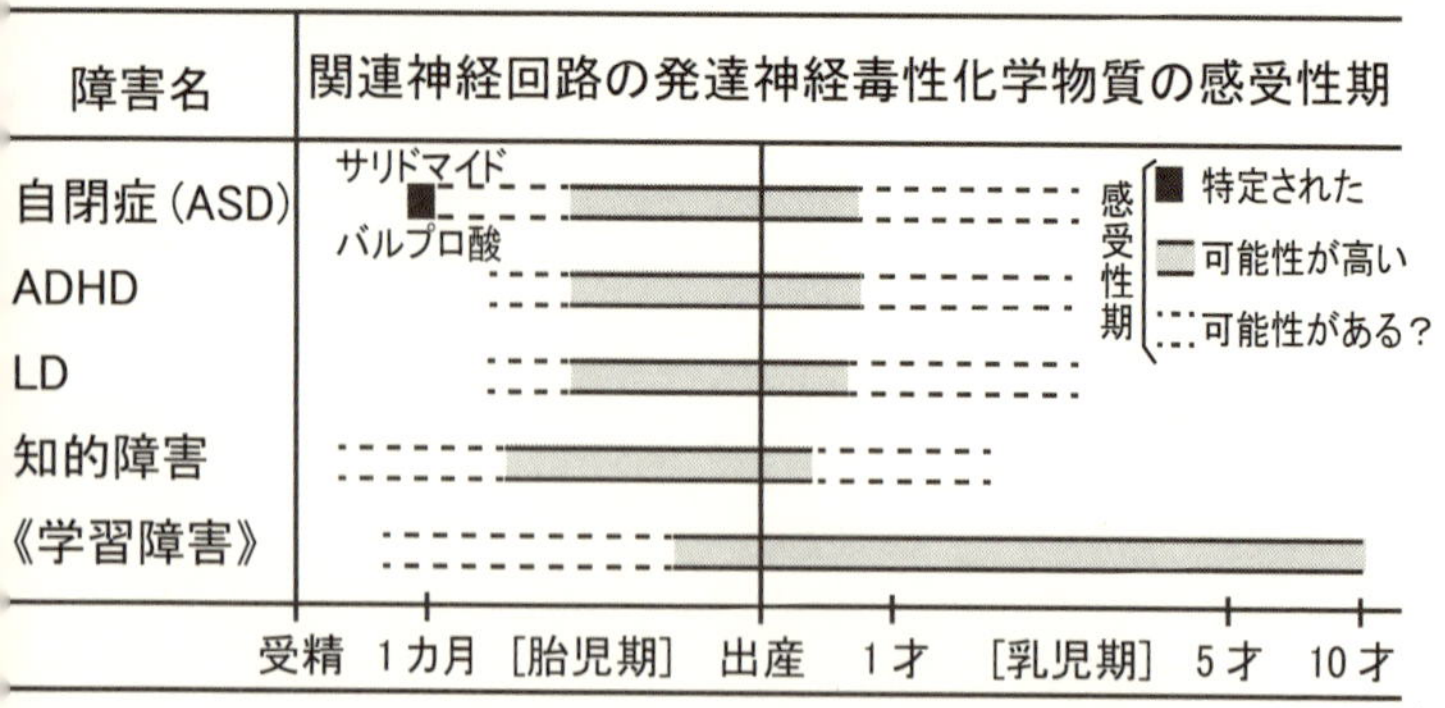

図 7-3　発達神経毒性をもつ化学物質の感受性期の概念図

よって違う。[194] 図7‐2のように、出生直後は脊髄や呼吸筋などの筋肉とその制御中枢のある脳幹間で髄鞘化がおこっている。生後まもなく小脳と中脳が髄鞘化され、三〜四カ月頃、視神経から視覚中枢である後頭葉に向かう軸索の髄鞘化ができ、頭頂葉の皮質下にも及ぶ。体性感覚野の髄鞘化は出生時にははじまっており、完成するのは約二歳である。生後一年から二年で、視床、基底核、辺縁系の一部が、髄鞘化される。大脳皮質は髄鞘化が遅いが、同じ大脳皮質の中でも、ヒトの高次連合機能をになう前頭葉と側頭葉では特に遅く、一〇歳以降でもつづく。

この髄鞘化でも推定されるが、脳内のシナプス結合の確定は、胎児期の後期から盛んになりはじめ、基本的な脳機能のシナプス結合は一歳頃までに終わるが、大脳皮質連合野のシナプス形成は、十代後半までは非常に活発でそれ以降老年期でも続く[195](図4‐2参照)。

したがってPCB、農薬など一般発達神経毒性をもつ化学物質の脳シナプス側の感受性期は特定のシナプス群ごとに異なる。この曝露時期と自閉症、ADHD、LDなど特定の障害との関係の可能性を概念的に示したのが図7‐3で、曝露時期が違うとそれに応じて障害される神経回路が異なり、対応する症状が発症することになる。感受性期は研究が進めば、もう少し詳しくわかるかもしれないが、この図では安全のために可能性のある時期いっぱいに示してある。

ＰＣＢ、農薬の曝露は、曝露量の多さ、少なさは変化するが、曝露されている本人は気がつかないことが多いので、曝露の時期は長期にわたることが多いと考えられる。したがって図７‐４のように、個人毎に異なる遺伝子背景と曝露量の関係が発症に結びつく。脆弱な遺伝子背景をもった子どもは、曝露が継続している間に、自閉症、ＡＤＨＤとも発症してしまうと考えられる。

(3) 胎児期だけではなく、乳児期、小児期でも《学習障害》はおこりうる

図７‐２のように、大脳皮質の領域同士、小脳、海馬など他の組織、あるいは左右の脳半球をつなぐ高次機能にかかわる長い軸索をもつシナプスの形成は、一歳以降もより活発に起こっていて、それを反映する髄鞘化は一〇歳を過ぎても続いている。胎児期のみでなく乳児期、小児期の子どもでも戸外で空中散布された農薬や室内で噴霧する殺虫剤による曝露のリスクが予想できる。

教育畑で使われてきた《学習障害》（学校での学習がうまくいかない、ついていけない）児は、軽度の先天的な知的障害をふくんでいるが、ヒトの記憶・学習の脳内メカニズムからいえば、記憶・学習の基本にある刺激によるシナプスの可塑性の変化が正常に行われなければ、いつであろうと記憶力、学習力は低下する。

ＰＣＢ、農薬など主としてシナプス形成の基本分枝過程を阻害、かく乱する物質の曝露は、幼児期、学童期の子どもの脳の機能にも大きな影響を与える。もちろん五〜六歳以降は血液脳関門の発達などがあり、脆弱性は胎児期、乳児期ほどではないと思われるが、学童期の子どもでも殺虫剤など農薬曝露には注意が必要である。母親自身の妊娠中だけでなく、幼児、学童への薬の長期投与も気をつける必要がある。発達障害児にも使われることがある向精神薬はもちろん、一般の薬のなかにも脳に侵入し、副作用を示すものは多く、その薬に中枢神経系の副作用（眠くなる、ぼんやりするなど）が記載されているものは、ことに子どもの脳の機能を低下させ、集中力や記憶力の減退など《学習障害》様の症状をおこす可能性がある。良い医者は、たとえ症状を抑えるために必要でも児童への向精神薬の投与はごく少量にするなど慎重である（10章４　薬物療法、参照）。

４．発達障害の毒性学——特異的なシナプス結合のみが障害される脆弱性の遺伝子背景と毒性物質の濃度の組み合わせによる発症

（１）「発症しやすさ」と毒性化学物質の曝露量

１項、２項で示したように、自閉症、ＡＤＨＤのみを発症させるような化学物質はない。ちょうど自閉症、ＡＤＨＤのみの発症に関係している特定の原因遺伝子がないのと同じである。

現在考えられる遺伝的なシナプスの脆弱性の可能性を図７‐４に概念図として示した。

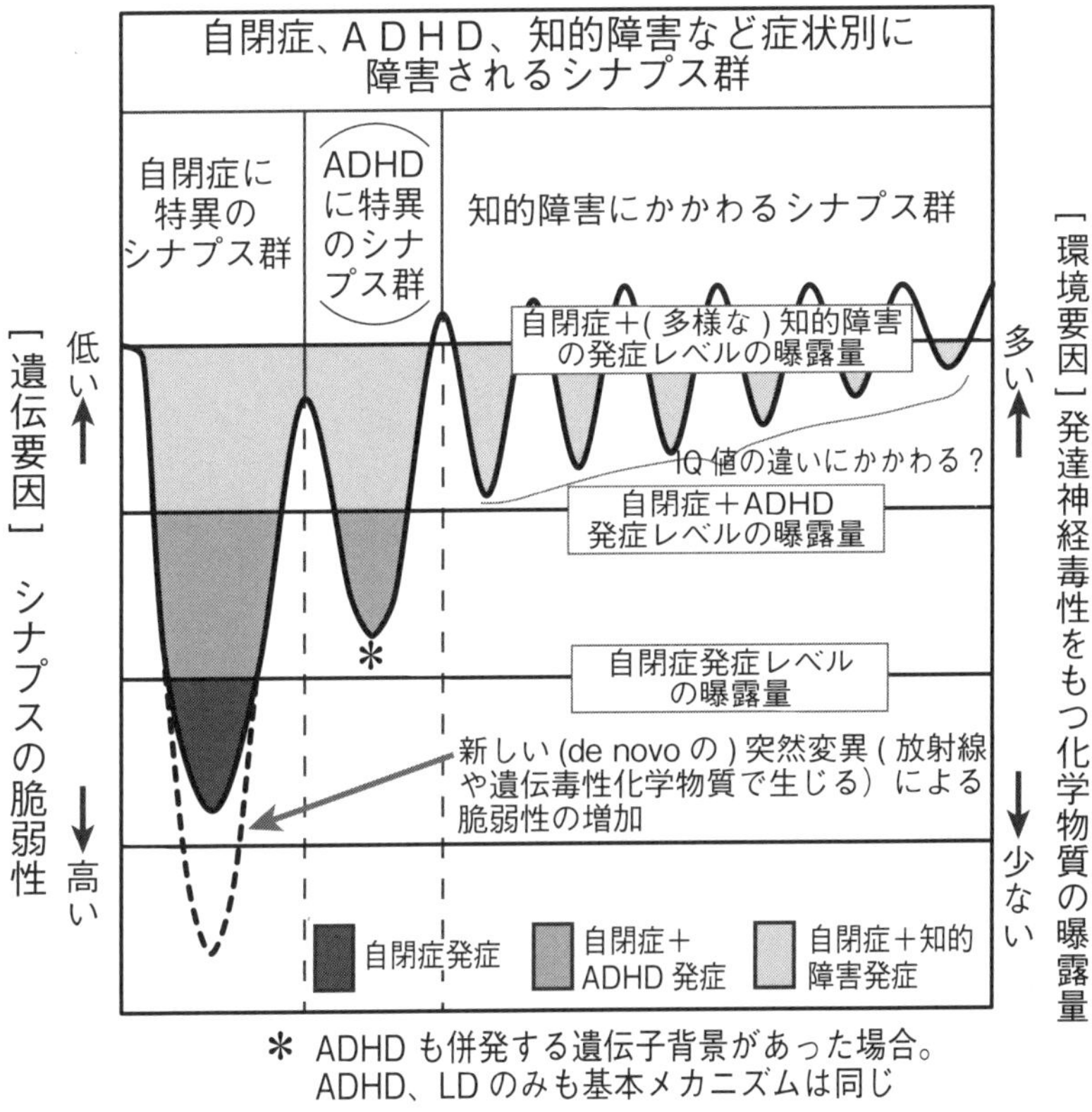

図7-4　発達障害になりやすい遺伝子背景と発達神経毒性物質の曝露量との関係を特異なシナプス脆弱性で説明した図

自閉症スペクトラムの症状の連続性は障害されるシナプス群の多様性（脆弱性の違い）で説明できる。個人ごとに遺伝子背景が異なり、弱い（より脆弱性が高い）シナプスから障害されるので症状が連続的に変化する。曝露量がさらに多くなると、さまざまなレベルでの（ＩＱ値が異なった）知的障害が生じる。さらに毒性が強いと生存に必要なシナプスなどが障害され、流産、死産となる。

自閉症、ADHD、LDにかかりやすい人は、その障害部位である症状に関連するシナプス形成・維持が特に脆弱な遺伝子背景をもつのであろう(196)。

母親の喫煙(8章4の(2))による双生児のADHDへのなりやすさは、「ドーパミンD4受容体遺伝子(DRD4)およびドーパミン輸送タンパク遺伝子(DAT)の変異の組み合わせ」など遺伝子背景によって決まる(240)。

自閉症特異の遺伝子背景による脆弱性の程度にも違いがあり、ほんの少しのPCBや農薬の曝露で発症してしまう子から、かなりの高濃度曝露で発症する子までいることは第3章の図3-5、発達神経毒性をもつ化学物質の汚染度の違いによって発症した子どもの数が変わるモデルと適合する。

それぞれの毒性化学物質ごとにそれぞれの異なった発達障害に対する発症濃度は異なる。発達神経毒性化学物質の曝露濃度がより高くなると、自閉症、ADHD、LDなど特定のシナプス結合だけでなく、より脆弱性が低い他の高次機能にかかわるシナプス結合群も障害される。すると知的機能の発達が広く障害され、IQが低下し、知的障害、精神発達遅滞と診断される。

このように、発達障害に多い併発・合併の多さがうまく説明できる。

(2) 毒性学の基本——曝露量(体内濃度)の重要さと低用量作用

現代の工業化社会においては、毒性物質の曝露は誰にでもリスクがあり、ヒトが健康を維持するには毒性学は必須の知識なのだが、義務教育できちんと教えられていない。いくつかの基本的なことをここにまとめておく。(197)

(A) 毒性とは何か――毒と薬

サリドマイドの項でふれたように、化学物質の生体への作用のうち、良い結果をおこすものは薬理作用といい、その物質は薬として使われ、悪い結果をおこすものは毒性作用とされる。

私たちが食べたり吸い込んだり、触れたりする量（曝露量）で薬理作用がある化学物質を薬物、毒性作用のあるものを毒物と区別するが、同一の化学物質が同じ曝露量でも薬理作用と毒性作用の両方をもつことがある。その化学物質を薬として使う場合の用量で避けられない毒性作用を副作用といい、副作用はほとんどの薬にある。

逆に、漢方でつかわれる附子《ぶす》（狂言にもでてくるトリカブト根の生薬）のように、通常は毒物であるが、微量になると薬理作用があることもあり、「毒にも薬にもなる」わけである。

(B) 濃度と毒性の関係と化学物質環境ホルモンなどの低用量作用

どのような毒性が、どの程度あるかは、人体への曝露量による。

厳密には化学物質が、その毒性作用（薬理作用でも同じ）を発揮する細胞内の作用部位（その化学物質が結合し、作用する標的であるタンパク質などの結合部位）周辺での局所濃度がどれく

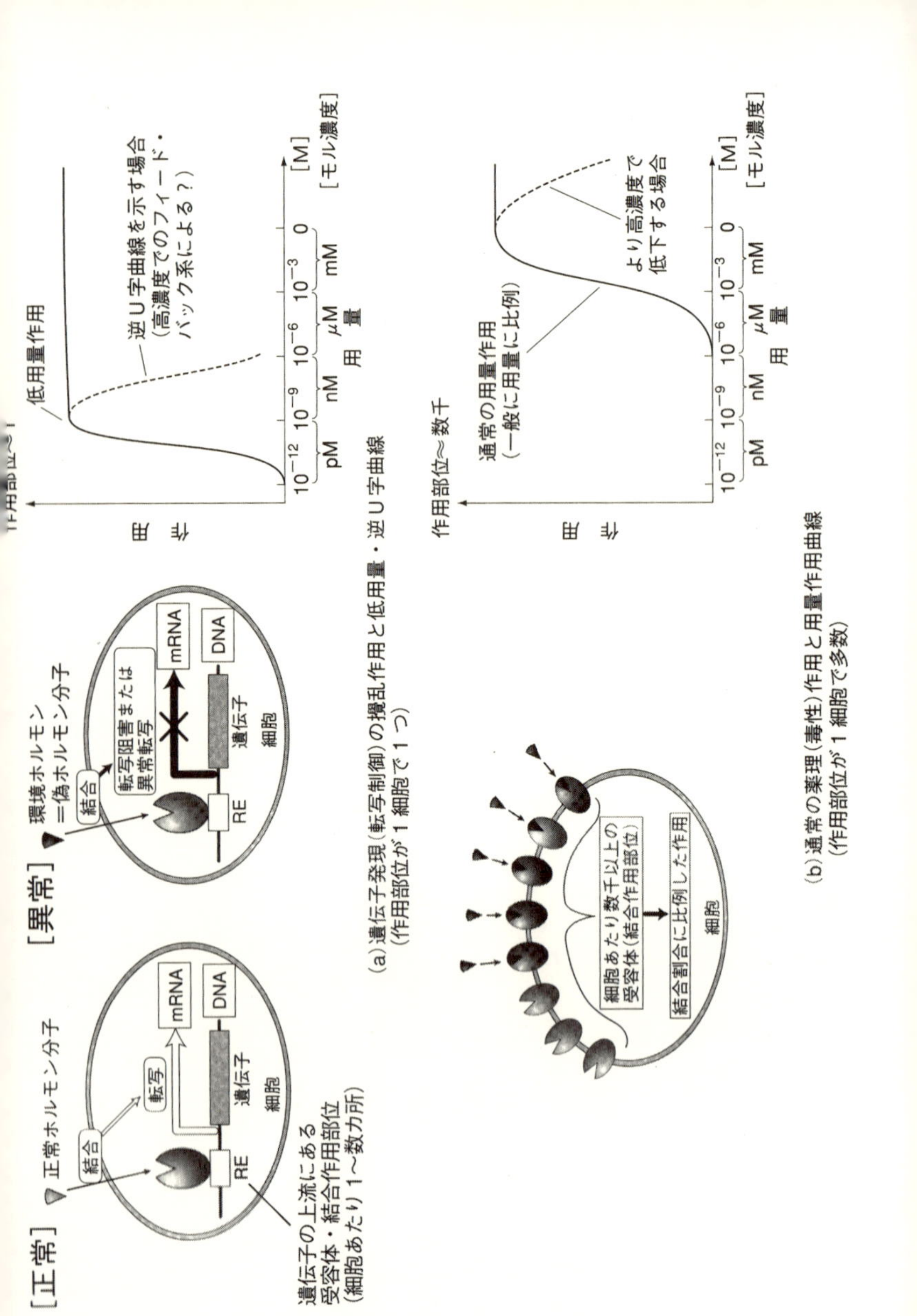

図 7-5　低用量の環境化学物質の新しいタイプの毒性作用メカニズム
（文献 198 より）　実際には、低用量と高用量の 2 つの作用を同時にもち、2 つのピークをもつ（A）と（B）を合わせた用量作用曲線を示す化学物質が多い。

らいかが決定的で、低用量作用（図７‐５）が発見される前は濃度にほぼ比例して毒性効果（薬理効果）の程度が決まるとされていた。

一般には局所濃度も曝露量で変化しており、実際には測定しやすい血中濃度が使われる。しかし血中の濃度と特定の臓器内または特定の細胞内の濃度は一般に異なることが多い。

成人の脳には「血液脳関門」があり、ヒトが長い進化の過程で曝露されていた毒性物質（無機水銀など）は、脳内の作用部位に働くと知能・行動などに毒性を示すので、はじめから血中から脳内にその毒物が入りにくくなる防御の仕組みがそなわっている。

ところがヒトでも胎児や乳児では、この血液脳関門がないか未発達なので、毒性化学物質の曝露に弱いことは、子どもの発達障害を考える時の重要なポイントである（図４‐２参照）。

昔からの毒性学の基本に、曝露量（用量ともいう）と毒性作用の強さをグラフで示す用量作用曲線がある。

一般に用量が増加すると毒性は強くなり、用量反応（作用）関係があるというが、一定用量（局所濃度）を超えると毒性は飽和して増加しないが、分解系などの活性化で逆に減少しはじめることもある。

逆に、用量をどんどん低くしていくと、ある量で毒性がなくなる用量作用曲線を示すものがあり、この値を閾値《いきち》という、これ以下は無作用量とされ、薬品、農薬など化学物質の安全性を保証する安全量計算の基礎データとなる（コラム７‐１参照）。

【コラム7-1】放射線には閾値はなく、確率的にDNAが損傷され、多様な健康被害が生じる

一般の化学物質と違い、自閉症を発症させる新規の突然変異をおこす放射線の毒性には、閾値がない。DNA上のすべての遺伝子が、線量に比例する一定の確率でランダムに損傷される(199)。

多くのDNA損傷は、一般に修復されるが完全ではなく、最終的にも線量に比例した一定数の遺伝子や染色体が「確率的に」損傷されたままになる。

食品摂取などから内部被曝すると、細胞中のセシウム137やストロンチウム-90などの放射性物質はDNA(染色体)のすぐ近くにあることになる。

したがって、それから出る放射線の破壊力は体外からの外部被曝にくらべはるかに強いことになり、DNA(染色体)は、はるかに激しく損傷される。

したがってたとえ低線量でも、ことに内部被曝では、それだけの健康リスクがあり、しかも損傷したままの遺伝子は一つではなく、個々の細胞で、さらに分かりやすくいうと被曝した個人個人で違う遺伝子が損傷される。

したがって突然変異や染色体異常のおこる場所が一般には非常に多様なので、結果として、ヨード131で発症しやすい甲状腺ガンなどの他にも、さまざまなタイプの疾患や、発達障害をふくむ健康被害が一定の確率で生じ、被曝後、時間が経つほどに顕在化する。

重要なのは、全体として健康被害は多数出るが、著しく多様であるため、個々の症状ごとに分けてまとめると各々の患者数は少ないものが多く、放射線被曝後の健康調査で因果関係が見落とされやすいことである。

シーア・コルボーンらの『奪われし未来』で内分泌かく乱化学物質(日本では環境ホルモンと呼ばれた)が一躍世界の注目を浴びた当時、一番疑問視されたのは、それらの毒性が、「従来の化学物質の毒性の閾値《いきち》といわれていた濃度より、はるかに低い濃度で毒性がある」と報告されたからである。

当時の古い毒性学を教科書で習い信じていた人が、「そんなはずはない。データが誤っているのでは」と思ったのには無理はない。しかし、新しい発見や新しい概念が、最初は同じ科学者からも「信じられない」と受け入れられなかった例は、科学の歴史には掃いて捨てるほどある。実際には、科学はこの新しい発見、新しい概念によって進歩してきたのである。

このまったく新しいタイプの低用量毒性メカニズムは「毒性学に革命をおこした」とさえ言われるように、従来の化学物質の安全性を保証するシステムの変革を迫っているが、より広い概念であるエピジェネティックスの重要性が医学・生物学者の間で広く認識されてきたこともあり、ようやく混乱が収まった段階である。

現在では低用量作用をもつ毒性化学物質の論文は数多く、内分泌かく乱化学物質（環境ホルモン）の存在は科学的には確立しており、(197) その低用量作用の分子メカニズムも次の（C）で解説するように判明しつつある。

困ったことに毒性によっては、化学物質でも閾値《いきち》がないものがある。

自閉症など発達障害関係でも、発症原因の一つとして重要になってきている新規の突然変異をおこすなどの遺伝毒性は、その毒性メカニズムから化学物質でも閾値がないとされている。薬剤主成分だけでなく、その添加物の突然変異性、発ガン性などの副作用にさえ厳しく対応しなければならない製薬業界ではやっかいな問題になっている。

一方農薬など、環境にバラまくので個人の曝露の事実とその量が非常に分かりにくい環境化学物質では、主成分の毒性でさえ、発達神経毒性をはじめ真摯な対応がなされていない。

(C) エピジェネティックな作用をもつ毒性化学物質の低用量作用

第1章の図1-6やコラム4-1でふれたように、転写調節因子による遺伝子発現の調節は、ヒトをはじめとする動物の発生、発達、そして成体になってからの構造、機能の維持に必須な、広義のエピジェネティックな作用である。

この仕組みは「ヒトが生きている」ことの基本で、受精卵から老化まで時々刻々、多くの遺伝子の発現をその細胞の状態を反映するホルモンなどの情報化学物質で臨機応変にコントロールしている。

このON、OFFが自由自在の遺伝子発現のスイッチを、細胞分化が終わった時などそれ以降は切ったまま働かないようにするのが、DNAのメチル化など狭義のエピジェネティックな作用で、たとえば神経細胞が細胞としての分化が終了した後、不都合な遺伝子の発現がおこって、他の細胞や状態にならないように安定化していると考えられる(コラム4-1、図4-1参照)。

内分泌かく乱化学物質(環境ホルモン)といわれる化学物質群は、この遺伝子発現の調節メカニズムをになっているホルモンと、化学構造が類似していたりして同じような作用をしめす「にせホルモン」であることが分かってきて、その低用量作用の分子メカニズムが理解されはじめている。

図7－5に概念図を示したが、広義の転写調節因子の調節へのホルモンの作用点（結合部位）は、一つ一つの細胞にある一組の全DNAのうち原則一～数か所だけで、結合のダイナミズムにもよるが、その結合部位に一分子の情報化学物質が結合しただけで、転写調節因子結合部位の下流にある遺伝子の発現はONになる。

たとえば、たった1pM（ピコモル）の非常な低用量（低濃度）の化学物質でも、細胞液1μリットル中では、その化学物質は分子数にすれば六〇万分子もある（アボガドロ数は約6×10²³）。六〇万分子のうち、大まかにたとえて言うと、たった一分子の環境ホルモン（にせホルモン）が転写調節因子に結合して働けば、その転写調節因子結合部位の下流の遺伝子は発現が変わるので低用量作用がおこるのは、おかしくない。もちろん場合によってかかわる他の因子があり、実際は確率的なものになるが、それでも六〇万分子を考えると確率はかなり高くなりそうである。

これが今まで考えられなかった低濃度で「逆U字曲線」が観察された理由で、曲線を描くことは、やはり確率的現象なのであろう。同じ化学物質も従来の比較的高濃度の毒性と、新しい低濃度での毒性の二つの毒性がある場合があり、異なった用量作用曲線が描かれる（図7－5A）。

これまでの薬理学、毒性学であつかってきた、比較的高濃度の用量作用をもつ毒性の方は、たとえばシナプスでの神経伝達物質の受容体のように数千分子が存在しており、その何割かに情報化学物質が結合すると初めて作用が現れるので、閾値《いきち》が存在し、濃度に比例して作用が生じる用量依存性がでると理解できる（図7－5B）。

このため環境ホルモンの低用量作用は、それまでの通常の毒性化学物質の閾値《いき》より二ケタほど低い用量で働くので、従来の毒性学を知っていた人ほど「そんなはずはない」と当初受け入れなかった。現在では低用量で毒性作用をもつ化学物質の論文も続々と出ており、従来の毒性物質とは別の毒性メカニズムとして研究が進み、新しい毒性学は国際レベルで確立している。

5．ヒト脳の構造と機能の発達は、「遺伝と環境の相互作用」による——ＤＯＨａＤ型の「シナプス症」

くりかえすが、自閉症の発症は図７‐４のように非常に厳密に遺伝子背景でコントロールされていることが考えられる。

近年の分子神経生物学の発展により、これらはすべて数千・数万の遺伝子発現が環境要因（生育環境や環境ホルモンなど化学物質環境）によって変化し、シナプス形成維持にかかわる遺伝子発現の時空間パターンに影響し、異なった神経回路群が形成されたためと判明した。遺伝子そのものよりも、環境による発症の引き金を引く遺伝子発現の調節が重要という、オリジナルな「広義のエピジェネティックス」概念の重要さが再認識された。

発達障害の遺伝要因は複雑多様で、自閉症の場合、関連遺伝子は主要なものでも数百以上ある〝超〟多因子遺伝で、「発症しやすさの遺伝子背景」をなしている。

興味深いことに、第４章で述べたが、これらの自閉症関連遺伝子はほとんど、シナプスの形成、可塑性、維持、情報伝達に直接、間接にかかわるもので、ＡＤＨＤ、統合失調症、うつ病の関連遺伝子群と共通のものが、かなりある。「シナプス症」のゆえんである。「症状ごとに異なる発症しやすさの遺伝子背景」の上に、「発症の引き金を引く環境要因」があり、生育環境やＰＣＢ、水銀、農薬など発達神経毒性をもつ化学物質の胎児期の脳内環境がある。

ＰＣＢと代謝物・水酸化ＰＣＢには、甲状腺ホルモンで調節される遺伝子群の発現をかく乱する環境ホルモン作用をもつものがある。したがってＰＣＢ類曝露は、甲状腺ホルモンが必須の脳の発達、ことにシナプス形成を阻害する。ＰＣＢ曝露の疫学では、自閉症、知的障害や多動（ＡＤＨＤ）が見られた。胎児期にＰＣＢ曝露された子ザルは自閉症様症状を示した（図資料-11）。胎児性水俣病をおこした水銀化合物ではＡＤＨＤ、知的障害は多いが、自閉症は少ないらしい。

子どもごとに異なる「発症しやすさの遺伝子背景」が「症状によって特異的に障害されるシナプスの、それぞれの発達神経毒性化学物質への脆弱性」を決めており、毒性化学物質ごとにおこしやすい症状、発達障害や精神疾患は異なっていることになる。

ＤＯＨａＤ（胎児期など発達期の環境に原因をもつ疾患）の典型である、自閉症などの発達障害ばかりでなく、古くから自閉症との関連が指摘されている統合失調症や自閉症と合併しやすいうつ病（の少なくとも一部）双極性障害もＤＯＨａＤであろうと考えられはじめた（4章5項参照）。

これら長年原因不明とされてきた主要な精神疾患をまとめる一般病態概念として、「それぞれの症状に対応する神経回路群のシナプスに発達異常のあるDOHaD型の『シナプス症』」を提唱したい。

シナプス結合の異常だけでなく、ドーパミン、セロトニン、アセチルコリンなど神経伝達物質の放出、受容体への結合、再取り込み（図8‐3参照）の異常などシナプスにおける化学情報伝達やシナプス可塑性の異常があり、すべて本質的な変化は脳の機能の要《かなめ》であるシナプス周辺でおこっていることは明白であるからである。

6．環境ホルモンによる「シグナル毒性」＝遺伝子発現の異常変化

脳の発達期には常時膨大な遺伝子発現が起こっているが、農薬などの原因環境化学物質により、この遺伝子発現の阻害・かく乱が起こり、特定な神経回路・シナプス形成が阻害され、発達障害は起こると考えられる。

複雑精緻な調節を担う脳内には、多くの生理的化学物質（各種ホルモンや神経伝達物質など）の情報（シグナル）がある。

そのため、それら生理的な化学物質に構造／作用の似た、ネオニコ農薬や各種環境ホルモンのような人工化学物質は、低濃度でも遺伝子発現をかく乱しやすい。脳の発達に影響を及ぼす農薬、ダイオキシン、ＰＣＢなどの、ことに低濃度だけで見られる影響は、いままであまり調べられて

a) シグナル毒性の説明

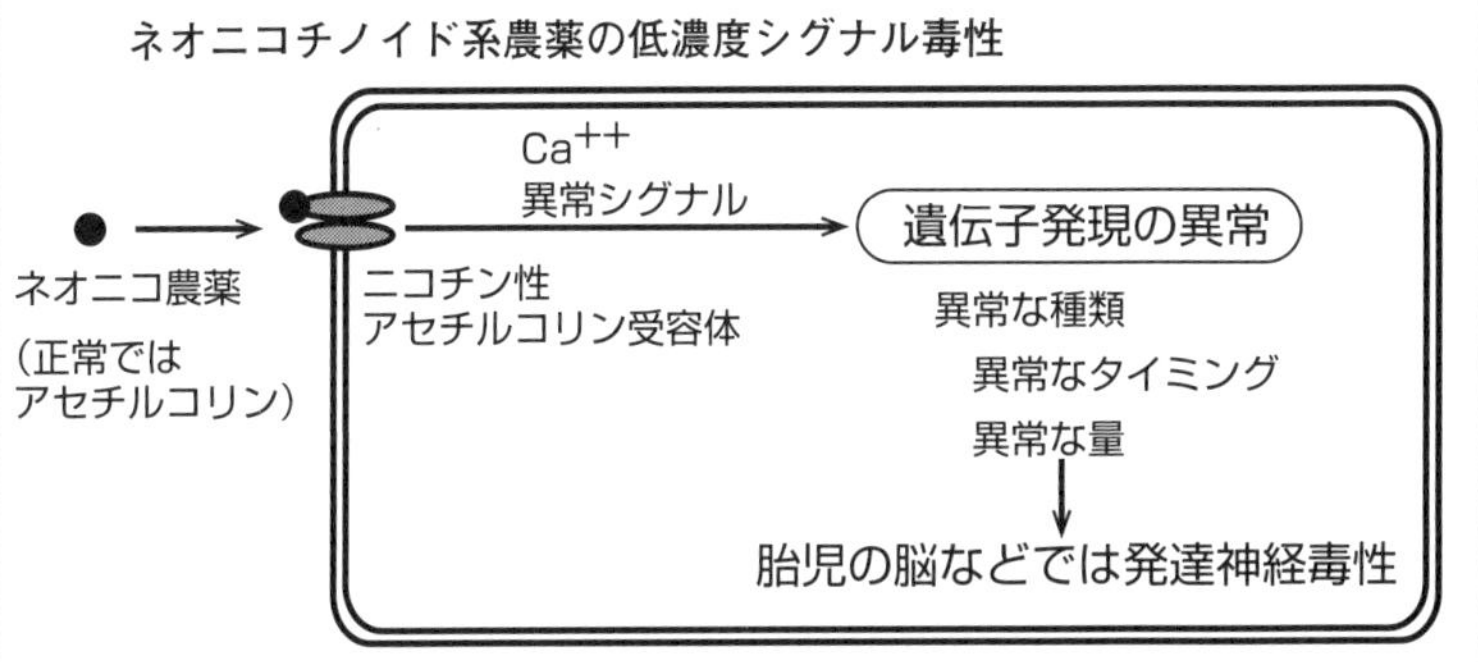

ネオニコ農薬はアセチルコリン情報がオフの時でも、ニコチン性アセチルコリン受容体に低濃度でも結合し、情報オンにシグナルを変え、遺伝子発現（mRNA, タンパク合成）に異常を起こし、シナプス形成など脳の発達をかく乱する。なお、ニコチン性受容体は免疫系、生殖系など体内に広く分布しており、ネオニコ農薬は、これらの系でもアセチルコリンの作用をかく乱する。

b)　低濃度作用の説明

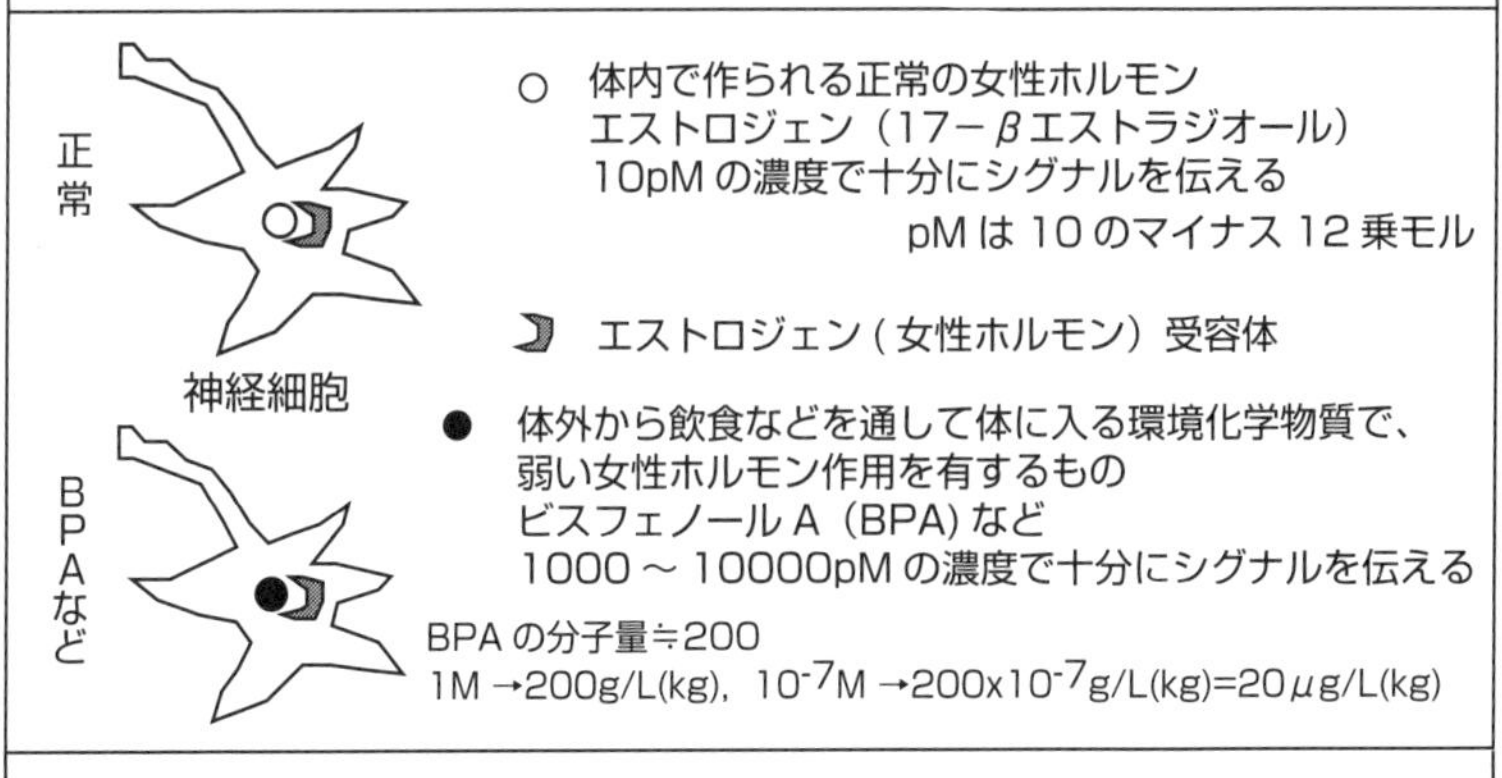

胎児、新生児の神経細胞にはエストロジェン (女性ホルモン）受容体があり、正常な脳発達過程に機能している。
エストロジェンとエストロジェン作用をもつ環境化学物質（環境ホルモン）は共に低濃度でシグナル作用を起こす。

図 7-6. 農薬など環境化学物質（環境ホルモン）のもつシグナル毒性と低濃度作用

a）菅野のシグナル毒性：多細胞間の多様なシグナルのかく乱を含めた広い概念の一部を、ネオニコ農薬の、Ca++ をシグナル分子とする細胞内遺伝子発現の異常を例に改変。b）菅野の原図を改変（298, 299）

いなかったが、最近続々と発達神経毒性が証明され始めた[300]。

日本では、いわゆる環境ホルモン問題は、「化学工業界の利権を損ねてしまう」〝空騒ぎだった〟という、国際科学情報に疎く理解できない一般国民への間違った宣伝が、まかり通ってしまっている。

実際は「環境ホルモンが極めて低用量（低濃度）で遺伝子の働き（遺伝子発現：転写など）の調節をかく乱する毒性をもつ」ことは世界的にもますます確かになっている。

「原義によるエピジェネティックな」遺伝子調節のシグナルを、かく乱する毒性の全体の呼称として、新しく「シグナル毒性」という概念が日本から提唱されている（図7-6）。

EUなど国際的な環境ホルモン規制（農薬の多くが入る）や、人工化学物質規制の動きも強くなり、多くの論文で科学的にヒトの健康や生態系の問題となっている。

シグナルには、青、赤の交通のシグナルのように、ON、OFFの二種類の働きだけでなく、そのシグナルの強弱、時間経過など生体内（特に脳内）ではもっと複雑な情報を伝えている。脳の機能が化学物質にことに弱い理由には、化学物質の毒性が『シグナル毒性』が主であるためもある。

「シグナル毒性」については、図7-6と提唱者の菅野純（労働者健康安全機構・バイオアッセイ研究センター所長、国際毒性学連盟会長）の総説[298,299]を参照されたい。

最近はＷＨＯや国際産婦人科連合（ＦＩＧＯ）までも、[301]「少子化や子どもの健康被害に環境化学物質が及ぼす影響が大きい」と公的に警告し、発達障害など子どもの脳発達の異常の増加における有害な環境化学物質曝露の危険性を強調しているのに、情報鎖国化した日本では少子化の議論はあまり考慮されていなかった。

7．遺伝子そのものに新しく起こる突然変異

受精後、胎児から一生にわたって新しく起こる、ＤＮＡ自体の突然変異（de novo mutation）も問題である。

ＤＮＡの突然変異は「情報分子の持つ生体情報そのものが変化してしまう」ことで進化の原動力だが、その大部分は中立か生存には不都合なので、避けたいことである。

初版で記載した自閉症関連遺伝子群などに新規の突然変異が起こると、発達障害の発症リスクが上がり増加の原因ともなる。

そのため、ＤＮＡに障害を起こす環境中の放射線の内部・外部被曝や、遺伝毒性をもつ人工化学物質の曝露が危険となる。

高齢化した父親の精子や、母親の卵子のレベルでは、元となる母細胞に新規の突然変異が繰り返され年とともに蓄積するので、生まれた子どもに自閉症や統合失調症などが発症しやすくなる。

ここで男性の精子と、女性の卵子では大きな差があり、卵子は細胞が大きく細胞内にＤＮＡの修復機構が十分にあるので、多くの突然変異は修復され、精子に比してあまり問題は少ない。

しかし精子は細胞体が極く小さくＤＮＡ修復などできず、変異はそのままＤＮＡに残ってしまう。こんなＤＮＡが変異した精子は運動能も低く質が悪く、一般には他の多数の正常な精子に受精の競争で負けるので、結果として通常あまり問題がない。

しかし日本では、特に男性ホルモンを阻害する女性ホルモン様の作用をもつ環境ホルモンの汚染，人体への被曝が多く、成人の正常精子が、近年著しく低くなっている。

日本の未来を暗くしている不妊・少子化の要因の一つである。

堤治ら産婦人科医から「環境ホルモン関係などで不妊が増えたらしい」ことがすでに報告されている（『環境生殖学入門』文献 252)。

少子化が激しい日本では、一般には泌尿器科医があつかう日本人の精子の方が重要で、その退化は男性側の医学的証拠のうちでも、最も不妊に重要なデータの一つである。

そのため、日本人男性の精子の減少は、環境ホルモン問題での〝分かり易い〟脅威として一時大変騒がれた。ところが、肝心の精子の状態などの医学的情報は、測定条件によるバラツキなどが大きく、正確な比較データが出なかったこともあり、次第に情報がマスコミにほとんど出なくなった。

今では、人々は少子化の原因の一つ、男性の精子の不全問題は忘れられたに等しい。少子化現象のみが、あまり医学的原因に触れず、他の社会的要因ばかりが議論され、真の原因の医学・科学情報は、あまり人々に広まっていない。

さらに受精卵から分裂したあとの発達段階の体細胞レベルでも、新規の突然変異は脳内などでも意外に多い。

そのため、両親からの元々の遺伝子からの遺伝ではないが新規の突然変異によって自閉症が発症し（遺伝要因ではなく、環境要因による）、何十年か後、その発達障害になった子どもが親となって生んだ子どもには、その遺伝子が次世代以降伝わる（遺伝要因となる）可能性が増えているのだ。

突然変異を起こす環境要因は、トリチウム、セシウムなど核種から出る放射線の内部被曝や外部被曝、や、突然変異原性をもつ多様な人工化学物質の体内取り込みや曝露などであろう。このＤＮＡの突然変異は、ヒトの一生を通じ、各種がんの引き金ともなる。

なお脳の神経細胞のうち、特に長期記憶など死ぬまで消えない各種機能に関与している重要な神経細胞は、死ぬまで生き続ける。入れ替わらない神経細胞も多いので、長年の間で遺伝子に突然変異が起こる可能性も大きくなる。

最新の知識によると放射線を浴び、突然変異性をもつ化学物質に汚染した、成人のヒト脳は一人の脳でも厳密には異なったＤＮＡ（遺伝子背景）をもつ神経細胞がランダムに存在する。ヒト細胞レベルでは非常にヘテロなモザイク集合体で、親から受け継いだ「個性」は後天的にも変わり、成人（ことに老人）の「個性」「行動」などの違いは、加齢と共に大きくなる。

ヒトは成長するに従い、体だけでなく、実は脳の内容、機能も次第に変わるので、人の人生はさまざまな事件を起こし、物語ができるのである。

第８章　発達障害増加の原因としての、ＰＣＢ、農薬など環境化学物質汚染の危険性

自閉症など発達障害の原因は、従来言われてきたような「遺伝要因」では説明がつかず、近年の日欧米における急増の原因は環境要因が主要であること、ことに感受性の高い胎児期や小児期などに農薬やＰＣＢなどの有害な環境化学物質を曝露すると発達障害のリスクが高くなることをこれまで述べてきた。環境要因としては、環境化学物質だけでなく、放射能があり、感染症、栄養状態、生活習慣、さらに家庭・学校・社会環境の著しい変化なども当然かかわっており、さらにこれらが複雑に影響し合った相互作用の結果の発症と考えられる。

巻頭で紹介したように、二〇一二年、米国小児科学会は「子どもへの農薬曝露による発達障害や脳腫瘍のリスク」について、二二八篇もの論文を引用して[3]正式声明[1]を出し農薬曝露の危険性を警告した。環境化学物質の中でも脳神経系を直接標的にしている農薬の毒性は、特に注意が必要

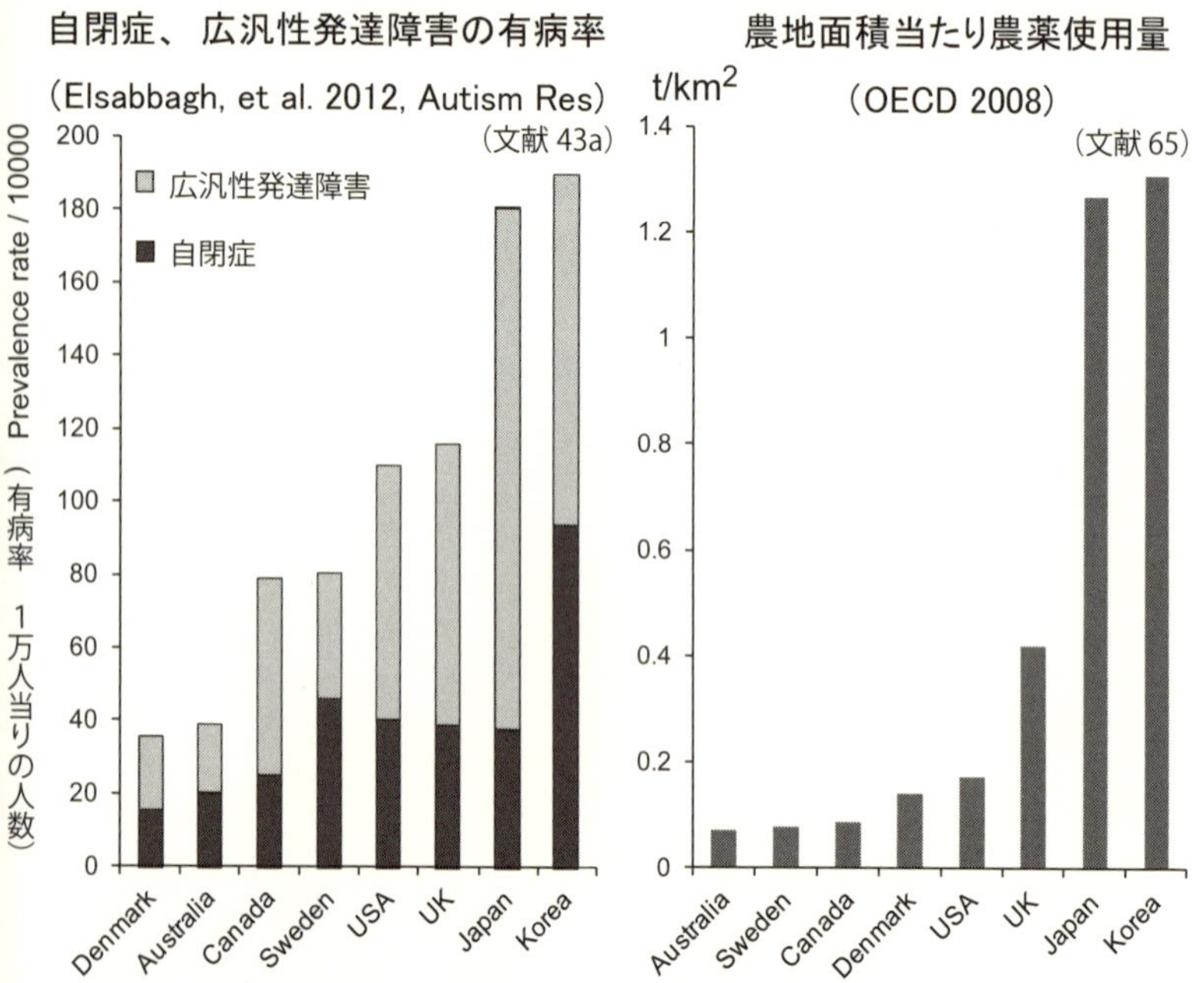

図 8-1　各国の自閉症の有病率と日本の農薬使用の実態
現在は、広汎性発達障害と自閉症を合わせて自閉症スペクトラム障害と呼ぶ。日本はいわば農薬大国で、米国の約 7 倍も農薬を使用している。

と考える。声明の背景には、以下の二つがある。

（1）農薬などの環境化学物質が、子どもの脳の発達に重要な遺伝子発現をかく乱することが一連の実験研究で実証されてきた。

（2）疫学研究でも農薬や環境化学物質曝露と発達障害との相関関係を示す報告が集積してきた。[200]

疫学データで注目されるのは、図8-1の最近まとめられた自閉性障害（及び広汎性発達障害）の有病率を国別に比較したもので、第3章で述べたように疫学データの比較の困難さはあるが、世界の先進国といわれる国で、有病率に大きな差がある。

国別にその最高値を並べてみる

と、なんと農薬の人体汚染度の指標である、単位面積当たりの農薬使用量が世界二位と一位である日本と韓国が、自閉症児の有病率でも共に世界二位と一位であった。

二つのデータは全く独立で、ＯＥＣＤで公表された農薬使用量と自閉症の国際専門誌で発表されたのをまとめただけだが、三位英国、四位米国まで見事に順位が同じである。農薬汚染は、一番脆弱なヒトの子どもの脳で高次機能の発達を侵害し、自閉症など発達障害児の増加をもたらした主な原因である可能性がある。診断の仕方の差もあるであろうが、偶然の一致とは思えない。

このデータをさらに統計学的に回帰分析し、両者を対数表示すると、一直線できれいに近似され、自閉症と農薬使用の相関は確かなものとなった[302]。

同じく最近の研究で、突然変異原性など遺伝毒性をもつ環境化学物質や放射線が自閉症発症の要因となるリスクも分かり、直接予防（９章）にもつながる環境化学物質など環境要因の研究はますます盛んになると考えられる。

この章では、私たち日本人がＰＣＢや有害金属、農薬など環境化学物質にどれだけ曝露しているのか、実際のデータを紹介し、現在使用されている殺虫剤などの農薬が子どもの発達障害をおこす危険性[201]を概説する。

1．発達障害の研究動向と農薬

自閉症など発達障害の研究は欧米中心に最近も膨大な数の研究報告が出ているが、二〇一二年、ロシニョールらは精神医学国際誌に自閉症の研究動向を分析し、最近の焦点として、次の四点を自閉症における主な病態として挙げている。(202a)（1）炎症反応を含む免疫異常の関与。（2）酸化ストレスによる障害。（3）ミトコンドリアの機能障害。（4）有害な環境化学物質の関与。

重要なことに、この四点については、互いに関連があり、さらに（1）～（3）の病態は、（4）の農薬など毒性のある化学物質曝露に起因している可能性があると考察している。同じ著者らは二〇一四年のレビューで、自閉症における有害な環境化学物質の関与はさらに科学的に立証されてきており、特に農薬と大気汚染については、強い証拠が見つかってきていると報告している。(202b)

二〇〇三年に設立された米国の研究プロジェクトCHARGE（Childhood Autism Risk of Gene and Environment、自閉症発症要因を研究する米国NIH出資の機関）の研究者であるハーツ＝ピシオットらも、同様に自閉症研究を分析・評価し、農薬を発達期の胎児・小児が曝露すると、脳神経系に興奮性／抑制性のかく乱作用をおこして神経回路形成が正常に行われないだけでなく、ミトコンドリア機能阻害、酸化ストレス産生、免疫毒性、甲状腺ホルモン低下などをおこす実験報告を紹介し、農薬など環境化学物質曝露の危険性に注意を喚起している。(203) 自閉症児にみられる農薬などの曝露によると考えられる（1）から（3）の異常な病態を簡単に説明する。

（１）免疫異常

自閉症児の多くが、アレルギーなどの免疫異常を伴っていることがこれまでも知られていた。(204a)実際、自閉症児の脳内で活性型ミクログリアや炎症性サイトカインが多く、炎症時に見られる活性化アストロサイトや自己抗体が検出されるケースもある。(204a)脳の発達過程でシナプスの脱落による軸索の変性や異常な神経細胞死がおこれば、局所的に炎症や免疫系の異常が生じることは十分考えられる。(204b)

一方、免疫異常をおこす環境化学物質は多数あり、(202・203)ニッケル、水銀、ディーゼル排気など大気汚染、有機リン系農薬、ピレスロイド系農薬、ネオニコチノイド系農薬(205)（以下、ネオニコ農薬）でも報告されている。大気汚染粒子は、最近注目されているＰＭ2.5などもふくんでおり、これらの粒子には有害金属や多種類の農薬が検出されている。(206)経気曝露で有害物質が取り込まれると、肝臓の解毒を受けずに体内を循環するので、より危険度が高くなる。

免疫異常や炎症反応は何らかの感染症でも当然おこるが、特定の地域や季節などの傾向が出るはずで、免疫異常だけで近年の発達障害増加を説明できない。(207)

また、自閉症関連遺伝子としても、免疫系にかかわる遺伝子ＨＬＡ（human leukocyte antigen）などが報告されているが、ごくわずかで二次的な病態にかかわっている可能性が高くこれだけで発症の説明はできない。

(2) 酸化ストレス

神経細胞、ことに発達期の神経細胞は酸化ストレスにも脆弱であることが知られている。長い軸索の先端にあるシナプスは、神経細胞体よりさらに脆弱である。また酸化ストレスはDNAに新規の(de novo)突然変異をおこして発達障害を発症させることもある。酸化ストレスはさまざまな経路で発生するが、もともと多量の活性酸素を器官内に持っているミトコンドリアが機能異常をおこすと、酸化ストレスの大きな発生源となる。酸化ストレスをおこす環境化学物質はミトコンドリア機能異常をおこすものと重なるが、それ以外にヒ素、鉛、ディーゼル粒子、ネオニコチノイド系農薬にも報告があり、放射線も酸化ストレス発生源になる。(202・203) 星信彦(神戸大学大学院農学研究科)らの研究ではネオニコチノイド系農薬は酸化ストレスを介して、精子や卵子の成長を阻害し、ウズラやげっ歯類の生殖能力低下を引きおこす。(208)

ネオニコ農薬の使用をやめた佐渡のトキ保護区では、トキが正常な生殖を始めた。

(3) ミトコンドリア機能異常

脳は身体の中でもっともエネルギーを必要とする組織で、そのため神経細胞にはミトコンドリアがことに多く存在している。そのためミトコンドリアにかかわる重篤な遺伝疾患である「ミトコンドリア病」では、全身のミトコンドリアの機能が徐々に衰えていくが、症状は脳や筋肉などエネルギーを一番必要とする組織に顕著に出て「ミトコンドリア脳筋症」と呼ばれる。ミトコンドリアの機能障害は、神経細胞ことにシナプスに大きなダメージを与える。(209) 自閉症児でもミトコンドリアの異常が確認されている。(210) 環境化学物質にはミトコンドリアの機能阻害をおこすものが多く、アルミニウム、有機水銀、カドミウム、ＰＣＢ、有機塩素系農薬、有機リン系農薬など多数の報告がある。(202・203) 放射線もミトコンドリアＤＮＡの切断などによって機能障害をおこすことが知られている。自閉症関連遺伝子として、抗酸化作用のあるグルタチオンやミトコンドリア関連因子が報告されており、このような脆弱性にかかわる遺伝子背景に、放射線や環境化学物質が関与してシナプス、軸索、神経細胞に影響し発症する可能性がある。

2．日本人はＰＣＢや農薬など環境化学物質にどれだけ曝露しているか

肝心の日本人には、ほとんど認識されていないことだが、図８‐１に示したように、日本の農薬使用量は、二〇〇八年度ＯＥＣＤ加盟国中、単位面積あたりで世界二位（二〇〇二年では一位）と極めて多量に使用されている。農薬はこれまでも深刻な環境汚染や健康被害を引きおこし、事態が深刻になってから、〝安全性〟を謳い文句にした代替農薬が繰り返し開発されてきた歴史をもつ。また農薬登録認可に必要な毒性試験は多種あるが、肝心の発達神経毒性試験はＥＵや米国では一応あるものの入っていなかった。二〇一九年四月、発達神経毒性が入ったが必須ではなく、方法も古いＯＥＣＤによるもので高次脳機能の発達を調べるには不十分である、

ＯＥＣＤ、ＥＰＡでは発達神経毒性試験のガイドラインが出され、主に動物実験を基に実施されているが、評価法が適切であるか未だに議論されている。特に脳高次機能への影響をどうしたら評価できるか課題になっているのが現状である。

（1）日本人全員のＰＣＢ汚染

ＰＣＢは一九七〇年頃に製造中止および変圧器などの閉鎖系以外での使用禁止となったが、分解しにくく未だに世界中に汚染がつづき、森千里（千葉大学大学院医学研究科次世代環境健康学センター）らの調査によれば、日本人は多かれ少なかれ全員ＰＣＢに曝露している(211a)（図8-2）。ＰＣＢ汚染は年齢に比例して蓄積が高い傾向を示し、注目すべきは全体の三％ぐらいの人が異常に高く汚染されていることで、変圧器などから漏れたＰＣＢに直接触れたか、マグロの大トロなど汚染度の高い食品を多食したりしたなどの個人特有の環境の要因が考えられる。したがって、これらの高濃度汚染群で発ガンなど多くの健康被害がおこっている可能性が高いが、通常の規模の疫学調査では有意差のあるデータは出にくいであろう。予防原則が重要である。

（2）日本人の著しい毒性化学物質複合汚染

最新情報では、二〇一二年環境省が、一般健常人八六名の血液や尿を用いて、ダイオキシン、ＰＣＢ、有機塩素系、有機リン系、ピレスロイド系などの農薬、カドミウム、ヒ素、鉛、水銀など

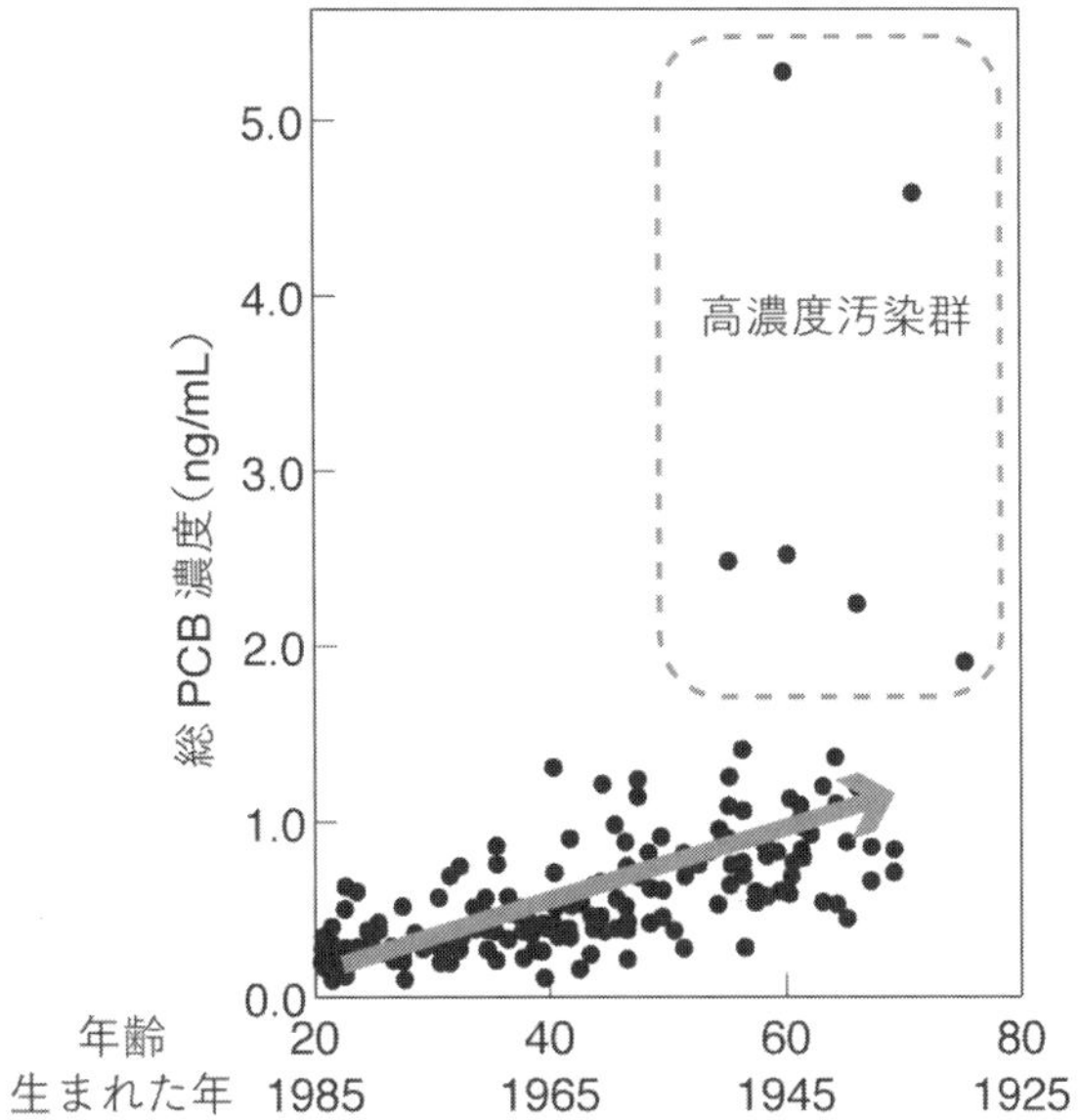

図 8-2　日本人における年齢別血中ＰＣＢ 濃度（被験者＝ 189 名）
PCB は検査を受けた日本人全員から検出された。年齢が上がるにつれて PCB 濃度もあがる傾向にある。特に高濃度汚染されている人が 6 人もいることに注意。2004 年森千里，戸高恵美子（文献 211a）より改変、岩波『科学』文献 12 引用。

有害重金属、環境ホルモン作用のあるビスフェノールＡやプラスチック可塑剤フタル酸エステルについて曝露状況を調べ、ホームページでも公開している。

表８－１（次頁）にその一部を示すが、一般の健常人でも実に多くの環境化学物質に曝露しており、私たち日本人は〝直ちに〟顕著な健康被害がない（気づいていない）かもしれないが、これらの長期影響や複合影響、ことに子どもたち次世代に及ぼす影響が危惧される。多種類の有機塩素系農薬（現在使用されていないにもかかわらず！）、ＰＣＢや水銀、鉛などは、何と健常者全員で検出され、これらは低用量でも脳発達に悪影響を及ぼすことが報告されている。二〇一四年の米国環境国際誌には、

試料	分類、用途など	化学物質名	中央値	毒性や性質など 注
血液	ダイオキシン類（非意図的生産物）		◎9.4 pg-TEQ/g-fat*	発がん性、エピジェネティック変異原等
	PCB（ポリ塩化ビフェニール）類（異性体209種、絶縁材等）		◎190 ng/g-fat**	環境ホルモン作用等
	フッ素化合物（テフロンなど家庭用品）	PFOS(ペルフルオロオクタンスルホン酸)	◎3.5 ng/ml	発がん性、生殖毒性等
		PFOA（ペルフルオロオクタン酸）	◎1.8 ng/ml	
	DDT（ジクロロジフェニルトリクロロエタン）類†	p,p' -DDT	◎6.1 ng/g-fat	有機塩素系農薬、発がん性、神経毒性、発達神経毒性、環境ホルモン作用、エピジェネティック変異原等
		p,p' -DDE（代謝物）	◎120 ng/g-fat	
	クロルデン類†	trans ノナクロル	◎23 ng/g-fat	
	ドリン類†	ディルドリン	◎3.2 ng/g-fat	
	ヘキサクロロシクロヘキサン†	βHCH	◎27 ng/g-fat	
	ヘキサクロロベンゼン（除草剤）†		◎14 ng/g-fat	発がん性等
	PBDE類（ポリ臭素化ジフェニルエーテル、難燃剤）†		◎2.6 ng/g-fat	環境ホルモン作用等
	鉛		◎11 ng/ml	神経毒性、発達神経毒性等
	総水銀（メチル水銀、無機水銀など）		◎8.3 ng/ml	
尿	有機リン系農薬代謝物	DMP（ジメチルリン酸）	2.5 μg/g cr***	神経毒性、遅発性神経毒性、発達神経毒性等
		DEP（ジエチルリン酸）	3.2 μg/g cr	
		DMTP（ジメチルチオリン酸）	3.6 μg/g cr	
	ピレスロイド系農薬代謝物	PBA（フェノキシ安息香酸）	0.33 μg/g cr	発達神経毒性等
	トリクロサン（除菌剤、薬用石鹸、歯磨き、化粧品など）		◎0.97 μg/g cr	環境ホルモン作用等
	フタル酸エステル代謝物（プラスチック可塑剤）	MBP（フタル酸モノブチル）	◎16 μg/g cr	環境ホルモン作用、発達神経毒性等
		MEHP（フタル酸エステル）	◎2.6 μg/g cr	
		MEHHP	◎8.3 μg/g cr	
		MEOHP	◎5.4 μg/g cr	
	ビスフェノールA（BPA; プラスチック原料）		0.29 μg/g cr	環境ホルモン作用エピジェネティック変異原等
	パラベン類（防腐剤）	メチルパラベン	◎72 μg/g cr	環境ホルモン作用
	カドミウム		◎0.74 μg/g cr	神経毒性、エピジェネティック変異原、遺伝毒性等
	ヒ素	三価ヒ素	1.4 μg/g cr	

健常人490名（各年度約80名、40-59歳）のボランティアの血液、その内420名の尿を用いて測定。
血液調査は難分解性物質や金属について測定し、尿調査は代謝が早い物質について測定。
2011～2016年の結果の中央値を記載。
†: 2011年のみ検査した項目。　◎: 検査対象の全員から検出。
*TEQ: 毒性等量（化合物により毒性の強さが違うので、毒性が強い2,3,7,8-TeCDD毒性に換算した値）。
**/g-fat：脂肪重量当たりの濃度。
***/g cr: 尿中クレアチンに対する濃度。
注：「毒性や性質」は、筆者が研究論文の情報から加えた項目で、環境省の見解ではない。
http://www.env.go.jp/chemi/kenkou/monitoring.html

表8-1　環境省「日本人における化学物質のばく露量について2017」パンフレットより抜粋。

日本人でも曝露している有機塩素系農薬クロルデン（トランス・ノナクロル）、特定のＰＣＢやカーテンなどの難燃剤ＰＢＤＥなどの曝露と自閉症の相関関係が報告されている。[212]

　また、有機リン系農薬代謝物も全員から検出されるものがあり、その値はこれまでの報告から[2・213ab・214]妊娠中の女性が曝露すると生まれる子どもにＡＤＨＤなど発達障害をおこすリスクが高くなる値に近く、影響が懸念される。それ以外の農薬も検出されており、われわれ日本人は連日多種類の農薬や有害な環境汚染物質に曝露され続けていることが如実に示されている。

　汚染された母体から、ほとんどの環境化学物質が胎盤を通過し胎児へ、母乳を通じて乳児へ移行しやすいことは図４－２（二〇七頁）のように、すでに実証されており、[211b]その上胎児、乳幼児の脳の血液脳関門は未成熟なので、血中の毒物は簡単に発達中の脳に侵入してしまう。

　ヒト脳では、この周産期は脳の機能発達の要《かなめ》である神経回路をつくるシナプス形成や不要なシナプスの脱落が脳の各所で盛んにおこっており、種々の化学物質による脳発達への感受性がもっとも高い時期なのである。

３．有機リン系などさまざまな農薬の危険性

　過去に多く使われた有機塩素系農薬（ナトリウム・チャネルの阻害剤）は、難分解性、蓄積性や毒性が問題となって一九七〇年頃から先進国でほぼ使用されなくなったが、ＰＣＢ同様に環境

中に汚染が広まったため、表8-1のように今でも日本人全員が曝露され続けている。

最近の研究では、有機塩素系農薬の中には、環境ホルモン作用をもつものや、毒性メカニズムとしてエピジェネティックな変異をおこすものもあることが分かってきている。[215]

有機塩素系農薬ビンクロゾリンをネズミの母胎に投与すると、胎仔の遺伝子にDNAメチル化などのエピジェネティックな変異（第4章コラム4-1参照）が起き、次世代、次々世代、さらに五世代に至るまで、行動異常や発がんや肝臓疾患、生殖器の異常などをおこすことが報告されている。[216a]

有機塩素系農薬メトキシクロールもエピジェネティックな影響を及ぼすと報告されている。子どもの脳発達への影響についても疫学研究があり、DDTの主要な代謝物DDEが母親に検出されると、生まれてくる子どもの知能発達に障害が起きやすいことが二〇〇〇年代に多数報告されている。[3] 最近の米国医師会雑誌では、アルツハイマー病患者で、DDEの体内濃度が高く、農薬DDTの曝露で認知症になるリスクが上がるという論文が報告されている。[216b]

（1）有機リン系農薬と発達障害の疫学

有機塩素系農薬が使用されなくなり、代替として有機リン系農薬が多種類開発され主流となった。その殺虫作用は、主要な神経伝達物質の一種アセチルコリンの分解酵素コリン・エステラーゼを阻害することによる。アセチルコリンは受容体に結合し神経細胞を興奮させ、その後コリン・エステラーゼによって分解され興奮が止まる（図8-3）。ところが有機リン系農薬が脳神経系に作用するとア

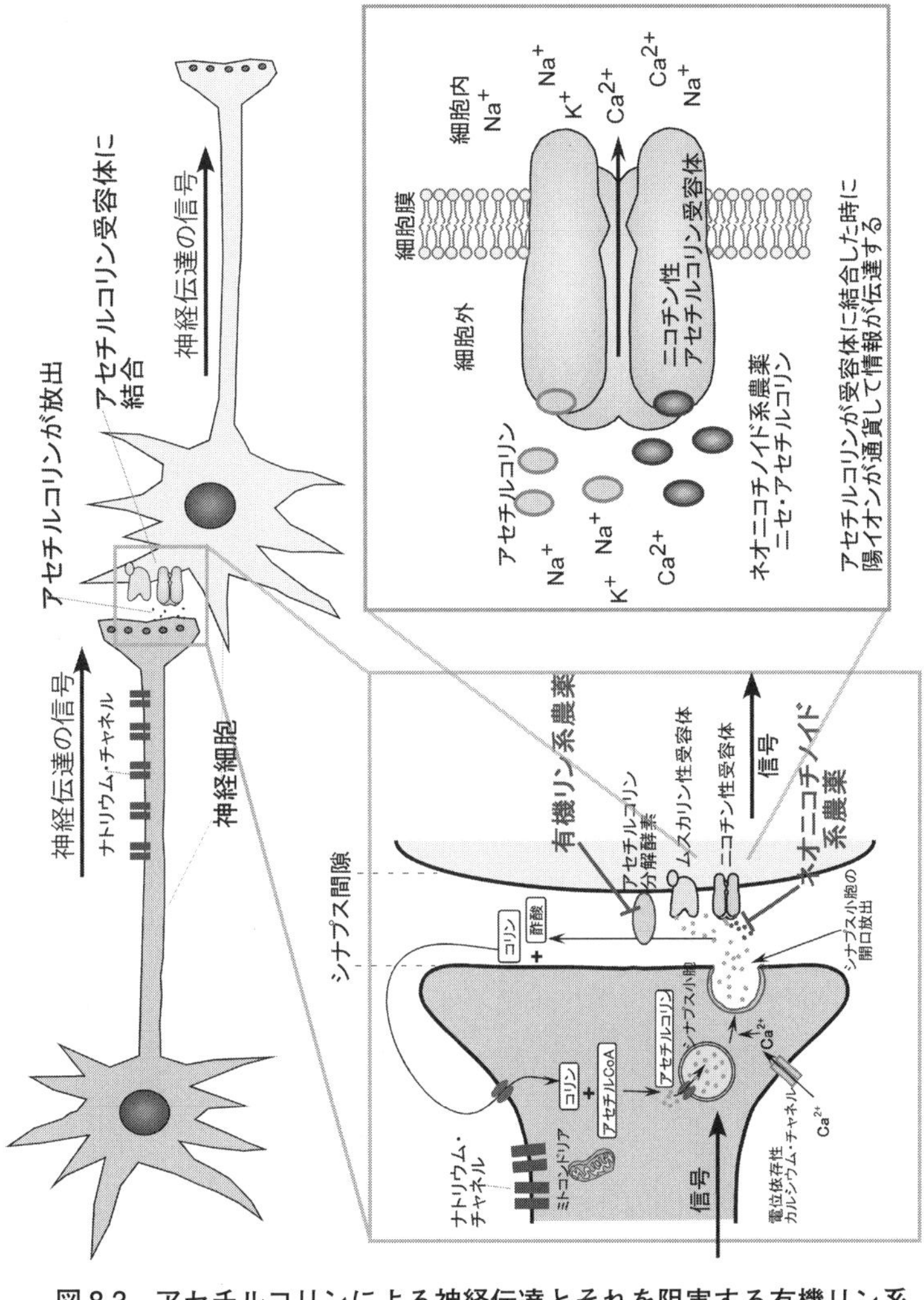

図 8-3　アセチルコリンによる神経伝達とそれを阻害する有機リン系農薬とネオニコチノイド系農薬

神経終末に信号がくると、電位依存性カルシウム・チャネルが開いて、Ca^{2+}イオンが細胞内に入りそれが引き金となって、シナプス小胞が開口放出して、内に内蔵されていた神経伝達物質アセチルコリンがシナプス関係へ放出される。次の神経細胞のニコチン性受容体にアセチルコリンが結合すると、受容体のゲートが開いて、Na^{+}, K^{+}イオンが通過し、電気信号がまた生じ、信号伝達が完了する。電気信号をになうナトリウム・チャネルは有機塩素系、ピレスロイド系農薬の標的である。

セチルコリンが分解できず、異常な興奮をおこし続けてしまう。多種類の有機リン系農薬が開発・製造され、世界中で多量に使用されてきたが、これも使用された後から生態系への環境毒性や神経毒性、遅発性神経毒性などが問題になった。規制の厳しいヨーロッパでは現在ほぼ使用されなくなってきているが、米国や日本では一時の使用量よりは低くなっているものの、未だに多量に使用され続けている。

有機リン系農薬の曝露が子どもの脳発達に悪影響を及ぼすことについては、二〇一〇年の有機リン系農薬代謝物の尿中濃度とADHDの関係を調べた疫学研究(2)が注目された。

ハーバード大グループは、一般的な米国の小児一一三九人（八～一五歳）の有機リン系農薬代謝物の濃度とADHD（DSM‐Ⅳによる診断）の相関関係を調べた。有機リン代謝物ジアルキルリン酸（DAP）、特にジメチルジアルキルリン酸（DMAP）の濃度が高い小児はADHDと診断される率が高くなり、さらにその代謝物ジメチルチオリン酸が高いと、検出されない小児よりもADHDのオッズ比は約二倍、つまりADHDになるリスクが約二倍であった。

著者らはさらなる研究の必要性を指摘しているが、この尿中有機リン代謝物の濃度は、一般レベルの日常生活で検出される程度の低濃度であることから、米国においてADHDなど発達障害が急増している一因である可能性が示唆され話題となった。その後も、有機リン系代謝物とIQ低下などの疫学報告(212～214)が続けて出され、前述したように二〇一二年米国小児科学会は、小児への農薬曝露の危険性について、公的に警告(1)を出した。

（２）有機リン系農薬の脳発達などへの毒性メカニズム作用機序

脳の発達、神経回路形成には、アセチルコリンとその受容体がかかわっていることが分かっているので[217]、コリン・エステラーゼを阻害する有機リン系農薬は、脳の発達の過程でアセチルコリン系を介した神経回路形成をかく乱・阻害し、ＡＤＨＤ発症や知能発達に影響を及ぼす可能性があり、疫学調査の結果で相関関係が出たのは当然と考えられる[218]。

興味深いことに、コリン・エステラーゼの活性ドメインは、シナプス接着タンパク質・ニューロリジンのニューレキシン接合部位に存在している[99]。ニューロリジン、ニューレキシンの遺伝子変異と自閉症発症には因果関係が示唆されており、コリン・エステラーゼを阻害する有機リン系農薬は、これらのシナプス結合に直接関与している可能性もある。

有機リン系農薬のヒトへの毒性はコリン・エステラーゼの阻害による毒性以外に、数週間後に四肢の麻痺など運動失調がおこる遅発性神経障害が知られており、神経障害性エステラーゼという酵素が阻害されておこると考えられている[219]。

脳内にも存在する神経障害性エステラーゼのノックアウト・マウスは生まれてもすぐに死んでしまい、酵素活性が低いマウスでは多動を示すことが報告されており[220]、この酵素がＡＤＨＤなどの発達障害にかかわっているかもしれない。なお生きた脳内での特定の分子の動態を観察できるポジトロン断層画像解析（ＰＥＴ）で、鈴木らは、自閉症患者では顔の知覚認知に働く紡錘回でコリン・エステラーゼの活性の有意な低下があり、社会性を示す指数の低下と相関していると報告している。(130b) コリン・エステラーゼを標的とする有機リン系農薬など発達神経毒性を示す化学物質の関連が疑われる。

またアセチルコリンは脳神経系だけでなく免疫系でも重要な働きをしているので、有機リン系農薬は発達障害をおこすと同時に各種のアレルギーなどにも関与しているという証拠が多い。非常に微量の化学物質で健康被害を生じる化学物質過敏症は、有機リン系農薬曝露後に発症するケースが多く、因果関係が懸念されている。(160・161)

(3) ピレスロイド系などその他の農薬や除草剤の危険性

その他、除虫菊の殺虫成分に近く残留性の高いピレスロイド系（ナトリウム・チャネルが標的）やカーバメート系（コリン・エステラーゼ阻害）なども、脳神経系を標的としている。

ピレスロイド系農薬は、安全性が高いとされていたが、動物実験では脳の発達に重要な遺伝子発現を変動させる報告や、(221) 脳内の血管形成に異常をおこす論文が出ている。(222) 最新の疫学研究では、ピレスロイド系農薬曝露と子どもの行動異常に相関関係があると報告されている。

他にも、使用量の多い殺虫剤フィプロニルは、抑制性の神経伝達物質であるGABA受容体のアンタゴニスト、除草剤グリホサートは抑制性神経伝達物質グリシンの有機リン化合物、グルホシネートは興奮性神経伝達物質グルタミン酸の有機リン化合物と、脳神経系が標的となる多様な農薬が使われている。

除草剤グルホシネート、グリホサートは、除草剤耐性の遺伝子組換作物とセットで、世界中で大量に使用されているが、その毒性も懸念されている。藤井儔子（帝京大学医学部）らは、グルホシネートを投与したラットが激しく咬み合うなど攻撃性を増すだけでなく、母胎経由で曝露した仔ラットは、普通はおとなしい雌の仔ラットまでお互いに咬み合うなど易興奮・攻撃性を生じることを報告している。[223] 近年わかってきたグリホサートの多様な毒性については、第11章8項に記載した。

4. ネオニコチノイド系農薬によるミツバチの大量死と発達障害への危険性

一九九〇年代、慢性毒性の強い有機リン系農薬の代替として開発されたのがネオニコチノイド系農薬（ネオニコ農薬）で、現在世界中で使用量が急増している。

ネオニコチノイドは、その名の通りタバコの有害成分ニコチンの類似物質で、神経伝達物質アセチルコリンの受容体の一種、ニコチン性受容体にニコチンと同様の（アゴニスト）作用をおこし、毒性を発揮する（図8-3）。

その強い毒性は、それまでの農薬ではおこらなかったミツバチの大量死を世界各地でおこしたことで注目された。二〇一二年の『サイエンス』や『ネイチャー』の実験的論文[224~226]により、ネオニコ農薬が働きバチの脳に侵入し、採蜜や帰巣行動、女王蜂の養育行動に異常をおこし、群れごと絶滅することがわかった。日本の水田などでは、より低い濃度でもネオニコ農薬で汚染された稲の花粉をハチの幼虫が食べ、発達中の脳に異常（発達障害）をおこし、生まれた働きバチの行動などが異常になる可能性もある。

ネオニコ農薬はハチの免疫機能や、幼若ホルモンの分泌能を低下させるという報告もある。アセチルコリン系は多様な働きをしているので、ハチなど昆虫でもネオニコ農薬がアセチルコリン系を介して免疫系やホルモン系のバランスをかく乱している可能性がある。

ヒトや哺乳類への毒性もすでに確認されている。以前の有機リン系農薬の大部分は非浸透性で農産物の表面にとどまり、洗えば大部分とれたものが多かったが、ネオニコ農薬は水溶性で、種子内部に浸透した微量の農薬が成長後も葉や茎に拡がって、薄まっても殺虫効果が持続するという非常に毒性が強い浸透性農薬である。

有機リン系農薬は果実も皮をむけばよい。ところがネオニコ系など浸透性の農薬は果菜内部に浸透するので洗い落とせずそのまま食べざるを得ないため、問題となっている。

(1) ネオニコチノイドの標的となるニコチン性受容体は脳の発達に重要

ヒト脳内で、神経伝達物質アセチルコリンのニコチン性受容体は、大脳皮質、海馬、線条体、扁桃体、黒質、小脳など幅広い脳の領域で発現しているが、近年になってこれらが記憶・学習・認知などの高次機能に関与することが分かってきた。

最近の報告では、海馬において記憶にかかわる興奮性、抑制性のシナプス可塑性が、アセチルコリンやそのニコチン性及びムスカリン性受容体を介して調節されていることが明らかとなった。(227)精神疾患との関係では、統合失調症、うつ病ではニコチン性受容体との関係が指摘され、アルツハイマー病の脳では、アセチルコリンとニコチン性受容体の減少、βアミロイドとニコチン性受容体の凝集が報告されている。(228・229)自閉症児の脳で、ニコチン性受容体の発現が減少していることも知られている。(230)ニコチン性受容体はその機能の多様性から、アルツハイマー病や自閉症などの創薬のターゲットとしても研究が進んでいる。

さらに重要なことに、ヒトの脳発達では、ニコチン性受容体が妊娠初期から成人脳より高いレベルで発現し、神経細胞の増殖、移動、分化、シナプス形成、神経回路形成など脳の発達過程にかかわることが分かってきた。視覚系の神経回路形成、脳幹や脊髄の神経回路形成、大脳皮質や海馬のシナプス形成には、それぞれニコチン性受容体が必要と報告されている。(231〜233)最近の研究では、ニコチン性受容体は、胎児だけでなく青年期にいたるまで、脳幹のコリン作動系は勿論のことドーパミン、セロトニンなどアミン系神経回路、海馬、小脳、大脳皮質などの正常な脳の「共発達」に多様に関与していることまで報告されている。(217)

またニコチン性受容体の内因性モデュレーターであるLynx1は、ニコチン性受容体の特異的拮抗薬であるヘビ毒のα‐ブンガロトキシン類似構造をもっており、これが脳発達で重要な「可塑性の臨界期」を調節していることが分かってきて、(234・235)アセチルコリン系が脳発達において重要である事実が益々明らかとなっている（10章の2‐6）。

（2）ニコチンによる発達期の子どもへの悪影響

喫煙の健康影響にかかわる研究の進展から、ニコチンは急性毒性があるだけでなく、低濃度長期曝露でも遺伝子発現の異常を介してさまざまな人体への悪影響をもち、特に子どもの成長を妨げることが明らかとなり、(236) タバコの箱にもその害がはっきり明記されている。

妊婦を介する胎児の受動喫煙は、低体重児出生や早産、乳児突然死症候群、ＡＤＨＤなどのリスクを上げることが分かっている。(237) ニコチンが胎盤を容易に通過し、胎児の脳にも移行することも確認されている。ＡＤＨＤの原因もタバコに含まれるニコチンの関与が疑われ、(238・239) 特にドーパミン受容体とドーパミン輸送タンパクの特定な遺伝子多型の母親が妊娠中に喫煙するとＡＤＨＤになるリスクが有意に上がるという疫学報告は、(240) 遺伝子背景の一部を示すものとして注目されている。すなわちドーパミン系の遺伝子で決められた特定のシナプスの脆弱性が、毒物化学物質ニコチンの曝露によって引き金を引かれ、ＡＤＨＤが発症したことになる。最近の疫学研究でも、母親の喫煙は高機能自閉症と相関関係があると報告されている。(241)

動物実験では、母体経由の低用量ニコチン曝露により仔ラットでは、脳内のシナプス形成にかかわる遺伝子発現に異常がおこり、(242a) 多動など行動異常も報告されている。(242b) さらに最近の研究ではニコチンがエピジェネティックな変化を起こす報告や、(243a) 母胎経由のニコチン曝露により、次次世代にまで多動など行動異常を起こすという動物実験が発表され、(243b) 今後の研究の進展が注目される。

近年使用量の急増しているネオニコ農薬は、このニコチンに類似しているため、ニコチン様の発達障害をおこすような影響が危惧される。欧州食品安全機関は、「ネオニコ農薬は発達神経毒性をもつ可能性があり、規制を強化すべき」という科学的見解[4]を公表した。

(3) ネオニコチノイド系農薬のヒトや哺乳類への影響

ネオニコ農薬は、国内では農薬以外にも防虫剤として建材、ガーデニング、シロアリ駆除、家庭用殺虫剤、ペットの蚤駆除など多用され、松枯れ防止に空中散布が実施されている地域もある。国内のネオニコ農薬の一日摂取許容量は欧米並みであるが、残留基準はＥＵや米国にくらべ極めて緩く、食品の組合わせによって許容量を超えてしまう可能性がある。また最近の報告では、一般家庭の室内空気やハウスダクトから、シロアリ駆除剤や建材から流出した複数のネオニコが検出されている。

ネオニコチノイドはニコチン同様、哺乳類ニコチン性受容体に結合するが、イオン強度などにより、いくらでも異なったデータが出せる単純な結合阻害実験では、昆虫類ニコチン性受容体への〝結合性〟が著しく高いため、哺乳類とくらべた選択性は適当な実験条件を設定すると数十から数百倍低いとするデータが出ている。

ヒトへの毒性を考えるとき重要なのは、実際にはネオニコチノイドがヒトや哺乳類ニコチン性受容体に結合し作用をもつことで、このような恣意的な人工の結合実験のデータからの〝選択性〟

から、非常に親和性が高い昆虫類と比較すると低親和性とみえるだけで、現実には結合実験の昆虫対哺乳類の差は直接関係がない。実際にネオニコ農薬が、ヒトに被害をおこし、低濃度でヒトや哺乳類ニコチン性受容体に結合して作用することには、実験的証拠が出てきている。

国内のヒトへの曝露被害については、青山美子（青山内科小児科医院）、平久美子（東京女子医科大学）らが農地への空中散布や汚染のひどい食品の多食による大量曝露での比較的急性の毒性、すなわちネオニコ農薬中毒と疑われる全身倦怠感、記憶障害、心電図異常、瞳孔反応異常などの症例を発表し、さらにこの患者十一名中六名の尿からネオニコチノイドの代謝物６‐クロロニコチン酸が検出されたと報告している。(244・245)

ヒトに関する実験報告では、ヒトのニコチン性受容体を強制的に発現させた細胞で、実際にネオニコチノイドが異常な興奮性作用をおこし、さらに本来の神経伝達物質であるアセチルコリンの作用を抑制、増強するなどの毒性作用も確認されている。(246)

私たちは、感受性の高い発達期脳への影響を調べるため、発達期神経細胞の実験モデルとして適したラット新生仔の小脳の細胞培養を用いて、ネオニコ農薬の影響をニコチンと対比させて検討した。その結果、二種のネオニコ農薬はニコチン同様に１μＭ以上で小脳顆粒神経細胞に異常な興奮性反応をおこした。(247)

さらに同じラット小脳の系を用いて、ネオニコ農薬やニコチンが発達期神経細胞に及ぼす影響をＤＮＡマイクロアレイによる網羅的遺伝子発現の解析から検討した。その結果、ネオニコ農薬曝露群は対照群にくらべ、多数の遺伝子に顕著な発現変動が確認され、これらには、シナプス形成、神経伝達系、神経回路形成、ホルモン系、転写調節因子などにかかわる遺伝子が多数含まれ、一部は自閉症関連遺伝子と重なっていた。

また動物実験の報告では、母体経由でネオニコ農薬を投与された仔ラットでは行動と脳組織に異常があった。[248・249] ネオニコ類が、ニコチン同様脳内に侵入しやすいこともマウスで報告されている。[250a] さらにネオニコの体内代謝産物は、哺乳類ニコチン性受容体に対し元のネオニコより高い親和性を示し、ニコチンに極めて近い毒性を示すものもある。[250b]

これらのことから、低濃度のネオニコ農薬がヒトや哺乳類ニコチン性受容体に作用し、ＡＤＨＤなどの発達障害をおこす一因である可能性は高い。最近発表された米国の疫学論文では、妊娠中にイミダクロプリドを含むペットのノミ駆除剤を使用した母親と、使用しない母親とを比較すると、生まれてくる子どもが自閉症児となる確率（オッズ比）は、使用した群で一・三、ひんぱんに使用した群で二・〇と相関性を示した。[251] この論文では曝露濃度が確定されていないなど、今後のさらなる研究が必要だが、ネオニコが自閉症の一因となる可能性が示唆された。

二〇一三年一二月、ＥＦＳＡ欧州食品安全機関は、著者らのＰＬＯＳ　ＯＮＥに発表した論文を詳細に精査し、他の論文と併せて検討した結果、ネオニコ農薬二種（アセタミプリド、イミダクロプリド）は脳発達を阻害する可能性があるとして、基準値を下げるよう公式に勧告した。さらに他のネオニコ農薬も発達神経毒性をもつ可能性があるので、再評価が必要であり、発達神経毒性試験のスクリーニング法についても、培養レベル、動物実験レベルで適切な評価法の開発が必要と提言した。この情報はただちに『ガーディアン』『ル・モンド』『ニューヨーク・タイムズ』『ウォールストリート・ジャーナル』など欧米の有力紙を中心に、日本では『日本経済新聞』に大きく報道された。

米国小児科学会の警告のように、ネオニコ系以外でも脳神経系を標的にしているものが多い農薬は、子どもの脳発達に特異的な影響を及ぼし発達障害の一因となる可能性が高いので、農薬全般について、妊娠時や発達期の子どもへの曝露はなるべく低くなるよう注意が必要である。また国内でも早期に適切な農薬の発達神経毒性試験の導入が望まれる。

初版出版時から五年、その間に発達障害の実態の基礎研究はそれほどでもないが、農薬を始めとする環境化学物質の毒性研究などは大いに進んだ。最も大事と思われる研究の一つが、ネオニコチノイド農薬（ネオニコ農薬）の発達神経毒性の実際の検出である。それまでは、環境化学物質と発達障害の因果関係を証明した良い例は無かった。神経発達毒性の動物実験は、行動動物実験の経験が豊富でないと困難だからである。

二〇一六年、日本の国立環境研の毒性検出のベテラン研究者達が、ネオニコ農薬の一つを与えた母マウスから生まれた子のうち、雄マウスの行動を観察し、異常を発見し、神経科学の国際誌に発表した。(300) このネオニコ農薬被曝マウスの子の行動異常は、一般の行動には異常がなく、特定

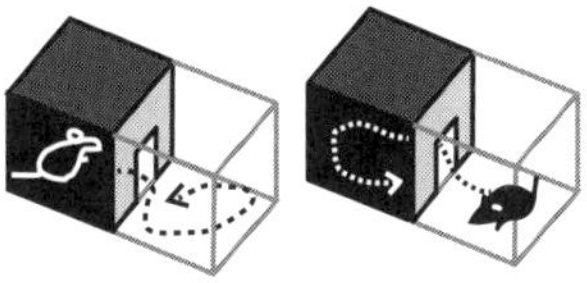

明暗箱試験の概要

暗箱と明箱が狭い通路で接続された明暗箱にマウスを入れて10分間行動観察する。マウスは通路を介して明箱と暗箱を自由に往来できる。暗箱の滞在時間が長いほど不安を感じる場所に出て行く情動反応が強いと考えられる。

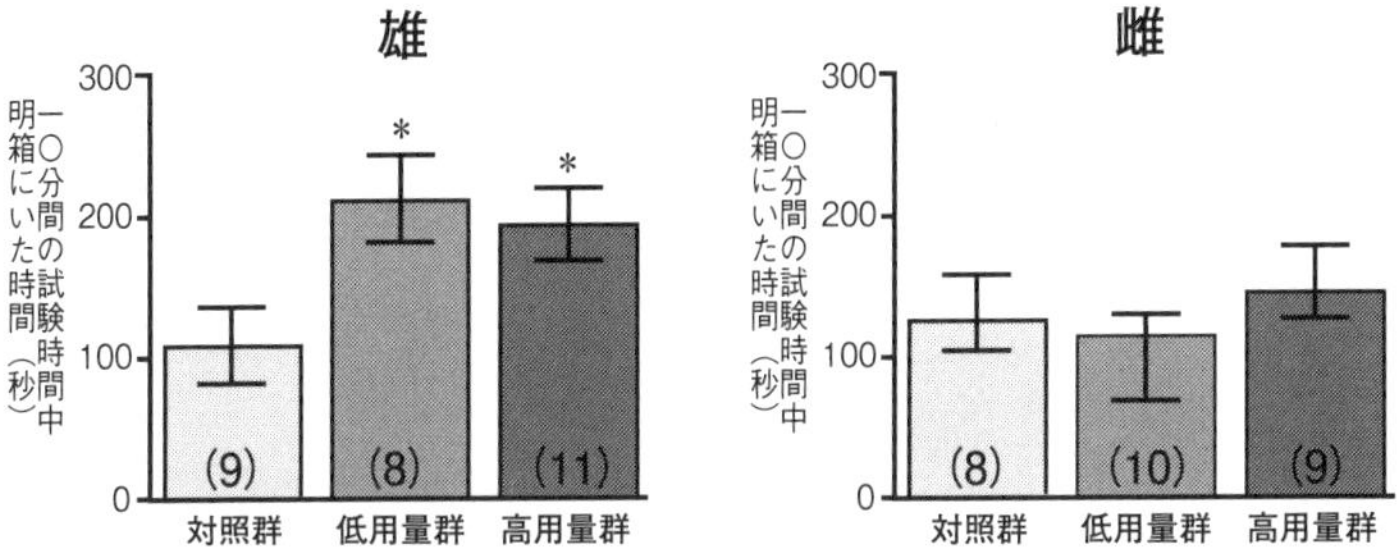

明暗箱試験における明箱滞在時間への影響

雄特異的に明箱への滞在時間の延長が認められる。
＊P＜0.05vs 対照群（統計手法：分散分析およびフィッシャーの PLSD 法）P＜0.05とは低用量群および高用量群いずれでも、明箱の中にいた時間が統計的に対照群と異なることを示している。（　）内は試験した匹数。

図 8-4　ネオニコチノイド農薬のオス仔マウス特異的な特定の行動変化：発達神経毒性の証明（300）

母マウスに経口投与でアセタミプリドを低用量 1mg /kg体重 / 日、高用量 10 mg /kg体重 / 日、胎児期〜授乳期に投与し、仔マウスで明暗箱試験などを行なった。明暗箱は不安行動試験によく使われるが、この結果は著者もきちんと論文中で discuss しているように、低用量のニコチンの作用と同様、オス仔マウスが多動になったとも解釈できる。仔マウスの脳内からアセタミプリドが検出され、母体から仔マウスの脳に移行することが確認された。ヒトの自閉症、ADHD などの発達障害は男子に多く、特定の行動のみ異常が見られる。

国立環境研究所 HP より引用
（https://www.nies.go.jp./whatsnew/2016/20160603/20160603.html）

の行動だけに、しかも雄のマウスで顕著に行動異常が起こっており、ヒト発達障害の行動異常への外挿が可能であると考えられる。この実験は発達神経毒性の検出が、農薬などの安全性検査に汎用されているマウスを使った動物行動実験で行えることを明白に示しており、今後非常に重要になると思われる。発達神経毒性の検出は、やや難しい複雑なところもあるが、可能なのである。

(4) ネオニコ農薬の発達神経毒性実験——因果関係の証明

マウスを使った毒性実験ではプロの、前川文彦(国立環境研究所・分子毒性部)のグループは、ネオニコ農薬の一種、アセタミプリドを母マウスに低濃度1mg/kg体重、より高濃度10mg/kg体重を与え、生まれた仔マウスに各種の行動実験を行い発達障害のを症状と良く似た行動を示すことを証明した。(300)

母親の妊娠中/授乳期にネオニコ農薬を与え、胎盤、授乳を介してネオニコ農薬に胎児、乳児の脳が曝された、生まれた子どもの行動を、8週間脳を発達させた後、観察したわけである。低濃度曝露で、オスの子どもに特異的に性的行動、攻撃的行動に異常が見られ、さらに高濃度と比較し、より低濃度でしかもヒトの発達障害のように男の子に多く、すなわちオス特異的に不安低下/多動行動を有意で示した(図8-4)

一方、マウスの多種の行動を一度に観察できる、スイスで開発されコンピュータ化したインテリ・ケージを用いた行動実験では、空間学習、行動の柔軟性など大半では、有意な行動変化は見られなかった。母マウスに低濃度のニコチン投与した仔マウスでは、発達障害の一症状である多動が起こるという論文が多い。ネオニコ農薬アセタミプリドが低濃度特異的に仔マウスの行動に変化を起こすなどの、農薬の低濃度曝露による発達神経毒性が、農薬の安全性試験で常用されるマウスでin vivoで検出できることが証明された。他の種類のネオニコ農薬も、化学構造は少し違うが、ニコチン性アセチルコリン受容体に作用する共通の毒性メカニズムをもつ以上、同様の（あるいは母マウスへの投与濃度を変えた）実験、および仔マウスでの幅広い多様な行動実験によって、ネオニコ農薬のマウスへの発達神経毒性が、さらに証明される可能性が高いと予想される。

（5）動物実験結果のヒトへの発達障害への外挿

これらの実験結果のヒトへの外挿は、論理的には一部議論がある。実際、多数の患者が飲む市販薬は、動物実験で安全だと言っても不十分で、実際にヒトの患者に投与し効能、副作用を確認する「臨床試験」をしないと、発売許可は下りない。製薬会社は基礎実験にどんな苦労をして金をかけても、「臨床試験」でヒトに副作用が見つかり、ダメになることが多く、市販治療薬開発の泣き所である。同じヒトの体に入る人工化学物質なのに、農薬などが「臨床試験」を免れているのはおかしいと思うが、患者が治療薬を飲むのは自然だが、健康な本人には何の利益もない農薬などをわざと実験的に飲むヒトなど、実際には見付からないので仕方がないのである。

もともと農薬など化学物質の安全性試験というものは、当然ヒトの健康への安全性を確保するために行われている。サリドマイドの催奇毒性などマウスでは検出されなかったが、サルでは検出された例外はあるが、進化的に哺乳類共通、あるいはヒトの遺伝子の元となっている類似遺伝子を多数もっているマウスでの実験結果は、ヒトにほとんど類似するはずだと考えられている。そのために、ヒトの健康保持のための治療薬の副作用検出や農薬の安全性の保証が、マウス・ラットの動物実験が、科学的／法的にも担保され、公的に使用されているのだ。

科学のどの分野でもネガティブな結果は、一般には実験科学論文になりにくい。しかし実はこのアセタミプリドのマウス実験（300）の結果をヒトに外挿すると、インテリ・ケージでマウスに変化のでるような行動の変化は、ヒトの自閉症で見られず、大部分の脳高次機能は定型（正常）発達しているので、自閉症の原因化学物質を追求している研究者にとっては、ネガティブな結果もポジティブな意味があると評価できる。

しかも男子に多い自閉症児に見られるのは、社会的行動など一部のみの神経回路（シナプス）の異常、これも男子に多いＡＤＨＤ児によく見られるのは注意／多動性に関わる一部神経回路（シナプス）の異常である。男女で性差があり、特定の行動／神経回路（シナプス）の発達のみに異常を示し、他の大部分の行動は定型（正常）発達していることは、前述したように発達障害児のもつ特徴で、発達障害、発達異常の少なくとも一部はネオニコ農薬曝露・仔マウスで再現されているという解釈が成立する。

(6) ヒトの集団と純系マウスの遺伝子背景の違い

さらに、発達神経毒性試験など安全性試験に用いるマウスには、ヒト発達障害者全体との大きな違いがある。マウスに遺伝子背景による個体差があれば、あらゆる実験結果がばらつき、データの統計解析に邪魔になるので、通常の動物実験では純系（遺伝子背景が同じ）のマウスを使う。遺伝子背景が一つのパターンに揃っている純系マウスは、逆に発達障害を起こす一般のヒトに外挿すると、多様な症状をしめすヒトの大集団のうちの、一個人だけを代表しているような状態といえる。他の純系マウスや、純系マウスを人工的に遺伝子操作し変異を起こした、遺伝子背景を違えたマウスでは、同じネオニコ農薬の投与でも、仔マウスに違った行動変化が観察される可能性がある。

結論として「この数十年間、有機リン、ネオニコなどの農薬を始めとする発達神経毒性をもつ環境化学物質を野放しにしてきたのが、日本における発達障害児の最近の増加の主な原因ではないか」と強く疑われる。

(7) トリ、マウスへの生殖毒性と農薬が妨げていたトキの繁殖に成功

ネオニコ農薬の慢性毒性には、鳥の卵が孵らないなど生殖毒性もあり、神戸大学大学院の星信彦（応用動物学）らによってウズラで実験的に証明されている。ネオニコ農薬の一種、クロチア

ニジンを投与した、オスのウズラ精巣生殖細胞数の減少、ＤＮＡ断片化細胞数の増加、酸化ストレスを抑制する働きをもつ、抗酸化酵素の減少が証明された。さらに投与したメスでは卵巣において異常な顆粒膜細胞数の増加、産卵率の低下を、オスメスの肝臓では重篤な脂肪変性を認めた。特にトキなど野生下で様々なストレスにさらされている、感受性の高い個体においてはその影響がより重篤となる可能性を示唆している。[303]

佐渡のトキは随分長い間、生殖不全によって個体数増加に失敗していたが、ネオニコ農薬を地域で使わなくなってから、繁殖に成功した。[304] またネオニコ農薬なしで栽培された地域米は、〝トキ米〟としてブランド化された。兵庫県豊岡市の天然記念物コウノトリも、付近の農民がネオニコ農薬を使わなくなってから繁殖に成功し、〝コウノトリ米〟は地域再生に役立っている。

なお最近は、ネオニコ農薬イミダクロプリドを低濃度１mg／kg体重、ラットに長期投与すると、精子形成を抑制する[305]などオスへの生殖毒性をしめす論文も増えた。

(8) マウスでのネオニコ農薬の行動毒性実験――加齢の影響など

若齢期、成熟期のマウスのネオニコ曝露による行動変化など星信彦のグループでは、ヒト学童期、成人期を意識し、ネオニコ農薬による行動変化などを観察した。平野哲史らは成熟マウスにネオニコ農薬の一種、クロチアニジンを５mg／kg体重を１回投与し、この無毒性量以下の低濃度でも、不安様行動が見られ、50mg／kg体重では異常啼鳴などの「異常行動」が必ず出ること、c-fos 発現解析により視床や海馬の神経活動性が上がることを発見した[306]。また米田直樹らの行動実験では、ネオニコ農薬の中では出荷量が一番多いといわれているジノテフランを、ヒトの学童期から成人期に対応する、3週齢から8週齢の発達期マウスに、無作用量ＮＯＡＥＬ（５５０mg／kg／ｄａｙ）以下も含む１００、５００、２５００mg／kg／ｄａｙで飲水投与すると、低用量から発達期マウスの自発運動量が濃度依存的に上がり多動性が増加すること、脳内黒質—線状体のセロトニンやドパミン陽性細胞で合成が促進され、精神的に不安定になりやすいことを明らかにした[307]。ＡＤＨＤなどを思わす行動変化である。またより低用量のクロチアニジンを使った単回投与では成長期のマウスは認識障害、空間学習記憶障害を起こし[308]、ヒトに外挿すると、学習の不全／障害と考えられる。

さらにマウスを成長させ、１２－１８週令（成年期）、９０－９７週令（老年期）のマウスを使い、クロチアニジン低濃度投与で加齢の行動への影響を見た。成年期では変化がなかったが、マウス老年期では自発運動量が低下した。オープンフィールド試験、高架式迷路試験、明暗箱試験では、ほぼ無毒性量程度のネオニコ農薬投与により、成長期群、老人期群共に、自発運動量の低下と共に不安様行動の増加が見られた[309]。老年期マウスが、農薬により行動が不活発になる農薬毒性の証明は、最近の米国医学界での「農薬がアルツハイマー病の原因の一つであるか」の論争に一石を投じる研究である。

また、坂部貢（東海大学医学部・生体構造機能学）のグループは、ラットを用いてネオニコ農薬アセタミプリドの脳内への取り込みを見る実験を行い、ネオニコの中脳への蓄積やニコチン性受容体の発現低下などが確認された(310)。

このような発達期、成熟期のマウスを使ったネオニコ農薬の行動毒性を調べた実験結果を見ても、ネオニコ農薬の行動かく乱作用の用量作用曲線が逆U字の関係になっていることがあるのは、一般の環境ホルモンと同じである。

最近の米国の大人のADHD診断で「成人になってから診断されるADHD患者には、子どもの頃はADHDの徴候・多動性が全くなかった人も多い」との報告(311)が気になる。

胎児期、乳児期のみならず、幼児期、小児期、学童期、成年期、老年期、ヒト一生のどの時期にも、農薬など環境化学物質により、同じような（あるいは、時には別の少し違った）後天的な脳の異常により、症状（行動）の変化を生じる毒性が農薬にはある。

日本で増えているアルツハイマー病発症の環境原因の一つに、農薬が挙っており、米国医学会誌で話題になり議論になっているのも、当然なのかもしれない。

農薬の毒性は発達障害を起こす慢性毒性ばかりでなく、一生の終わりで、老化関連脳神経疾患を発症させるかもしれない。老人がかかり易いパーキンソン病は、フランスでは政府が農民の農薬職業被曝が原因としており、農民がパーキンソン病になると労災補償を公的にしている。

自閉症の疫学は、自閉症診断のあいまいさによる問題、また環境因子の複雑さ多さにより、テーマの大きさに比べて報告された疫学研究の数がまだ少な過ぎ、「十分な情報量に基づくメターアナリシス」はまだ行われていないのが現状である。(312) 限られたデータではあるが、農薬ではクロルピリホスを含む有機リン系農薬が自閉症のリスクとなるデータが多く、日本ではいまだに有機リン系農薬の使用量が多いので、ネオニコ農薬との複合曝露が懸念される。この分野がさらに前進するには、時間と手間を必要とし研究費がかかるのが欠点である。しかも、どんなに頑張っても、疫学は、原理的に疾患が既に数が十分にでてから、はじめて疫学調査が可能なので、事前予防に役に立たず、本書のコラム3-2で詳述したように科学的な曖昧さが拭えない。それなら、もっと確かな環境因子の毒性試験、基礎研究を盛んにし、結果を社会的判断に使うべきである。

いずれにしろ、疫学データを待っていてはもうすでに遅いので、予防には「予防原則」を、欧州でやっているように重視すべきである。実験動物を使って出した毒性の基礎データは、再現性も原則的に保証されており、毒性データの因果関係の可否は再試験ですぐに結論が定まる。実験を重ね、とりあえずの回答を求める「真の科学」の根本である。

まず農薬の使用が問題になる。「無農薬では米や野菜が作れない」と言うのは、作っている人が増えた現在ウソということが分かった。

今後私たちは、農薬に汚染された野菜など食物の摂取、部屋の中などでの殺虫剤散布など、農薬（殺虫剤）などの毒性化学物質を、脳に入れないことが肝心である。一般国民、特に実際に触れる農民の健康を守るのには、無農薬、減農薬しかない。

ことに幼児期から学童期の脳は発達が著しく障害され易く、また毒物の侵入に弱いのでより注意すべきである。しかし一般には、乳児、小児期は、脳が化学物質に特に弱い時期なのだが、成年期、老年期ならば安全と言う保証は、脳神経科学的には全くない。

とくに最近では、農薬がパーキンソン病の危険因子であることは明らかで、フランスでは二〇一二年、農業従事者の職業病と認定され、労災が効く。

また、すでに述べたように「農薬はアルツハイマー病の原因の一つではないか」との議論がアメリカ医学会機関誌ＪＡＭＡでなされている。

第９章　発達障害の予防はできる
——環境要因による増加部分は、原理的に予防可能

古来、言われてきたように「予防は医学の王道」である。

そもそも、予防ができ、病気や障害にならなければ治療の必要などなく、本人も家族も社会にもなんの問題も生ぜず健康な生活が送れる。

自閉症、ＡＤＨＤ、ＬＤなど発達障害はこれまで原因不明とされてきた。

しかし原因がわかれば、しかもそれが環境要因であれば、重度な知的障害をともなう発達障害でも、以下に述べるクレチン症のように、ほぼ完全に予防可能になった例がある。

環境要因もさまざまだが、それぞれのリスクの分だけ発達障害の予防はできるはずである。

1. 環境要因が原因ならば、環境を変えれば予防できる

第5章で述べているように、自閉症を筆頭にADHD、LDなどの遺伝要因は非常に多様で複雑な遺伝子背景をなしている。

発達障害のようなエピジェネティックな病気や障害では、脆弱性を決めている遺伝子背景そのものを変えることはできない。ことに症状の個人差が大きく数百以上の遺伝子の組み合せが関与している〝超〟多因子遺伝であることが判明している自閉症では、遺伝子背景を変えることは不可能といえる。それに対して、原因のうち環境要因の部分は、原理的にはすべて予防可能である。「環境は変えることができる」からだ。

重度の発達障害であるクレチン症が良い例で、原因判明から発症の分子メカニズムが分かり、原因であるヨード不足をおぎなうために、ヨード剤が服用され、甲状腺ホルモンが妊婦に不足しないようにした。一般環境でも万一不足して、クレチン症児が生まれてしまっても、新生児検診で簡便に甲状腺ホルモンの量を血液で調べるスクリーニング検査が行われ、陽性の子どもにはより精密な再検査が行われ、リスクのある子どもが早期発見された。この子どもたちには補充療法として甲状腺ホルモン剤が投与され、日本ではクレチン症児を見ることは例外的になった。日本を含んだ小児科学の歴史には、このようなすばらしい発達障害の予防の成功例があるのである。

(1) クレチン症など甲状腺ホルモン機能低下症の予防の成功例

クレチン症は正式には先天性甲状腺機能低下症の一種で、もともとヨーロッパ・アルプスの麓などに多かった子どもの発達障害で、体の生育の不良（小人）と重度の知的障害と甲状腺腫をともなっているので、一見して分かり、地方病としてよく知られていた。アルプスの高峰、マッターホルン／モンテ・チェルヴィーノの初登頂で有名なウィンパーは近代科学、医学にも関心があり、名著『アルプス登攀記』の中で、麓のアオスタの谷に、クレチン症が非常に多いことにふれ、「空気が悪いせい」という当時の説に、「遺伝のせい」と主張した。近代科学が医学分野にも浸透しはじめた頃で「原因不明の病気をなんでも遺伝のせい」というのが、その頃から《そこそこ教養のある》人たちのトレンドで、これは自閉症でも最近まで続いており、《なんでもＤＮＡの違いが原因》という、よりナイーブな形で、最近の日本などでは大衆化している。

二〇世紀になり、この地方の発達障害・クレチン症の原因は、食品や飲料水中のヨード不足によることがわかった。図７‐１のように甲状腺ホルモンには一分子あたりヨード原子が三～四個必要で、ヨードの摂取が欠乏すると、このホルモンが合成されず、不足するのである。

アルプス地方や群馬県の一部のように氷河地形など岩だらけの谷では、環境全体でのヨード量が非常に少ないこともわかった。原因がヨード不足という化学物質環境にあることがわかったので、ヨード剤が配られ、ヨード不足地域におけるクレチン症の発症は激減した。それでも、また普通の環境でさえも先天性甲状腺機能低下症になる子どもはわずかだがおり、ヨード剤の投与の有無を問わず、新生児スクリーニング検査で患児を早期に発見、甲状腺ホルモン剤の投与で早期治療し発症させないことが可能となった（10章7項の早期発見・早期治療のやり方を参照）。

したがって新生児検診などによるスクリーニングがはじまって以来、日本ではクレチン症の子どもを見ることは一般になくなった。発達障害でも予防・治療できる場合があるのである。

2．毒性をもつ化学物質の摂取を避けることによる予防

このように原因が明確になると、その原因が環境要因であれば、原理的に予防が可能である。自閉症などの発達障害は、その増加原因が環境要因と確定したが、第7章にのべたように、さまざまな環境要因や可能性のある要因があり、単一ではない。しかし第一に分かりやすいのは、発達神経毒性や遺伝毒性をもつ化学物質は摂取しなければ良いということである。

たとえば農薬が原因であれば、母親やその子の農薬曝露が少なければ少ないほど予防できる。完全に摂取しないことにこだわる必要はなく、量を減らせば減らす程リスクが下がると考えるのが実践的だ。

なお治療薬として化学物質を飲む場合は、環境からの化学物質とは事情が違う。てんかんの症状をもつ妊婦がバルプロ酸などの抗てんかん薬を飲むと、生まれた子に自閉症発症の可能性が高まるが、妊婦がてんかん発作で倒れれば母子ともに危険である。妊婦のてんかん症状からくるリ

スクと子どもの自閉症発症リスクのかね合いとなり、医師と患者の話し合いで決めるしかない。根本的な解決には、発達神経毒性のない新しい抗てんかん薬の開発が切望される。

環境由来の発達神経毒性や遺伝毒性が疑われる化学物質は、摂取（曝露）すればその人への利益は全くなく、ただ健康被害のリスクが上がるだけなので、なるべく摂取しない方が良い。

ここで「毒性が疑われる」という表現は、次節で述べる予防原則による「毒性学実験により発達神経毒性が疑われる化学物質」のほかに、第2章で述べた診断基準を満たし、専門医から障害名がついた子どもだけでなく、診断レベル閾値《いきち》以下の知的機能の低下など《学習障害》（学校の授業についていけない）子どもになるリスクもふくむ。

第7章、図7‐4のように、一人一人の子どもで、発達神経毒性のある特定の化学物質に対する脆弱性は違っている。しかし実際には、自分の子どもがシナプスの脆弱性にかかわる、どのような遺伝子背景をもっているかは、一般にわからない。したがって現状ではその子に特に危ない化学物質があるかもしれないが知ることはできず、発達神経毒性が疑われる化学物質すべてを避けることが必要である。

こう書くと大変そうだが、そもそも本来この問題は、国や行政レベルでそれぞれの毒性化学物質についてきちんと基準をつくって、市販される前に規制し安全が保証されるべきことなのである。農薬、水銀、ＰＣＢなど毒性化学物質のことなど気にせず、普通に食品を購入し、食事ができるのが、近代の健康福祉社会のはずである。

しかし残念ながら日本の現在の基準は、法的には発達神経毒性をまったく考慮しておらず、ことに農薬類の規制は国際水準より甘い（より危険な）ものが多い。きちんとした発達神経毒性試験を実施し、子ども脳の発達に影響を起こさないようにすべきである。

さらに第5章で述べたように、最近の遺伝子研究で、自閉症の少なくとも七〜一〇％は、精子、卵子、子どもの体細胞（分化したあとの脳の細胞さえも含まれる）でおこる新しい（de novo の）突然変異をもち、それにより発症するらしいことが判明した。

現在の日本の自閉症スペクトラム（ほぼＤＳＭ‐ⅣでのＰＤＤに当たる）児が一〇〇〇人あたり約一八人とすると、そのうち約二人は遺伝毒性のための発症という計算になる。

妊娠が予想される女性（もちろん妊婦も）、精子を提供する男性も、本人の誕生から思春期を過ぎた長い期間の、遺伝毒性をもつ化学物質や放射線の曝露の結果は、ＤＮＡ上の損傷として順次蓄積するので、最近高齢化している普通の日本人カップルでも双方合わせ、かなりの発症リスクになってきたので注意を要する。

発達神経毒性だけでなく遺伝毒性をもつ化学物質や、ことに福島事故以後、放射性物質も体内への摂取（内部被曝）をなるべく避けなければならない時代になった。海に大量に放出されたストロンチウム‐90を生体濃縮しやすい魚介類には特に注意が必要である（本章5項に危険性を詳述）。

具体的には発達神経毒性をもつＰＣＢや農薬、水銀、鉛だけでなく、遺伝毒性をもつ化学物質や放射性物質（表9‐1）をふくむ食品をなるべく食べないことで、それぞれがもっている発達

物質名など	含有物や存在場所	注意事項
活性酸素	紫外線、農薬など活性酸素を発生させる化学物質、ストレス、喫煙	活性酸素が発生しないよう日常生活に注意する。
アフラトキシン類	10数種のカビ毒	カビで汚染した物を食べない
ベンゼン	石油中、工業用溶剤、大気汚染、タバコの煙	受動喫煙に注意する。大気汚染地域に行かない。
ベンゾピレン	排気ガス、タバコの煙、焦げたタンパク質	受動喫煙に注意する。大気汚染地域に行かない。ひどく焦げた食材は食べない。
ホルムアルデヒド	家具、建材、接着剤など	刺激臭のある新しい家具などに注意する。
アスベスト	古い建築物の壁材、屋根材、外装材、内装材、断熱材など	古い建築物などに注意する。
ヒ素	土壌、海水中に含有、海藻や食品に微量含まれる。	有機ヒ素は毒性が少ないが、無機ヒ素は毒性が強いので要注意。
塩化ビニル	プラスチック樹脂原料	モノマーは遺伝毒性がある。大気汚染物質としても検出。
放射線	放射線によるDNA損傷だけでなく活性酸素発生源ともなる。外部被曝もだが、体内に取り込む食品、ホコリなどによる内部被曝がより危険。	食品などから放射能汚染物質を摂取しない。放射能で汚染している地域に入らない。

表9-1　遺伝毒性をもつ化学物質や放射線。放射線も発達障害の原因となる
遺伝毒性とはDNAや染色体を直接傷つけたり、異常をおこす性質。上記以外にも遺伝毒性をもつ化学物質は多々ある。発ガンだけでなく発達障害の原因ともなる。

障害発症のリスクが、その分減らせる。

3．個人・家族レベルの現在の予防法

有害な環境化学物質汚染が広汎に広がった状況では、その摂取を減らすためには、この後の4項で述べるように、社会全体、行政レベルでの規制がもっとも重要だが、残念ながら日本の現状では政治や行政が変わるには時間がかかる。とりあえず個人・家族レベルで現在やれることを実行することが肝要と考える。

ＰＣＢ、水銀、鉛などの環境化学物質は、汚染状況に関する情報・知識を得て、汚染のひどい食品を避けたり、汚染地域を避けたりするなどの方策がある。現状でどうするのかは、個々の化学物質群ごとに事情も異なるので、以下の項を参照していただきたい。

(1) 農薬は、現状でも個人レベルである程度減らしやすい

有機リン系、ネオニコチノイド系ばかりでなく、脳神経系をはじめから標的とし、意図的に障害して昆虫を殺すものがほとんどの人工化学物質である農薬・殺虫剤は避けるべきである。

ことに最近、ミツバチの大量死をおこし、ＥＵでは禁止になったものにネオニコ農薬がある。第8章でのべたように、ネオニコは毒性が受容体への直接作用でヒトの受容体にも十分毒性作用

があり、しかも浸透性なので有機リン系と違って洗っても落ちず、果実などで始末が悪い。

無農薬や減農薬の米や野菜も現在は少し前にくらべ、はるかに手に入れやすくなった。無農薬の米や野菜の栽培がさらに広まれば、量も価格もより手に入れやすくなるはずである。

もともと太古の昔からわずか五〇年ほど前まで、日本の農業は完全に無農薬栽培であった。現在の近代農業でも、すでにさまざまな無農薬、減農薬栽培の方法が確立し実行されており、農家の方々の転換への多大なご苦労は察するものの、「農薬は危険なので使わない」英断が期待される。農家の方々は実際に農薬を撒いた時の曝露による体調の不良などから、農薬が体に良くないことをご存じで、自分たちの食べる米や野菜は無農薬にしている方も多いと聞く。

消費者も米や野菜の虫食いや形の良さにこだわらず、また季節の野菜を食べるなど、「安全」のために発想を変えた方がいい。すでにはじめている方も最近多くなったように、少なくとも自分たちが食べる野菜は、自分たちで無農薬でつくるという手段もある。今は「どうやれば良いか」の情報も手に入れやすい。小規模ならベランダで、庭があれば庭で、地方自治体が提供してくれる市民農園で、もっと積極的には農地を個人または団体で借りて、自分で無農薬栽培をやれば、農業の面白さ難しさも分かり、一石二鳥であろう。

実際、現在の流通システムでは完全無農薬の野菜はまだ少ない。システムを維持するための安定した供給量を、完全無農薬で確保するのは現状ではむずかしいであろうことは、日本での農業栽培の現場を知れば理解できる。無農薬は理想だが、現実的には減農薬でも十分価値がある。最近は栃木県小山市の「よつ葉生協」のように農家の人びとの協力で、ネオニコ農薬を使わない米や野菜を取り扱っている生協も出てきた。

第7章のコラム7‐1（毒性学の基本）で述べたように、発達神経毒性に限らず、遺伝毒性でも発ガン性でもそうだが、化学物質や放射線の毒性には用量作用関係がある。一般に毒物は摂取量が少なくなれば、毒性作用は小さくなる。完全無農薬でなくても全体の摂取量がある程度少なくなれば、人体には農薬の解毒・排出作用もあるので体内濃度はより低く、したがって健康被害のリスクもより小さくなる。日本の現状では、あまり神経質に「完全」無農薬にこだわる必要はなく、できる範囲でやるしかない。

（2）ＰＣＢ、ダイオキシン、有機塩素系農薬など残留性が高いものはことに注意

ＰＣＢ、ダイオキシン、残留有機塩素系農薬類は、脂溶性で体内脂肪などに蓄積・残留しやすいのでその点やっかいである。図8‐2（二五五頁）のように、最近の日本人の体は全員、大なり小なり年齢（出生年）に比例してＰＣＢ（ダイオキシン）で汚染されてしまっている。ダイオキシンのような生殖毒性もある化学物質（堤治『環境生殖学入門』[252]）は、ことに初産婦に流産をおこしやすく、妊娠初期の気づかれにくい流産の連続は、不妊とされてしまう。生殖毒性をもつ化学物質が、日本における著しい不妊（子どもが生まれない）による少子化の一因である可能性は高い（コラム9‐1）。

【コラム9-1】

母親は流産や死産で解毒・排出しにくい毒物を排出している

図8-2の血中PCB調査でわかったことだが、日本人の経産婦のPCB濃度平均値は、出産をくりかえす回数に比例して低くなり、そのようなケースがない男性の場合は、年齢に比例して高くなっていく。

事実として述べるが、母親には、PCB、ダイオキシンなど脂溶性物質や重金属など排出しにくい毒性化学物質を流産や出産により一気に排出するシステムがそなわっている。

PCBやダイオキシン、有機塩素系農薬など脂溶性が高いものも、胎盤を通り胎児に蓄積しやすく、ことに胎児は血液脳関門が未発達なので、脳に簡単に侵入して発達神経毒性を発揮することは、第4章の図4-2で説明した。

水銀では、第7章の毒性メカニズムのところでふれたが、胎盤は母親の血中のメチル水銀を単に胎児に移行させるどころが、かえって積極的に胎児に濃縮していることが最近わかった。

水銀は、さまざまな毒性が強く人類誕生以来自然界から曝露することがあるので、水銀が蓄積した母体はどうしても解毒したいのであろう。胎児性の水俣病の子どもを産んだ母親は、本人の水俣病の症状は比較的軽く、「この子が私の水銀を吸い取ってくれた」と嘆いたという話は、彼女が直感的に医学的真実を理解していたことになる。

このように胎児の毒性物質曝露量が、限度を越えると発達障害どころか流産、死産になる。

最近の日本では、初産婦のPCBなど毒性化学物質汚染が無視できない例も少なくないので、他のリスクとも重なり、どうしても第一子が流産する可能性が大きくなる。

若い母親は大いに悲しむが、遺伝的問題がなければ一般に解毒されたことになるので、第二子以降は健常児が生まれてくる確率が大きい。母親の体内から胎児に毒性物質が移り、その胎児が命をかけて排出してくれたのである。

私たちの人類の祖先が、まだモグラのような哺乳動物であった時代にも、脂溶性の毒物は天然にもあったろう。少なくとも水銀、鉛など重金属は自然環境中に昔からあり、それなりに胎児への毒性を発揮していたことは明らかである。
　毒物を多く摂取してしまった場合、最初は流産として大事な母体を解毒し、出産をくりかえして次から健康な子を生むというシステムが、進化の過程で有利なので発達してきたのであろう。

　母親として子の流産や異常は何より嘆かわしく、辛いことであるので、若い女性はなるべく早期から、日頃の生活で汚染のひどい食物を取らないよう、体内に毒性物質を溜めないよう心掛けることを勧めたい。なおダイエットや病気による急激な「やせ」は、体脂肪の減少により蓄積されていたＰＣＢやダイオキシンが放出され血中濃度が上昇するので注意を要する。

　ＰＣＢ、ダイオキシンの排出は非常に遅く何年もかかるので、最初から体内に入れないように努力するしかない。ＰＣＢ類は日本では現在でも、変圧器（トランス）に密閉された形でつかわれ保管されているが、工場跡地などで変圧器が壊れたままで放置され、周辺が汚染されていることも少なくなく、触れないように、漏れ出たＰＣＢ液で汚染された土ボコリなどを吸い込まないように気をつけなければならない。

　食品でもっとも危険なのはクジラやイルカの肉の脂身で、海洋全体に広がったＰＣＢ類が食物連鎖を通じて濃縮されている。[253] 脂肪に蓄積するので、脂身の多いマグロのトロや魚の内臓は水銀など重金属汚染の問題も加わり、避けたほうが良い。

（3）水銀、鉛など重金属類

重金属一般については、魚介類、海産哺乳動物に蓄積しやすい水銀化合物が要注意で、日本でも「妊婦への魚介類の摂食と水銀に関する注意事項」として厚労省で公的な警告を出している（子どもは対象にしていない）（http://www.mhlw.go.jp/topics/bukyoku/iyaku/syoku-anzen/suigin/）。ヒ素の危険性も最近明らかになっている。[254]

しかし、人工の化学物質に対し、水銀、鉛は人類誕生以来、環境中に存在したものである。ヒトや生物は自然放射線量にも適応して種族維持に成功している。環境中のレベルでは適当に重金属を代謝、移送し、解毒しており、水銀などでは、毛髪のなかにため込んで無害化する。鉛では、細胞内の比較的タンパク質がない核膜の中で封入体（インクルージョン・ボディ）を作らせ、毒性発揮を防御している。封入しなくても凝集化して不溶にするやり方もあり、典型はアルツハイマー病で有名になった、ともに神経毒性のあるアルミニウムとβアミロイドによる老人斑である（コラム9-2）。

【コラム9-2】

アルツハイマー病の老人斑は毒物が封じ込められたもの

どういうわけか、アルツハイマー病の原因のように誤解されている老人斑は、水谷俊雄（東京都老人研究所、病理部門）の綿密な病理観察で、アルツハイマー病患者に特有ではなく、認知症状のまったくない健常老人の脳でも加齢に伴い多量に観察される場合が少なくないことが分かっている。しかも老人斑のすぐ隣りの神経細胞は正常でピンピンしていて老人斑そのものの影響はないらしい。

じつは老人斑は、他の主要な成分であるアルミニウムなどと共に、βアミロイド・タンパクが凝集し固体化したもので、ほぼ不溶性のため、毒性はない。

神経細胞をとりまく髄液中のβアミロイド・タンパク質には、よく知られているように神経毒性がある。

その毒性メカニズム「βアミロイド・タンパクの濃度が上がり、一定の確率で2量体、4量体になると細胞膜（脂質二重膜）に侵入してカルシウム・イオンなどを通すチャネル様構造をとり、シナプスや神経細胞は異常なカルシウム流入によって、シナプス脱落、神経細胞死をおこす」により、アルツハイマー病が発症するという説を示唆するデータは、アリスプら（米国NIH）のグループと川原正博ら（東京都神経科学総合研究所）の共同研究により論文[255]になっている。

二つの神経毒性物質：βアミロイド・タンパクオリゴマーと、水に溶けやすい有機酸などとのアルミ・キレート化合物として脳内に入ったアルミニウム・イオンが、加齢により脳内で蓄積し濃度上昇しだすと、シナプス脱落や神経細胞死が多くおこってしまう。老人斑としてお互いに結合しやすい両者を不溶化し、神経毒性のない無害なものとして処理してしまい、上手に脳を守っていく、これも進化の過程で獲得した人体の高等戦術といえる。

アルツハイマー病や認知症の一種ピック病患者では髄液中のアルミニウム濃度がそれぞれ正常の二〜四倍高いことが分かっており[256]、より蓄積・濃度上昇が激しく毒性を発揮しやすいのは一般にはアルミニウムの方らしい。

二一世紀に入ると厚生労働省は、医薬品中のアルミニウム、最近では食品中のアルミニウムを規制した。

しかし、もっとも危険なアルミ鍋は、「底をこすらないでください。酸やアルカリを使わないで下さい。食品を入れたままにしないでください」と小さな文字で書いた〝注意書き〟とともに、いまだに市販されている。

ヒトが老化し、長年脳にも蓄積したアルミニウムはβアミロイドの重合を促進する。すると、重合の仕方が変わり、チャンネル状になり、細胞膜に穴が開く。神経細胞がより死ねば、より記憶が悪くなるのは当然であり、アルツハイマー病が発症する。（319）

（黒田洋一郎『アルツハイマー病』[5]岩波新書。ことに改訂版参照）

酷い汚染の場合にだけ、コラム９‐１の流産などの排出法をとる。また水銀の人体からの排出は数ヶ月とＰＣＢなどにくらべれば、比較的速いことが知られている。

この封じ込め戦術は毒物に敏感な脳を守るために良く使われており、各種の疾患特異的な封入体があり、それが病理診断に役立っている。

自閉症など発達障害のうち、発達神経毒性をもつ重金属が発症の引き金を引いたケースがどのくらいあるのかデータがないが、大気汚染での自閉症発症のオッズ比が水銀で二・〇になっている[167]のでかなりのリスクといえよう。自閉症児の脳内に封入体のような特殊な病変が綿密な病理診断で見つかれば、このあたりの議論の可否が明らかになるのかもしれない。

４．社会として病気や障害の原因である毒性化学物質を予知し規制することの重要性

明治時代、日本は近代医学を取り入れようと、ドイツや英国に森林太郎（鷗外）や高木兼寛など優秀な医学留学生を派遣したが、それはことに衛生学（今の公衆衛生学・健康学）を学び、病気の原因を解明するためであった。当時の日本人は衛生状態が悪く病気が多かったが、恐れられた病気は主に感染症などただちに死ぬことが多いタイプであった。

現代は各種のガン、花粉症などのアレルギー疾患、それにアルツハイマー病、うつ病などの精

神疾患で、一般に遅発性（潜伏期が長い）、慢性的ですぐには死なないものに変わった。

しかし根源的治療法の開発が一筋縄ではいかない困難な疾患が多いのにもかかわらず、肝心の予防法の開発は進んでいない。親や周囲の人・社会を含め、原因のきちんとした解明と対策が遅れているためである。

感染症は、原因が病原微生物なので予防や治療は比較的簡単だったが、現代社会に蔓延している疾患は、発症の引き金を引く原因がさまざまな環境要因であることは確かなのに、原因が不明か、はっきり人々に周知されておらず、予防が不十分で患者数が近年増加しているものが非常に多い。自閉症など発達障害も、そのようなタイプの典型的な障害で、増加によって学校教育にトラブルが多くなってからようやく社会問題となっている。

これは原因物質があるとしても広い環境全体に放出されており、まわりまわって食品や大気中などに含まれていても摂取したことには気づかず、しかもすぐには発症しないので、親や周囲の人を含む個人レベルでは、「何が原因だか」わからないためである。

このような環境からの毒性化学物質が原因でおこる「環境病」で、初期から疑われた原因が周知されず、予防対策が徹底的に遅れ、胎児性をふくむ特殊な神経疾患の急増として世界的にも有名になってしまったものに、水俣病がある。

一九五六年の「原因がわからない奇病」として報告されたころからの水俣病の歴史を振り返り、何がおこり、どのように社会が対応し、予防の著しい手遅れからどのように患者数が増えてしまったのか、簡単に述べる（『水俣病50年』西日本新聞社、二〇〇六参照）。

（1）水俣病の歴史からの教訓――なぜ防げなかったのか

水俣病で残念だったことは、水俣病の最初の報告の前後から実際にチッソが水銀の出を止めるまでさまざまな時期に何回も予防可能であったことだ。まず危険因子が汚染された魚で、原因が工場廃液に含まれるメチル水銀による中毒であることを示す事件、事実があり、それぞれの段階で、それ以後の新たな発症を防ぎ、患者数があれほど増加することを予防できたはずである。

一九五三年頃、水俣湾周辺の漁師とその家族になにか奇病が発生していると地元で騒ぎはじめた頃、ネコが狂って海に飛び込む、魚やタコが浮き上がるなど動物に異変が起こり始めた。

ここで、たとえ医学的知識がなくても、「この付近の海になにか異常があり、魚やタコなど海産物を食べると健康に悪いのでは」と気づいた人はいたかもしれないが、記録には残っていない。このような体重が軽い症状がでやすい生物の異変は、その環境でのヒトへの大規模な健康影響の予兆であるという貴重な教訓で、じつは古くから「鉱山の坑道に持ち込むカナリア」があり、五〇年前には、春になっても鳥が鳴かなくなった異変から農薬の人間の健康被害を予知・警告した『沈黙の春』がある。

一九五七年、水俣病患者の数が増えて全国的に問題になった時、正式の疫学調査などなくても、どのような人が患者に多いかは明白だったと、今からしても思う。水俣湾沿岸で魚を食べる人が圧倒的だったはずである。別に疫学の専門家でなくても「魚が危ないらしい」（学問的には疫学上の危険因子）と気づいたはずである。「危険因子＝危なそうなものは避けるのが良い」という知恵は、二〇〇〇年前の孔子の人生訓『君子危うきに近寄らず』として、儒教文化が伝わった日本でも知識階級だけでなく、江戸時代には寺子屋でさえ教えていた。

「水俣湾の魚は危険だから食べるな」という予防法が、たとえ行政の施策になっていなくても、地元で周知され実行されれば水俣病の患者数は実行した人たちの分だけ減ったはずである。

その後も、折角熊本大学医学部の水俣病研究班が「有機水銀が原因」と正しい原因を報告しても、会社側に立った医学を知らない化学系の有名大学教授が、証拠もない「アミン説」などをとなえ、マスコミはどちらが正しいかきちんと調べずに報道し、「有機水銀説」の確定が遅れた（柴田鉄治「科学報道」朝日新聞出版、一九九四、参照）。水俣病の原因は、多数の患者の発生をみたはるか後に、結局最高裁判所が判決を下し原因は社会的にも一応決着した。メチル水銀で汚染された魚介類を多食した漁民を中心に発症しているという疫学データと、ハンター・ラッセル症候群の論文、廃液中の有機水銀の存在、有機水銀の神経毒性や実験的に投与されたネコに水俣病と同様な症状が出たなどという医学・生物学的知見で、因果関係の立証は十分とされた。一部の病理学者は水銀説を主張したが、大半の医者は沈黙を守ったのである。

このような環境汚染タイプの疾患の原因論で、学問的にも社会的にも「因果関係がある」と認められるためには、医学・生物学的には実験動物に毒性化学物質を投与した研究による因果関係の立証で十分で、会社側が初め主張した、脳内での厳密な細かい発症過程の毒性メカニズムの実証研究は必要とされなかった。7章2項2Bで述べたが、有機水銀の神経毒性メカニズムの解明は困難で現在でもよく分かっていない。

(2) 発達神経毒性試験での疑いがある化学物質を特定し「予防原則」を適用して避ける

第7・8章や、この章であげたPCB、農薬、水銀、鉛などは実験医学的、毒性学的に危険が証明されているだけでなく、疫学データからも実際にヒトに発達障害をおこしているという相関関係が証明されたものである。毒性と疫学の両方のデータの一致で、ヒトへの毒性が確定している。

しかしながら、神経毒性学の専門家の立場からすれば、これは「氷山の一角」にすぎないと憂慮される。一〇万種を超えるという人工化学物質は、まったくと言っていいほど発達神経毒性があるかどうか、組織的に調べられていないのだ。身近な環境には一万種くらいあるとして、たとえばたった一%に実際の毒性があるとすれば、あと一〇〇種ものまったく注意されていない化学物質が危ないということになる。

まず発達神経毒性試験による毒性の評価により予防をはかる必要があり、一九九八年頃、私がCREST研究を申請した時、「発達神経毒性を簡便に検出する毒性学実験の開発」を研究の社会的意義にあげた。その後の毒性学の進歩にもかかわらず、発達神経毒性試験の方法のスタンダードは、日本ではまだ公的には確立していない。したがって、農薬はもちろんあらゆる市販化学物質の発達神経毒性は公的には未知のままで、勝手に製造、販売、使用されているのが少なくとも日本の現実である。

国内の毒性学は、最近までこの大問題に手をつけてこなかった。これまでにOECDやEPA（米国環境保護局）は一応のガイドラインを出し一部実施しているが、検査法などは議論が続いており、最適な毒性試験の標準法を確立しなければならない。もちろん一九八〇年代頃から、当初は「行動奇形学」といわれ、子どもに行動異常をおこす化学物質は報告され続けている。第2章で述べたように、子どもの示す症状は自閉症だけでも複雑多様で、発達障害と診断はされなかったが、灰色ゾーンの子ども、もっと一般に「ひきこもる」「切れやすい」という子などなど〝症状〟は多様で、最近は一九九〇年代以前の発症例が三〇～五〇歳に高齢化している。

このような現在の情勢のもと、とりあえず発達障害とその予備軍の子どもの発生の予防をはかろうとすれば、現存の発達神経毒性実験で一番信頼性が高い、実験動物（ラットやマウス）の母親に投与し、子どもの行動の発達を観察する実験を基本にし、子どもが異常行動を示す化学物質を「疑いが強い」と見て、「予防原則」を適用して摂取を避けることが推奨できる。

（3）全ゲノムレベルの遺伝子発現解析によるゲノム毒性学の進化の展望

一般に毒性試験法の開発には「見落としのない」ことが理想でもあり目標でもある。CRESTで発達神経毒性研究の目標として、「見落としのない」実験法をあげたのは、当時は毒性学に導入されていなかった関連遺伝子の発現の変化を網羅的に調べるDNAマイクロアレイの応用であった。

第7章でまずとり上げたように、現在ではゲノム毒性学（Toxicogenomics）として盛んになりつつあるDNAマイクロアレイを使った方法は、遺伝子・分子生物学の知識から原理的に「ほぼ完全に見落としがなくなる」新しい毒性解析評価法である。

「ほぼ」とは、網羅性が現実に保証できるのはメッセンジャー（m）RNAレベルでの解析で、本当の構造・機能に使われているのは、タンパク質と翻訳後のタンパク質から由来する生体分子なのだが、タンパク質レベル（プロテオソーム）での網羅的解析はまず不可能だからである。

一般にタンパク質の合成量はmRNAの生成量に比例していることが多いので、mRNA量の変化を測定する転写レベルのデータで、タンパク質レベルでの遺伝子発現の変化を類推できる。またタンパク質への翻訳レベルの変化は直接にはわからないが、おそらくその結果、他の遺伝子の転写レベルに変化が必ずおこっているはずで、変化の有無はmRNAレベルだけでも検出可能かもしれない。

この本ではヒト脳発達での「共発達」を強調したが、通常の人体の各所、各細胞内のmRNA、機能タンパクはお互いに密接に調節しあっており、共同してネットワークを構成している。

じつはこの新しいゲノム毒性学は、対象とする毒性も網羅的である。どんな毒性でも人体に少しでも異常があれば、どれかの遺伝子の発現が必ず異なっているはずである。もちろん発現の変化があったといって、変化した遺伝子発現のすべてが毒性に結びつくものではないが。

ゲノム毒性学で判明しつつある新しい知見として、用量作用（反応）関係の実態がある。先駆的な仕事は、井上達（国立医薬品食品衛生研究所安全性試験センター）らが報告した放射線（γ線）の低線量と高線量で遺伝子発現のパターンが大きく変わっていることで、発現が変化する遺伝子に共通部分もあるが、大きく異なっている。(199)

おそらく低線量では少数の遺伝子が損傷され、ＤＮＡの修復、タンパク質レベルの補償がきかなかった部分で疾患障害など健康異常がおこるのだが、高線量だとさらに多くの遺伝子が同時に障害され、さらに広い範囲の疾患障害が複合的におこる可能性を示しているのであろう。

変化している遺伝子が多様なこと以外に、井上らはその「確率性」を強調している。ヒトのもつ全遺伝子のうちどの遺伝子が放射線で損傷されるかは、全く「確率的」なのですべての遺伝子が「確率的」に損傷されさまざまな疾患健康異常が「確率的」にバラバラにおこる。多種のガンが増えるといった結果のみならず、内臓疾患、精神神経疾患など、多様な病気がいまだに顕在化しつつあるチェルノブイリの現状を説明する分子メカニズムであろう（この章の5項参照）。

この「確率論的」な遺伝子発現異常の発生は、内分泌かく乱化学物質（環境ホルモン）による遺伝子発現の異常（図７‐５）をはじめとして、広くはエピジェネティックな遺伝子発現調節・制御でもおこっている可能性があるが、専門的すぎるのでここでは述べない。

ゲノム遺伝学は全ゲノムが対象の網羅的なものであるために、通常三万を超える遺伝子の発現変化の情報が一度で得られる。その検出感度はかなり良く、少しの臓器内、細胞内での発現パターンの違いも敏感に見分けるようである。そのため、実験動物の年齢、雌雄差、その養育環境などの違い、ｍＲＮＡを採取する時期によって、結果が違うことが多い。田代朋子（青山学院大学理工学部）らの基礎研究（資料Ⅱの1項3参照）によると、遺伝子の発現は一般に時間変化があり複雑に上下しており、たとえば胎児の週齢が半日でも違うと結果は異なるようである。

今後は膨大な遺伝子発現変化のデータが蓄積されていくことは明らかで、最新のデータ処理ソフトを使えば、そのうちに特定のある症状を示す毒物に特有の変化を示す遺伝子パターンとその変化の時期が特定される可能性が高い。そうなると新規のテスト物質も指定された実験動物に用量を変えて投与し、指定された時期に指定された組織のｍＲＮＡサンプルをＤＮＡマイクロアレイにより解析すれば、どんな毒性があるのか簡便に予測できることになる。

毒性学の難問である「ヒトへの外挿」も、ヒト由来細胞や将来・ｉＰＳ細胞でつくったヒト臓器で同様の実験をすれば、「実験動物のデータはヒトにあてはまるかどうか保証できない」とされてきた従来の通説は、毒性学の革命的進歩により次第に説得性を失っていくだろう。

（４）毒性化学物質が放置されている現状からの未来予測――予防原則しかない

先進国の近代工業化社会は、人々に多くの効率化、便利性をもたらしたが、必然的に負の面も生じたことは、現在では議論の余地はないであろう。「光と影」の関係である。

科学的・合理的に解決しなければならない大きな社会的リスクは、第一に「地球温暖化」が問題となり、これは五〇年か一〇〇年後に顕在化すると考えられるが、厳密に立証できないので「予防原則」を適用して、今から防止すると国際的な合意が一応できている。

もう一つの社会的リスクは、「地球全体の化学物質汚染の結果としての人体汚染」で、ＰＣＢや農薬に代表される主に近代の工業化社会がつくりだした人工化学物質によるグローバルな環境汚染と、その必然的な結果である人体汚染による健康被害である。

この種の健康被害は、工業化による化学物質の使用を最初に急いだ米国でおこり、農薬の多用はすでに一九六〇年代に『沈黙の春』の警告をもたらした。自閉症の増加が社会問題になったのも米国が最初で、一九七〇年代頃からだった。

図８‐１の自閉症有病率と農薬使用量の国別比較にみられるように、米国の〝文明〟をここ五〇年間積極的に取り入れた感のある日本と韓国で、農業の人体汚染の指標である単位面積当たりの使用量と自閉症児の有病率がともに世界二位と一位であることは、細かなデータの評価や、ほかの要因の問題はあるが、偶然と無視してはいけないと思われる。二つのデータは、ＯＥＣＤで公表されたものと自閉症の国際専門誌で発表されたまったく独立したものをまとめただけだが、三位英国、四位米国までがみごとに順位を同じにしている。

五〇年前は、農薬によって鳥が死に、人類への影響が危惧されたが、農薬以外のＰＣＢをふくめた化学物質汚染は、分かりやすい死亡率の上昇などではなく、一番脆弱なヒトの脳、しかも高次機能の発達が侵され、自閉症児の増加をもたらした。

耕作地が人家のすぐ近くにあり、ヒトでの曝露がおこりやすい環境で、農薬を大量に使用した日本や韓国で自閉症児が急増し、広大な耕地に人家がほとんどなく人体曝露が少ない元祖米国をはるかに抜いたデータを見ると「因果応報」という仏教の教えを思い出すしかない。

さらに、昔愛読したギボンの歴史書、社会的視点に立った『ローマ帝国衰亡史』をおぎなう、神経内科の医学者が専門誌に発表した「ローマ帝国滅亡の直接の原因は皇帝をふくむ上流知識階級の鉛中毒にある」という論文(183)を引用せざるを得ない（コラム9 - 3を参照）。

国家・社会の崩壊などの未来予測でなくても、自閉症など脳発達障害は、子ども本人の苦労、両親・家族の苦労、学校、職場でのトラブル、困惑だけでなく、療育システムの整備など大きな国家予算を必要とする。

【コラム9 - 3】
ローマ帝国の滅亡の鉛中毒説

環境化学物質と脳の発達障害を考える時に「なぜローマ帝国は滅びたか」についての米国の医学者の説(183)は示唆的である。

ローマ文明が滅びた原因には歴史・社会学的な分析による原因がさまざまに挙げられているが、直接的な原因は医学・毒性学的で、鉛によるワインなど食品汚染による中毒に長期間気付かなかったことで説明できるという（金子史朗『ポンペイの滅んだ日』）(184)。

実際にローマ文明を支えていた皇帝をはじめ上流知識階級の人々が、特権的に享受していた贅沢品のなかにワインがある。

ワインは当時、みな鉛の容器で保存していた。今では広く知られていることだが、鉛化合物は毒性が強いので、細菌が増えずワインの日持ちが良い。

また溶けだした鉛化合物には独特の甘さがあり、ワインの味が良くなった。そのため、ワインの製造・保存には鉛の容器が専用に使われ続けた結果、上流階級が何世代にもわたって、鉛汚染したワインを「おいしい」と飲み続けることになった。

水道の鉛管からとの説もあるが、溶出し摂取した量はワインにくらべはるかに少ないはずで、一般市民にも鉛中毒が蔓延した記録は見当たらない。

結果的におこったのは上流知識階級のみでの広汎な鉛中毒である。

鉛中毒では、現在問題になっているダイオキシンなど環境化学物質（環境ホルモン）の一部と同様、生殖能力が落ちる。そのため上流階級に子どもができなくなり、出生率は四分の一に下がったという。

また生まれた子どもの多くもすぐに死んだらしい。さらに生き残っても鉛には強い神経毒性、ことに胎児や小児はもちろん成人でも脳の異常をおこす毒性があるために神経・精神に異常や発達障害をおこす。

それらの原因であるとは気づかずに、鉛ワインを飲み続けていたために、ローマの社会や文明を実際に政治的、技術的に支えていた上流知識階層が、文明のレベルを維持できない人数にまで減少し打撃を受けたことにより、ローマ文明は崩壊してしまったという。

社会的要因も考えられるが、歴代の皇帝の出身が、途中からローマのもともとの貴族階級からではなく、ワインも飲めなかったであろう地方の下層階級からの「成り上がりもの」に替わったのも傍証にはなる。

精神や神経の異常とおもわれる奇行の記録があるローマ皇帝は「暴君ネロ」をはじめ数が多い。

この話の実際の科学的証拠として、当時の遺跡から発掘された上流階級と思われる人々の骨から、大量の鉛が検出された。

ローマ帝国において影響を受けたのはワインを飲んでいた知的上流階級に限られるが、現代に引きつけて考えたときに恐ろしいのは、このような環境化学物質汚染の影響がほとんど無差別平等に、私たちの上に降りかかり、胎児の時からすでに始まっていることだ。

ローマ帝国上流階級におこったという飽食や倫理的廃退ばかりでなく「子どもがうまく育たない」状況、結婚を回避する独身願望の広がり、不妊、気がつかない流産による「少子化」、子育て拒否、児童虐待の増加など現代日本社会がかかえる問題との類似は著しい。

発達神経毒性をもつ化学物質の予知や使用禁止にかかる予算は比較的少なく、ゲノム毒性学のデータから予防原則を適用し、その結果として自閉症など発達障害の発症が減れば、コスト・パフォーマンスははるかによい。

５．放射性物質（ストロンチウム‐90など）の内部被曝による、自閉症など多くの疾患・障害の発症の可能性とその予防

第４章で述べたが、自閉症の発症に、父親の精子、母親の卵子、子どもの受精卵・体細胞で生じた新規（de novo＝親から遺伝したものでない）の突然変異（遺伝子のコピー数の変異など）が原因である証拠が多い(59・69)。

自閉症の発症は両親の年齢が高くなるほどリスクが増えるが、ことに精子が問題で、最近では三五歳の父親の精子は、二五歳の父親よりはるかに突然変異が多くなっており、遺伝毒性をもつ化学物質の曝露や放射線により、精子のＤＮＡに突然変異が蓄積し、リスクが上がったのであろう。

このような発症には、表９‐１に示したように、多種類の遺伝毒性（発がん性）のある化学物質汚染も原因となるが、一九六〇年代からの核実験降下物からの外部被曝、内部被曝による放射線も全世界的な原因となっている。ことに日本では福島原発事故後、放射性物質ストロンチウム‐90（Sr‐90）やセシウム‐137（Cs‐137）の内部被曝によるリスク、さらに遺伝毒性をもつ既存

の化学物質との多重複合汚染のリスクの方がはるかに大きくなる可能性が出てきた（『科学』二〇一三年七月号[12]、コラム参照）。

東京電力も認めている莫大な量のストロンチウム-90、セシウム-137、トリチウムの海への流出は三年以上続いているので、すでに近海の海底などに大量に蓄積しており、今後汚染は他の核種も含め更にひどくなるばかりであろう。ことにストロンチウム-90の汚染は、プランクトン・小魚など食物連鎖をへて魚介類の骨などに濃縮されるが、底魚など魚の種類や汚染海域に長くいたかなどで汚染度が非常に異なり、ごく一部の魚が確率的に高濃度汚染されるので、安全のためには全数検査が必要である。

ストロンチウム-90の内部被曝の危険性は、英国セラフィールド核燃料工場周辺で子どもの白血病（血液のガン）が多発した事件の原因に関する英国議会の公聴会で、すでに問題になったが、どういうわけか詳しいデータは公表されていない。

図9-1の概念図で示したように、ストロンチウム-90からのβ線はことに破壊力が強く、DNA塩基の点突然変異だけでなく、DNAの切断、染色体タンパク質の破壊を起こすので、コピー数の変異など遺伝子や染色体の欠損、重複、転座など、修復が難しい障害をもたらす。放射線の強さは距離の二乗に反比例するので、ストロンチウム-90がDNAの近く10μmの所に結合すると、一メートル離れた外部からの被曝の場合の一〇〇億倍強く、結合の確率が一億分の一と非常に低くても、正確な表現ではないが、結果的に一〇〇倍のリスクになる。ストロンチウム-90などの内部被曝はセ

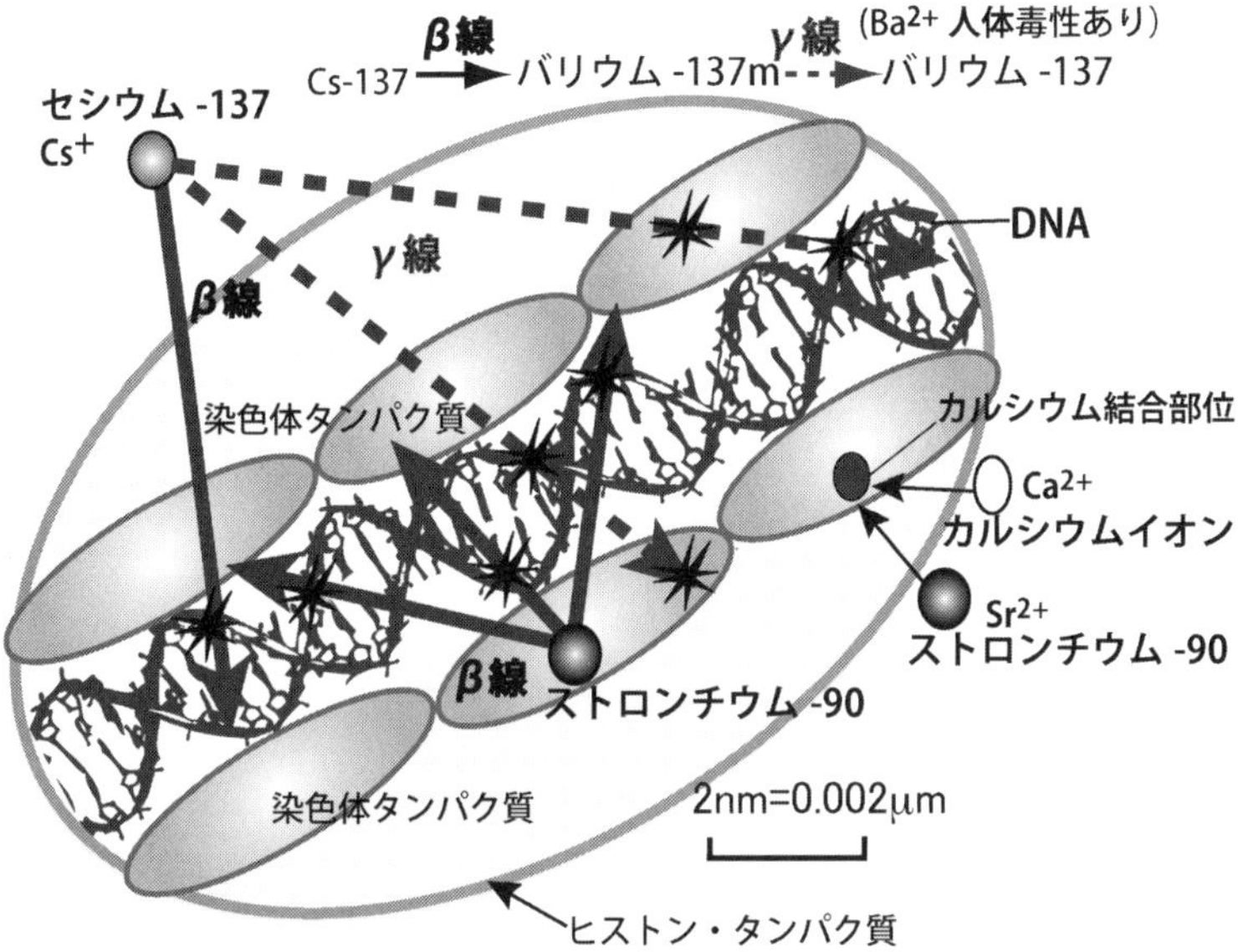

図 9-1　内部被曝したストロンチウム -90 が DNA の直ぐ近くに結合する危険性

内部被曝は、体外からの外部被曝と違い、食品などから体内、細胞内に放射性物質が直接入り込む。細胞内に多いカリウムにまぎれてセシウム -134, 137、カルシウムにまぎれてストロンチウム -89, 90 が入る。DNA に非常に近いので、強い β 線、γ 線をあび、DNA が破壊されやすい。染色体タンパク質にはカルシウム結合部位をもつものがあり、ストロンチウム -90 がカルシウムの代わりに結合して強い β 線を出し、ごく近くにある DNA やタンパク質を破壊する。セシウム -137 が細胞に取り込まれた例も示した。DNA は核内でヒストン・タンパク質に巻き付き、その他の染色体タンパク質も DNA の近傍に存在している。DNA 以外のタンパク質やミトコンドリアなど細胞内小器官も､至近距離から破壊される。細胞の大きさは数十～数百 μ m だが、ストロンチウム -90 が出す β 線は約 1cm の範囲に到達する。放射線の強さは線源からの距離の 2 乗に反比例するので、γ 線の場合でも DNA から例えば 10 μ m に線源があると、体外の 1m からに比べ放射線の強さは 100 億倍になる。

1mm(ミリメータ) = 1000 μ m(マイクロメータ) = 1000,000nm(ナノメータ)

シウム‐137の外部被曝より分かりにくく、DNAへの危険度も高いのである。

一方、太古の昔から天然にあるカリウム‐40などの放射性物質の影響下で、ヒトも生物も大きな支障なしに繁殖し続けてきた。天然のカリウム‐40は、カルシウム（ストロンチウムと同じ性質）のような体内での特異的タンパク質結合部位は知られておらず、内部被曝した場合でもカリウムに似たセシウム‐137とともに比較的DNAから離れた所からの被曝なので点突然変異が多く、ほとんどが修復されるので大きなリスクにならないのであろう。

白血病の多発のように、この新規突然変異は多種の発ガンの主要な原因である。原理的には放射線により全ての遺伝子が一定の確率で破壊されるので、ガン以外でも遺伝性や遺伝的な脆弱性がある疾患・障害、全ての発症がそれぞれ「確率的」に上がり、原因となりうる。最近、『ネイチャー』誌に「先天性の心臓疾患の一〇％は、この新規突然変異が原因と判明した」(257a)という重要な論文がでた。心臓よりもさらに複雑精緻な脳への影響が心配である。

チェルノブイリ周辺でも各種のガン、心臓疾患はじめとする内臓疾患、精神疾患、免疫疾患など、非常に多種類の疾患・障害が生じているが、一つ一つの疾患ごとに見れば、確率的に起こり個々の発症率は低いので、疫学では放射線との相関関係が検出しにくいのである。

自閉症でことに問題になった生殖細胞での新規の突然変異でもストロンチウム‐90は危険である。カルシウムは細胞の分裂、分化でも非常に重要な調節情報物質で、結合部位も非常に多い。ストロンチウム‐90の結合でDNAの損傷がおこると、ことに精子ではDNAの修復があまりできず、卵子にくらべ、精子に突然変異が蓄積しやすい。すなわち、子どもが発達障害になるリスクが高くなる。

精神疾患の多発はストレスなど心的な原因とされているが、カルシウムは神経伝達物質の放出の引き金になるなど脳内のさまざまな機能を調節しており、結合部位も多いので、ストロンチウム‐90の内部被曝が精神疾患、神経疾患をふくむさまざまな脳機能の異常の原因となる可能性があり、今後の研究が必要と思われる。

チェルノブイリで起こったことは、一〇年、二〇年後の日本で起こりうることで、甲状腺ガンばかりでなく、他のさまざまな疾患・障害を予防するために、ストロンチウム‐90、セシウム‐137などの内部被曝は極力避けなければならない。魚介類など食品類は原則として流通過程での全数検査が必要だが、ことにβ線は測定しにくく、たとえできたとしても公的な機関による実現までに時間がかかる。個人レベル、組織レベルで、β線まで検出可能な簡易放射線測定器でモニターし、高濃度汚染したものは流通させない、食べないようにすれば予防はできるであろう。

精子と卵子の問題、出産時の両親の年齢と自閉症の発症確率については、最近疫学調査が報告された(313)。

これによれば、両親の年齢が上がるほど、自閉症児は生まれやすい（母親のオッズ比ORは１・41、父親のORは１・55）。両親がもしそれから一〇年歳をとると、父親が21％、母親が18％、生まれた子が自閉症になるリスクが上がる。

　疫学調査でも両親の年齢と、子の自閉症発症に強い相関があり、農薬など人工化学物質と放射線の複合汚染の影響もあるが、父の精子の突然変異が母の卵子より、より子の自閉症発症に関係している関係は確かなようだ。

6．トリチウムの脳などへの危険性

最近大変心配なのは、福島事故で大量に溜めた原発由来のトリチウムなど取りきれない放射性物質を含んだ汚染水を海へ流すという動きだ。

　地中海に放出されたトリチウムは、魚などの生物に濃縮されたことが報告されている。ヒトなど生物に対するトリチウムの毒性は特別で、直接、ＤＮＡなど有機物に結合し致命的に働くので、これまで心配されたヨード、セシウム、ストロンチウムなど内部被曝する他の核種とは比べものにならないほど危険である。白血病など発ガンを初め、催奇性、生殖など、ヒトの健康に、大きく広い毒性の最終影響（エンドポイント）を持つと考えられる。

　トリチウムは体内のほとんどの有機物と直接結合し慢性毒性をもつ。その毒性メカニズムは、単なる放射線影響だけでなく、研究が難しいためかあまり研究が進んでいない。しかも、肝心の数字が、少ない論文間で大きく食い違っている。毒性の強い「有機結合したトリチウム」の生体内の割合がたった５％から、50％まであり、一桁の差があり危険度は大きく違う。その中の都合の良い論文だけの結果を引用して、〝トリチウムの影響は弱く、安全だ〟と主張している者がいる。科学の歴史をよくみると、論文がわざと不正確に書かれている例も実はかなりあるのだ。

前世紀起こった、英国セラフィールドの核施設周辺で多発した小児白血病は、もちろんまず放射線の影響が疑われ沢山の疫学論文がでた。

しかし広島・長崎の原爆では、明確に放射線で小児白血病が増えたが、英国のデータはそれまで知られた問題核種の出す各放射線の影響だけでは理解できない現象もあり、いまだに最終結論は出ていない。二〇一四年、英国のウェイクフォード（マンチェスター大・環境疫学）は「トリチウムや炭素14の白血病への影響の研究はまだ無く、影響が分っていないだけで、同じ放射性物質でもトリチウムなどによる小児白血病へのリスクは、現在までのセラフィールド研究では考えに入れられていないためだ」と警告している(314)。

自閉症などの発達障害では、精子、卵子のＤＮＡの新規の突然変異（de novo mutation）が、発症に因果関係があることが、すでにに科学的に確定している。

これは受精の際の問題だが、その後胎児が成長すると、脳細胞のＤＮＡは特に活発に活動して脳を共発達させて行く。トリチウムは脳細胞でも、被曝した細胞のＤＮＡに変異を起こし、異常を生じさせる。

この異常の程度にはいろいろあるが、最悪の場合には、ＤＮＡの塩基間の水素結合を壊し、Ｄ

NA二重らせん構造はもはや機能を失ってしまう。そのため脳のあらゆる種類の細胞は、細胞死を起こす可能性が高まり、脳機能の要である神経回路網の異常の原因となる。認知機能の低下、運動機能の低下など、子どもの脳の発達を妨げるだけでなく、大人の脳機能も低下し、認知機能がトリチウム被曝によっておかしくなる可能性がある。

さらに、トリチウム汚染による神経細胞死は、認知機能の低下、老化関連脳疾患を起こす加齢以外の一つの原因となる。

ヒト脳の主役、神経細胞は記憶が何十年も保たれるように、他の細胞より格段に長生きで入れ替わりにくく更新されない。

大国の核実験による放射性物質の蓄積もあるが、日本ではアルツハイマー病、パーキンソン病ばかりでなく、統合失調症や一般の精神疾患も、福島事故以後日本で急に増えている。

発達障害、アルツハイマー病など脳関係の疾患については、「トリチウムの脳細胞への長期蓄積による神経細胞などの異常、脳機能への影響の原因」とすれば説明できる。しかも脳では一般の脂肪組織ではなく、特に神経情報をはこんでいる電気コード（軸索）にトリチウムは残留・蓄積するので、他の組織と違い、脳神経の機能回路に与える影響が甚大で、老化関連脳疾患、発達障害が将来、更に増える危険がある。

記憶など高次機能に肝心の「シナプス」の代謝は、主に細胞体から順行、逆行する軸索流の各種成分で保たれているので、神経回路網など脳の機能に障害が起こるのは当然だ。シナプスの伝達物質が出る接合部は軸索（絶縁体としてのミエリン）に覆われていないが、軸索のミエリン被覆がどのくらいシナプス部に近いのかは、今まで研究者があまり重要と思わず、トリチウムが脳への毒性をもつのは確かだが、詳しくは、まだ研究が少なく分かっていない。

7．無農薬／有機農業の推進――農薬を使わないことによる発達障害などの予防

日本ではその毒性から欧州ではほぼ禁止されている有機リン系農薬でさえ、減少はしているがいまだに使用し、それに替わったネオニコ農薬の使用は増加の一途である。

二〇一六年の論文では、日本の児童（三歳児）の尿の検査で、約80％がネオニコ農薬に、100％が有機リン系農薬、ピレスロイド系農薬に汚染していた。[315]

PCB、ダイオキシンは最近曝露量としては下げ止まっている。現時点でも欧米に比べ極端に緩いネオニコチノイド系農薬の残留基準を、さらに緩める政策を取っているのも大きな問題である。

その上、農薬会社の常套手段であるが、既存の農薬（殺虫剤）の毒性が明白になり禁止されそうになると、別の新たな農薬を売り出そうとする。

ダウ・ケミカル（Dow Chemical(米国の化学会社）が開発した新たなネオニコ農薬スルホキサフロルが、農薬登録された。スルホキサフロルは、死産、催奇形性（四肢、骨形成、尿管）や発

がん性（肝臓、精巣）が報告されている。

このネオニコ農薬は、哺乳類胎児型ニコチン性アセチルコリン受容体に強い結合性を示し、ヒトではラットより結合性が約一〇倍も高い。

最近、日本の農産物も輸出されるようになり、日本の農薬残留基準の緩さが問題となっている。特に二〇二〇年の東京オリンピックは、世界中から人が集まるので、今まで農薬情報が隠されてきた日本の科学情報の「ガラパゴス化」のツケが、一挙に国民にあきらかになる可能性がある。

まずは福島の放射能汚染だが、安倍首相が科学がほとんど分からないため、忖度した科学者の言を盲目的に信じ、汚染地域はヒトに安全と国際的に公言してしまっており、よりにもよって福島をオリンピックの一部をワザとのように開催予定である。

さらに選手村の食事の安全性もある。アスリートは体が資本なので、ことに食べ物に気を使う。長年の農水省のズサンで甘い農薬行政によるツケ、農薬が残留した食物が問題となる。

オリンピック・ロンドン大会選手村で必要とされた食事用の農産物は、東京大会では今の所、大幅に供給できない。農薬の使用などが厳しく規制されている国際認証のある有機農産物は、日本全体ではわずか0.4%しかなく、今から準備しても間に合わないのではないかと慌てている。

発達障害児の増加の原因としての農薬については、有機リン農薬、ネオニコ農薬があり、第7章で述べた農薬の発達神経毒性の証明のように、最近も新しい論文が次々にでてきて研究が進み、ますます確かになって来ている。

未来を担う子ども（いずれ皆、大人になる）の脳の健康に関わる重大事なので、地球温暖化のように完全に立証されなくとも、今「予防原則」に基づいた規制を行うべき段階にあると思う。EUでは農薬など環境ホルモン作用のある化学物質の法的規制を実際に実行しようとしており、欧州では主にハチへの毒性を理由に、ネオニコ農薬の規制も強まってきている。規制の始まらない日本でも、発達障害など子どもの脳発達の異常の増加と農薬使用量との相関を見れば、規制へ動かないと将来に禍根を残すことになる。

8．地区の給食に有機農産物を――「地産地消」で

農薬の空中散布や殺虫剤の室内散布も危険だが、子どもたちが、ほぼ毎日、浸透性のため洗っても落ちないネオニコ農薬に汚染された食物を、自宅、給食などで知らず知らずのうちに食べていることも問題である。

子どもの脳の発達をを阻害する（実は大人でも記憶力を落とす）ので、日本人の肝心な脳を、まず守るべきである。無農薬／有機農業の農産品の販売の推進が望まれる。

この農薬の危険性は、昔から心ある農民は知っていて、自宅用の野菜だけは無農薬で別に栽培していたことも多いらしい。

今の日本でも、農薬毒性は何となく昔より理解されつつあるようで、無農薬／有機農業は若い

人を中心に日本各地で盛んになっている。それらの生産物を、私たちが有機農産品の八百屋、生協、ネットなどで購入し、食べることも容易になって、これは個人の判断だけでできる。

やや値が高いが、病気、障害にならないで治療費がかからないことを考えれば、安いものである。将来、有機農業が広まれば、それだけ生産量が増えコストが割安になり、値段が下がる可能性もある。

また自宅の庭、屋上などを使い、適当な場所がなければ市民農園を借りるなどして、時間の余裕があれば自分自身で無農薬野菜を作ることができる。

私も市民農園を2年借りて無農薬野菜を作った経験があり、運動にもなるし収穫したばかりの野菜が食べられ、健康な良い趣味になると分かった。

これらは個人だけで出来ることだが、共同で何人かで出来ることもある。

地域の子どもたちのために、保護者が声をあげ小さな村町単位からでも地方議会を動かし、地元の農家の協力で、保育園、幼稚園、小中学校の給食に有機野菜を使う試みで、すでに最近千葉県いすみ市では、給食米100%を無農薬にした先例もある。

世界では「地産地消」で新鮮な有機農産物を食べる「Slow Food 運動」が広まっている。

日本でも、少なくとも発達障害に今一番危険に見える農薬毒性の問題は、徐々にだが理解が進んでいる。農薬問題には、個人としても、あるいは共同で確実に解決できる方法がある。

日本全体の給食が早く無農薬になれば良いが、地区の給食は「我が村、我が町」だけで決められ、地方自治としては原理的には簡単なことである。

また新鮮な無農薬／有機農業生産物の「地産地消」は、地域の農協／地域農業を振興して一石二鳥となりうる。

しかも移住制度を整備すれば、外からの若い人も呼び込め、少子化、過疎／限界集落の問題の解決にもつながり、良いことづくめになろう。

第10章　治療・療育の可能性と早期発見
――子どもの脳の著しい可塑性

脳の高次機能を支える内部構造は、コンピュータのように完全に機械として構造が固定され不変なものでなく、化学物質のかたまりとしての構造体自体細部で、ことに微小ではあるが脳機能の要《かなめ》であるシナプス部位で、ダイナミックに随時変化し続けている。

このようなシナプスの可塑性、ひいては脳全体の構造と機能の可塑性は、明らかに幼児・小児期に高く、その子の脳の状態に適切な入力刺激と共に、さまざまなタイプの褒賞《ほうしょう》をくりかえすような療育により、症状や行動・能力が改善するのは、脳神経科学の立場からは当然と言える。

現実にも自閉症の症状が「治った」（日常的にさしつかえない程度に回復した例をふくんでいると思われる）例が三～二五％という、最近までの療育効果の多数の論文をメタ解析した報告は、その実証と思われる。

さらに臨床の経験はないので評価はしにくいが、「特別何もせず、〝普通の〟生活を送っているうちに、大人になって〝自然に〟治った」という例が、フェインらにより「最善の経過（Optimal out come）」例として自閉症でも報告されている。このような例は昔からＡＤＨＤ、ことに多動性タイプでは稀でないと[257b]いう記載が多いのは心強い。

ヒトの脳の発達は、この章の「脳の可塑性」の水頭症の青年の例のように、非常に柔軟であるばかりでなく、第２章の図２‐５などで述べたように、症状も時間変化が著しい場合も多い。

第６章４項などで述べたように、脳の発達にかかわるヒトのもつ遺伝子群の発現は、「共発達」により、なるべく定型発達に機能的には落ち着くように、頑健（robust）に進化している。小児期を過ぎても発達を続け、最終的には初期の障害にもめげず、まわりの環境さえ良ければ発達の遅れをとりもどすことも珍しくないのだ。脳神経科学的にも、シナプスの可塑性は小児期ほどではないが思春期でも高く、成長にともなうホルモン系の変化の影響などが考えられ、〝自然治癒〟も当然ありうる。さらに医師や親、周囲の適切な対応や療育さえあれば、症状の改善の可能性は高く、昔はよく言われていた「発達障害は治らない」という見解は完全に誤りだったと言える。

発達障害の子どもの脳も、絶えず発達し続けるのである。

療育の困難さは、一人一人違った子どもの脳にどのような訓練、刺激を与えるのが良いかが、簡単に一概には言えないことで、ことに成功例・改善例のデータの今後の蓄積と解析が必要であろう。

1. 治療・療育の可能性と「発達のリハビリテーション」

まず、治療・療育の可能性を示す「脳の可塑性」について解説する。

脳とコンピュータはよく比較される。「素子の数が非常に多く、素子が構成する回路で情報を処理する」など同じような面があるが、脳がはるかに優れている面が二つある。

第一は、脳の情報処理には、外部からのプログラムがまったく必要なく、記憶していた経験などの情報を参照して、入力に対し自動的に脳が「正しいと判断した」情報を出力する。

第二には、脳は遺伝子の設計図により大まかな構造が発達するが、神経回路網の神経細胞の多くは外界からの情報を処理するとき、自動的にシナプスの繋ぎ替えをおこし、まったく新しい神経回路も次々にできあがり、不要とされた回路の結合は遅かれ早かれ除かれてゆく。実際の可塑性変化のほとんどは、シナプス・レベルでおこっているので、肉眼ではもちろん脳画像でも直接見ることはできない微小な構造変化である。

このシナプス・レベルの変化ばかりでなく、次の階層である神経細胞レベルでも、どのような情報にかかわる機能神経回路の一員になるか、プログラムされた細胞死（アポトーシス）をおこし自ら死んでゆくか、さまざまに変化しうる。

この性質を「脳の可塑性」といい、たとえれば紙粘土のように、どんな形でも一度つくったものも、新たに力を加えれば、簡単に別のものになれる性質をいう。

この「シナプスの可塑性」に基づく新しい神経回路の形成は、最近発展してきた脳機能障害後の機能リハビリテーションを可能にする「脳の可塑性」の基本メカニズムでもある。

この章でのべる発達障害児の治療・療育は、やはり同じメカニズムに基づく「発達のリハビリテーション」ともいえ、「脳の可塑性」が重要なので基礎的な研究をやや詳しく述べる。

（1）リハビリテーションの成功例

昔は〝脳卒中〟で倒れると、一命はとりとめたものの、言葉が話せなくなったり、半身不随になったり、その予後が悪く本人ばかりでなく家族などの大変な負担になった。

しかし最近では、たとえかなり大きな出血や血管の梗塞がおこっても、救急対応ができる病院に急いで担ぎ込めば、たとえ一時的に言語がおかしくなったり、手足の麻痺がおこっても、適切な処置が成功すれば、リハビリによって著しく回復するケースが稀でなくなった。

よく知られた例は長嶋茂雄氏で、一時は話せなくなった言葉も、公的な席での会話もできるようになったのは最近のニュースである。長嶋氏が良いリハビリ訓練士・施設に恵まれ、本人も苦しい毎日の訓練をまじめに実行した賜物であろう。

この「実際のリハビリの訓練や回復過程がどのようなものであるのか」、リハビリの具体的なやり方とその医学的な解説が、非常によくわかる本が最近出た。関啓子著『「話せない」と言えるまで——言語聴覚士を襲った高次脳機能障害』(258)である。じつはこの本の著者は、私たちが長年勤務した東京都神経科学総合研究所で、高次脳機能のリハビリ研究を精力的に行い多数の論文を発表し、神戸大学医学部教授になられた、この分野では名が知れた専門家で、運命の皮肉というか、ご自身が患者になってしまったのである。

この本の特徴は、著者が「リハビリの実態と可能性を広く人々に知ってもらおう」と、本来ならプライバシーの問題でとても書けないことも詳しく書いておられ、しかも専門家としての冷静な目で自分自身を観察し、さらに本人のその時の気持ちや考えたことが加わり、感動的な本になっている。厳しいなかにも工夫されたリハビリに励んだ結果、言語も麻痺も劇的に回復されている。

このようにヒトの脳は五〇歳を過ぎてさえも充分可塑的で、機能回路中の神経細胞が死んで失われてしまった神経回路も、くりかえし訓練により、主としてその周辺に新しい神経回路を再生する大きな能力があることは、数多くの実例があり、疑いない。

(2) 子どもの脳の大きな可塑性の例

おそらく近代医学以前から経験的に、子どもの脳は軟らかい、何にでもなれるという概念は信じられていた。(259)

脳神経科学が進歩し、さまざまな観察や動物実験でこの可塑性は研究されてきたが、何よりも発見者のローバー医師や研究者を驚かせたのは一九八〇年の『サイエンス』誌に出た英国の青年

の例である。(260)

本人は普通に育ち、大学の数学科に進学した。頭は良くIQは一二六で社会生活もまったく正常だった。ところがなにかのきっかけで、病院でMRI画像をとると、頭蓋骨中の約九〇%は主として脳脊髄液であった。大脳皮質は一ミリ位の厚さしかなく、通常の約一〇%の量しかなかった。先天性の水頭症だったのだが、驚くべきことに大脳皮質などは少ない神経細胞をなんとか多数のシナプスでつなぎ合わせ、日常生活にまったく支障のないよう、すべての必要な機能神経回路を発達させていたことになる。

ヒトの脳をつくり上げる遺伝子群は非常に良くできていて、神経細胞数が一〇分の一でも実際生活していくのに必要な機能を発達させるほど、システム的に頑健（robust）にできている実証である。なお先天性の水頭症患者の半分はIQが一〇〇以上といわれる。(260)

この青年の実例からか、「ヒトの脳は約一〇〇〇億の神経細胞の一〇%しか使っていない。後は予備である」といわれており、本当にほぼ一〇%でかまわないのかもしれない。

これほど極端ではないにしても、普通に社会で働いていた人にてんかんの発作がおこり、脳のMRI画像を見ると、胎児、新生児の頃に受けたひどいダメージが残る異常所見が見られた例は多いらしい。アルツハイマー病の脳のような程度の萎縮がみられてさえも、まったく正常に生活できていた場合もあるのである。このように発達の初期であれば、脳の可塑性は非常に高いと考えられる。

この「余分（九〇％？）の神経細胞は、実際に今はあまり働いていないが、障害を受けて新しい神経回路をつくりなおす時に、使われる予備では」という考えは、あらゆるリハビリ訓練の基礎となるだけでなく、自閉症やＡＤＨＤ、ＬＤの子どもの治療・療育も可能とする脳神経科学の基本的な認識である。

もう一つの重要な概念は、発達障害の治療・療育は一般には、早期発見された後なら早いほうが良く、「赤ちゃんや子どもの脳の可塑性は、大人の脳よりはるかに大きい」という概念である。「大人のリハビリですら成功するのだから、子どもの欠けた特定の能力を新しく獲得させるのはより簡単なはずだ」と思う方は多いであろう。

たしかに、「シナプスの可塑性を利用し、くりかえし訓練により予備の神経細胞をつないで、新しい神経回路をバイパス的につくる」という「発達のリハビリテーション」過程は、どんな脳でも行われている経験の記憶過程に非常に類似しており、発達しているヒト脳でも、シナプスの可塑的変化は一歳から二歳頃を中心にもっとも盛んである。

昔アルツハイマー病の研究班にいたとき、「進行中のアルツハイマー病患者の脳では、幼弱な脳で良く発現しているシナプス形成関係の遺伝子が盛んに発現している」という論文を読み、「そうか、アルツハイマー病の脳も、必死で失った神経回路を新しく作ろうとしているのか」と感慨を覚えたことがある。

図４‐２の二つの領域のシナプス数、シナプス形成の時間経過からいっても、一歳から五歳頃

までの幼児期は可塑性が高く、いわゆる「感受性期」のピークがあるのは事実であろう。結論として第6章で述べたように、それぞれの機能獲得、すなわち機能神経回路の成立には時間差があり、「共発達」しているが、個人差がもともとあるので、厳密ではなく、早期発見の目途が生後三歳で可能ならば、まだ「脳の可塑性」は十分に高い時期であるといえる。

2. 脳とシナプスの可塑性と「感受性期」

(1)「感受性期」「臨界期」のさまざまなシナプス可塑性の変化

この「感受性期」は、ことにヒトでの現象の新しい言い方で、一昔前は一般動物と共通の「臨界期」がつかわれた。脳の特定の機能の獲得は、発達の過程の一定の時期に限られるという「臨界期」の考えは、有名な動物学者ローレンツの観察にはじまった。

ハイイロガンのヒナは、「卵から孵って最初に見た動く物を母親だと記憶し、それについていく」習性があり、この「刷り込み」と呼ばれる記憶現象とそれにともなう行動がおこるのは、ガチョウではせいぜい孵化後二四時間後位まであることがわかった。

しかし、このような習性は、ヘッブの行動発達の要因からすると表4－1のⅣ、群で一斉に育児する鳥類などの特定の種が持つ特別な行動で、「種を通じて変わらない外界からの感覚刺激」に当たり、ヒトでは少なくとも、このように強い形では存在しない。

しかし、これにヒントをえて米国でヒューベルとウィーゼルが哺乳動物で研究したのが、子ネコの片目を数カ月おおう実験で、視覚刺激を中枢に伝えるシナプスに「使われた方の眼からの入力があるシナプスは保たれ、使われなかったシナプスは退行する現象」がおこったのである。(261)

このシナプス可塑性の一種である現象は、「シナプス競合」と呼ばれるが、ネコではおこる時期は限られ、生後四週から二〇週までの間であった。

哺乳動物の脳のシナプスの可塑的変化では、シナプスの増加だけでなくシナプスの脱落・削除(4章の記憶の形成、岩壁を削って仏像を作製することに例えたことを参照)が優越する場合もあることを示している。

このように、発達の比較的初期に確定し早期に機能する必要のある、視覚など感覚系の神経回路とは異なり、記憶などの高次機能は幼児期に可塑性が高いものの確定はされず、長期記憶でも消去されるもの、一生続くものなどさまざまである。

ヒトでは、高次機能のシナプスの可塑性は七〇歳を過ぎても延々と続いている。これは七〇歳以上の老人でも、新しいことを記憶できる事実と符合している。

一歳前後から一〇歳までの大量の神経回路形成時期は、それ以後の時期にくらべると可塑性は高いと考えられるが、この可塑性の継続から、ヒトの記憶など高次機能のシナプス可塑性では、一般に「可塑性の終了がある＝臨界期」でなく、「可塑性がおこりやすい時期はあるが終わらない＝感受性期」が適切な呼び方とされるようになった。

記憶だけでなくヒトのさまざまな機能発達をみても、このように可塑性が完全に終わることはないことが多い。

もっとも関心を引くヒト特有の高次機能である言語の獲得だが、「LとR」といった音の聞き分けは生後二歳頃までは、母国語にかかわらず世界中の赤ちゃんは完全に区別できる能力をもっているという。しかし、その時期を過ぎると「LとR」の聞き分けを必要としない日本語のような言語環境で育った人間には難しくなってしまう。

もっとも完全にゼロになるわけではなく、何度も何度もくりかえし学習をすると、日本人成人でも判別能力は獲得できるという。

機能の獲得の際の神経回路の形成に必須のシナプスの可塑性にも、「感受性が機能や時期によって異なる」ことがわかった。

(2) 機能発達などによる脳のシナプスの変化と観察の困難さ

自閉症など発達障害がもともとシナプスの可塑性の特定のシナプスでの異常による「シナプス症」であることを考えると、治療や療育の可能性を考える時も、ヒトの脳のなかにあるシナプスの変化が本当にあるのかが実証できるのか問題になる。しかしヒトの脳内のシナプスの増加や減少を観察するのは、生きている脳はもちろん死後脳でも大変な努力を必要とする。

これを行ったのはドイツ移民のハッテンロッカーで、彼は初めててんかんや知的障害のヒト脳のどこに問題があるのかを研究したが、彼が通常行ってきた病理解剖で見つかる神経細胞の異常な

ど、普通の顕微鏡で見える異常は何も見つからなかった。(262)

彼は、当時の臨床家としては非常に先駆的に、それまでの病理学では大変なので誰もやらなかったシナプスや樹状突起を電子顕微鏡写真で調べ（1章の図1‐7Aにシナプスの電子顕微鏡写真）、約半分にシナプス数などの異常を発見した。

しかし普通のヒトの脳の定型発達過程で年齢によってシナプス数がどう変化しているかがわからないので、病気が原因の変化かどうかがわからない。そこで大変な努力を長い年月続け、大脳皮質の視覚野のシナプスを年齢の違う人の死後脳で一つ一つ数えた。

結果は図4‐2のグラフにあるように、視覚情報の処理をするヒト視覚野では、シナプス数（密度）は胎児期の二八週ぐらいから急激に増加し、新生児でも増え続け、生後八カ月で最高になり、ゆっくりと減っていく。図では省略してあるが、一〇歳頃から三〇歳頃まではあまり変わらず、その後老化のせいで七〇歳にはほぼ新生児のレベルに戻ることがわかった。この八カ月以降の減少は、不要で削られるシナプスの方が多くなり、シナプス数が減少し神経回路は確定していくと解釈される。

これに対して、ヒトでもっとも大きく発達・進化した大脳皮質連合野のうち、実行機能などもっとも統合された高次機能にかかわっている前頭葉・中前頭回のシナプス数は生後一～二歳で最大になり、後はそれほど変わらない。

この変化は、第1章で述べたように胎児期から新生児期にはシナプス数が激増しランダムな神経回路網をつくり、その後シナプスが外界からの刺激で機能神経回路を盛んにつくる一～二歳前後までシナプス数は増加する。

その後も、新しい神経回路は盛んにつくられ回路中のシナプスは増加するが、正しい回路パターンの再現の妨げとなる回路外のシナプスは削られ減少する。すなわち連合野で外界からの情報を記憶するのには、シナプスの増加も減少も必要で、ことに一～二歳以後から新しい神経回路の形成では両者はほぼ相殺され、総数（密度）も変わらなくなると考えられている。

（3）習熟による神経回路の発達と機能局在部位の拡大

脳の可塑性は機能が局在する部位の大きさ、すなわち神経回路に関与している神経細胞の多さにも表れる。

音楽は、幼児期や小児期からはじめた方が学習しやすいといわれる。「三つ子の魂、百まで」の典型であろう。左手の指を頻繁に使う弦楽器でも、バイオリンを小さいときに習いはじめた人では、習わない人にくらべ、左手の指の運動を調節する神経回路が発達し、脳内のこの機能局在部位が大きくなるという報告がある。[263] 点字を読む視覚障害のある人は、読字する指を支配する大脳皮質部位が大きくなる。[264]

このように日常的にくりかえす動作・行動にかかわる部位や領野（神経回路の集合体＝関与する神経細胞数に比例）は大きくなる傾向がある。たとえばロンドンのタクシーの運転手は、広いロンドンの全街路名を暗記する試験に合格する必要があり、その記憶情報を毎日使って客を正しい目的地に運んでいるので、普通の人にくらべ、海馬が大きいらしい。

私が脳の研究をはじめた一九七〇年頃は、脳の神経細胞は少なくとも小児期には分裂を止め、新しい神経細胞が増えることは一切ないとされていた。ところが海馬の一部には神経原細胞が残っており、成人になっても分裂をくりかえしていることが確認された。

これは大脳皮質には余分の神経細胞がたくさんあるが、最初に短期の記憶がおこる海馬（1章参照）の神経細胞は数が限られているので、一定の新しい神経細胞をつくって補充し、新しい回路形成に使っていると思われる。

（4）適切な環境刺激の種類と時期：特定のシナプスの可塑性変化の最適条件

もう一つ発達障害の治療・療育の参考になる、行動の発達、脳の可塑性にかかわる情報は、表4-1ヘッブのV「個人ごとに変わる外界からの感覚刺激」の種類と与える時期がある。

脳のシナプス可塑性の「感受性期」の始まりの方は、最近大枠が明らかとなりつつある（コラム10-1）。これも最近判明した、「臨界期」を終わらせる分子メカニズムは（6）で述べる。

一方環境からの刺激の量や性質の方も、脳のシナプス周辺の可塑的変化に大きく影響する。

グリーンノウはラットを「刺激が多彩な豊かな環境」と「刺激が少ない劣悪な環境」で三〇日間飼育し、大脳皮質後頭部の神経細胞の樹状突起の数を比較した。すると「豊かな環境」から刺

【コラム10-1】機能獲得の「感受性期」の始まりのメカニズム

6章に述べたように、大脳皮質などでは最初にほぼランダムな神経回路網ができ、その後外部刺激入力に対応して機能神経回路ができる。このもともとの機能が決まっていないランダムな神経回路網は活動していないと、シナプス脱落、神経細胞死をおこすので、全体的に自発発火のオシレーションを常に持続して、回路網の維持をはかっていると考えられる。

私たちは昔、ラットの胎仔の大脳皮質神経細胞を培養すると、6日後までに培養神経細胞が多数のランダムなシナプス結合をし、自発的にオシレーション同期発火をくりかえすことを発見した。大まかな頻度を細胞内カルシウム濃度のオシレーションで観察すると、全体の神経回路網のシナプス密度に比例していた（図資料-7）。

脳の高次機能（ことに意識）にテーマを移した「DNA二重螺旋構造」の発見者F・クリックが、「脳機能の統合における神経回路網のオシレーション同期発火の重要さ」を主張したコールド・スプリング・ハーバー・シンポジウム（米国の医学・生物学の分野でもっとも有名な国際会議）の「脳」で、このことを旧知の彼に話すと非常に喜んで「なぜ培養神経細胞では実際の脳内とオシレーションの頻度が違うのか」が議論になった。彼と話したのは、これが最後となってしまい、懐かしい想い出である（黒田洋一郎「クリック博士を偲んで」）[135b]。

ヘンシュ貴雄（理化学研究所脳科学総合研究センター）はランダムに自然発火していた神経回路網が外部入力によってシナプスの増強、削除を行うきっかけに、抑制性神経細胞の活性化で自発発火が抑えられ、外部からの入力よりも弱くなったことから、外部入力による機能神経回路の形成が始まるらしいことを明らかにした。図1-4にある局所神経回路からさらに高次の機能が階層性をもって秩序正しくできあがるには、このような抑制系が順序良く働きだすからかもしれない。

発達障害の場合も成人のリハビリとまったく同じ細胞メカニズムで、新しい機能神経回路が形成されるとすれば、自発発火を局所的に抑えるようなことができれば、かなり特異的な神経回路をつくる手段として有効なのかもしれない。もともと成人でも脳に損傷がおこると、詳細は分かっていないが神経ホルモンのような情報伝達物質が出て、周辺の（予備の）神経細胞を活性化し回路の修復を促すという話があり、治療・療育を薬物で早めることはできるかもしれない。

なおここで述べたヒトでの「感受性期」＝「終わりがはっきりしていない可塑性のある時期」が確立する以前は、一般動物でよくみられるように「可塑性のある時期は厳密に限られ、その時期以降は可塑性がなくなる」とされていた。この「臨界期」が強調されていた頃、日本でも早期教育ブームが起こった。「臨界期」を逃さないように、早期教育が絶対に必要であるという、一時流行した動きに対する脳神経科学からの批判は、榊原洋一『子どもの脳の発達臨界期・敏感期』に詳しい(265)。


激を受けたグループでは「少ない劣悪な環境」からの刺激を受けたラットにくらべ、樹状突起の枝分かれが二〇％も増加した(266)。樹状突起の数（表面積）が増えれば神経回路をつくるシナプスの数も増えやすく、さらに回路の接続具合も複雑になる。また大隅らによる化学物質投与によるＰＰＩ低下異常マウスは「豊かな環境」におくと、症状が回復した（7章3項1）。

ヒトの場合の「感受性期」でシナプスが可塑的変化をする時期は、どの機能に対応する神経回路（シナプス）の形成かによって、千差万別と考えられる。第6章のように、子どもの発達過程のそれぞれの行動・能力には、おおよその獲得期間、回路（シナプス）形成の完成時期があり、シナプス変化のピークに当るのだろう。しかし、その能力がこの時期に獲得できなくても、後になって獲得できるかどうかの厳密なデータはまだ少ないが、「共発達」を考えると可能性は高い。発達障害で問題となる、特定の高次機能に対応する新しい神経回路（シナプス）形成がどれほど成功するかは、これからの発達障害の治療・療育の試みのなかから結論が出てくるのであろう。言語などヒトの高次機能では一般に、感受性期は成人期まで続いていることが心強い情報である。

しかしながら、感受性が高い時期に適切な療育を行うことはやはり重要で、「発達のリハビリテーション」の稚拙さはあるにしろ、八歳で保護された〝狼少女〟アマラの言語など知的機能の回復は、まったく不十分のまま一八歳で死亡してしまった。(83)

(5) 神経伝達物質などによるシナプス可塑性の調節と「共発達」

子どもの脳の発達の仕方をもう一度振り返ると、療育を行う時期の子どもの脳の発達がどのように調節されているかも重要である。第6章の瀬川昌也の発達図（図6-3）で示されているさまざまな機能発達は、全体を描くと複雑すぎて図が分かりにくくなるので、神経伝達物質のうちドーパミンを使った調節系での機能とその神経回路の発達だけが図示されている。

一概には言いにくいので専門書でもあまり書かれていないが、日常的な脳機能の発現と制御は、あえて単純化すれば「神経回路の興奮と抑制の統合」で行われている。グルタミン酸を興奮性神経伝達物質、GABAを抑制系神経伝達物質として使う局所神経回路を基本とし、GABAを使う抑制性神経細胞がいくつかの局所神経回路をそれぞれ、あるいはまとめて制御している、と考えられる。

脳機能のうち、記憶などより長期間のシナプスの可塑的変化やその発達は、これもあえて単純化すれば、第1章の図1‐4で示した局所神経回路の階層構造を高次機能までつくり上げるためのものである。これには瀬川の発達図で図示されているドーパミン系ノルアドレナリン系のみでなく、セロトニン系、アセチルコリン系などが共同しながら相互作用、すなわち「共発達」し、次々に新しい機能神経回路がつくられ発達していく。(22abc)

第6章でもふれたが、これまでの膨大な論文を総合的に判断すると、自閉症になりやすいシナプスの脆弱性にはセロトニン調節系の関与が目立ち、ADHDになりやすいシナプスの脆弱性にはドーパミン調節系の関与が目立っているように見える。しかし正確にいえば、第1章でも解説したように、グルタミン酸、GABA、アセチルコリン、ドーパミン、セロトニンばかりでなく、アデノシン、ATP、オピエート、グリシンなどその他の神経伝達物質はもちろん、アドレナリン、オキシトシン、バソプレッシンなど神経ホルモンと呼ばれるホルモン様化学物質も直接・間接に関与しており、特定の一つの生理化学物質が制御している単純な系ではまったくない。

逆にいって、一つの神経伝達物質やホルモンを薬物として投与しても、「発達障害を治療する、すなわち新しい機能神経回路を脳内に形成する」ことは、ほとんど不可能と言わなければならない。「共発達」を促すような適切な外部入力、訓練が必須なのである。

(6) ニコチン性アセチルコリン受容体を介する可塑性の調節

ごく最近、この後に述べる実験動物の「臨界期」の終了の調節メカニズムのように、ニコチン性受容体を介したアセチルコリン系の調節が非常に重要である事が分かってきた。

弱視（難聴）は幼児期から小児期の間に適切な視覚刺激（聴覚訓練）を行わないと、矯正が困難になると言われる。マウスでは視覚修正の「臨界期」は生後二三日頃に始まり、三七日頃までに終了する。この「臨界期」の終了には、軸索の伸展を抑制する分子群のいわば「分子ブレーキ」の発現がかかわっており、これまでにコンドロイチン硫酸タイプのプロテオグリカン（細胞外マトリックスの構成分子）を主成分とするニューロンネット周辺体（perineuronal net）やミエリンからの情報を受ける Nogo 受容体が判明していた。

森下博文ら（米国マウントサイナイ医科大学、フリードマン脳研究所）は、ニコチン性アセチルコリン受容体の拮抗阻害薬として神経薬理実験に多用されてきたヘビ毒の α‐ブンガロトキシンと類似の構造と作用をもつ内在性のタンパク質 Lynx1 も「分子ブレーキ」となっていることを発見した。[234] 一次視覚野に多いニコチン性受容体を抑制する Lynx1 の働きで、興奮抑制のバランスを介して可塑性の調節が行われているらしい。この分子メカニズムを応用した脳の可塑性を調節する薬物は臨床治験中であるという。

第8章でのべた、有機リン系、ネオニコチノイド系農薬などは、ヒト脳の発達の重要部分に、このようにアセチルコリンやニコチン性受容体が深くかかわっていることなどまったく知らないで開発・販売され、しかも母親や子どもに曝露しやすい農薬、殺虫剤として現在でも私たちの周囲で使用されているのである。

このような「脳の可塑性」の実体ともいえるシナプスの可塑性は、自閉症など発達障害、統合失調症、うつ病などをはじめとするＤＯＨａＤ型の「シナプス症」の基本メカニズムとして、療育の適期の問題だけでなく、精神疾患／発達障害研究の重要なテーマの一つであろう。

３．治療・療育のやり方の開発

現在ある、まとまった形としての療育法は、一九八二年、佐々木正美（川崎医療福祉大学）らが先駆的に米国からＴＥＡＣＣＨを日本に導入し、その後もさまざまなものが提唱され試行錯誤の連続で改良されてきた（佐々木正美『自閉症のためのＴＥＡＣＣＨハンドブック』参照）[267]。すでに数多くの書籍が出版されており情報量は多い。

治療・療育法の開発、ことに新しい成功例の蓄積には、特別支援施設の職員の方々など、関係者の努力が期待される。

（１）治療・療育の必要性

「発達障害は障害ではない、個性が強いだけだ」という意見は、この本のヒト脳の構造と機能の脳神経科学的な見方からすれば一理ある。自閉症スペクトラム障害（ＡＳＤ）の〝症状〟の広がりは、診断閾値《いきち》下のＡＳＤ（ＡＳＤと診断はされないがＡＳＤの症状の一部を有意にもっている子）、さらには微妙な個性としてもっている普通の定型発達した子まで、脳の機能レベルではまさに連続的につながっているからだ。

しかし、この事実は、診断、早期発見、さらには「ばらばらな行動スタイル、さまざまな異なった能力を持つ子どもたち全体をどのように教育するか」といった本質的問題の困難さをしめすものではあるが、「障害でないのだから何もせず、治療・療育は必要ない」ということには絶対にならない。

現在の日本の社会環境が発達障害の子どもたちが成長するのに良い状態とはとても言えないが、すぐには変えられないであろう。親や子どもが実際の生活でのトラブルや困難を訴え、臨床医に来る現実を見ると、治療とまでいわなくても、よりうまく日常の生活、ことに友達や学校での社会性のある生活が送れるように療育で手助けした方が良いに決まっている。

杉山登志郎が述べているように、結局トラウマ（精神的外傷）のフラッシュバック（再燃）などなどの二次障害、三次障害の問題が生じやすくなり、なによりも本人が一番困る（杉山登志郎『発達障害のいま』[50] 参照）。子どもだけでなく、親への指導も重要になってきた。

(2) 脳神経科学からの提案

私はヒト脳の高次機能の基礎研究をしてきたので、治療・療育の現場は残念ながらよく知らない。特別支援教育については日本で起ち上げに尽力された柘植雅義の『学習障害（ＬＤ）―理解とサポートのために』[268]を参照されたい。したがって具体的なことはいえないが、この「なるべく本人が過ごしやすくなる」より良い治療・療育法の開発ためのヒントは言えそうな気がする。

（A）個人ごとの違いとサブ・グループの存在

これは実際の現場で日夜奮闘しておられる方には「釈迦に説法」かもしれないが、この本の子どもの脳に対する基本姿勢である「子どもの脳（大人の発達障害者の脳はなおさら）は一人一人皆違う」ので、通常の日本の学校では昔から当然のように行われてきた、全員をひとまとめにして指導する画一的な扱いができないということである。

その理由は、遺伝要因（遺伝子背景）と環境要因（それまでの環境・経験）が一人一人違うためであることはすでに述べた。すると非常に大変なことだが、原理的には一人一人違ったパターンの訓練が必要になるが、必ずしもそうではないだろう。

この本の基本的な発達障害の見方は、自閉症の子どもの脳はその構造も機能も少しずつ異なる、「スペクトラム状（正確には三次元以上のバラツキをもって）に分散しているが正規分布ではない」という考え方である。図2-3の自閉症の分布図を思い出していただきたい。特定の自閉症の指数によって子どもたち全体を指数によって並べると、一般の（定型発達した）子どもがみごとに正規分布に近くなるのに、自閉症と診断される子どもの分布は定型発達の子どもと重なる所から立ち上がり、いくつかのピークをもつ山脈状になる。これは一つの指数の分布なので、まったく違う判断基準の指数を別の軸で取り三次元の分布を見れば、複雑なピーク、凸凹のある山地（丘陵地）状の立体地図になるのであろう。杉山登志郎のいう発達の凸凹にあたり、子どもの特徴を別の尺度を加えて詳しくみれば、三次元以上のものとなる。

これは一人一人の子どもの脳は少しずつ異なっていることは同じだが、自閉症と診断された子には、明らかにサブ・グループとして分類できる、「周辺はぼやけているが似たような子どもたちの集合」が存在すると思われる。そのグループがいくつあり、どのような特徴があるのかは、自閉症指数（SRS）などのほかに、適切な別の行動学的スコアを発見すれば、それぞれの集合・群の子のもつ典型的な特徴がさらに明らかになるであろう。このサブ・グループ化の原因としては、遺伝子背景によるシナプスの脆弱性の偏りもあるが、発達神経毒性物質の種類や曝露量などその子の発症にかかわった環境要因による症状の偏りも大きいのではないかと考えられる。

自閉症スペクトラム障害（ASD）としてまとめてしまい、「症状は連続していて診断名として下位の分類はできない」とDSM‐5が投げ出しても、実際には「カナー・タイプだな、これはアスペルガー気味だな、これはADHDが混在しているな」というような、子ども一人一人違っても、ある程度傾向を見てのまとまりはあると思われる。

今後DSM‐5による診断がはじまっても、このようなサブ・グループを意識した療育は、「完全にスペクトラム状に症状が異なるとされ、ASDの子どもは、一人一人まったく違う」と考えるよりも、はるかに対応が決めやすくなるはずである。症状は、発達障害で異常がおきる特定の神経回路（シナプス）群に対応しているからである。

（B） 症例報告の蓄積と解析

療育の際の実際問題は、言うまでもなく、この子どもごとに違う個性、症状の多様性に、どのように対応し克服するかがある。

これには、昔から臨床医学では行われている「一例でも症例報告として記録しておく」というノウ・ハウ（know how）が参考になるであろう。医学史をみても治療法の進歩は、当然と言えば当然だが、一般に最初の症例報告、一例から始まり症例を積み上げている。

具体的な提案としては、療育の効果を示す事実をできるだけ多く集めて統計解析する、オーソドックスな「エビデンス（証拠）に基づいた医学（EBM：Evidence-Based Medicine）」しかない。

今までも、さまざまな学会、研究会で報告されていた一人一人の子どもの報告「こんな症状、性格の特徴をもった子に、このような課題をこの程度やらせたら、この子どもの症状はこのように改善した、あるいは残念ながら変わらなかった、後になったらさらに変化した」などという詳しい記述をともなった個人データを、統一して保存・蓄積するシステムを新しくつくることである。どこかにデータ・バンクをつくり、全国の子どものデータをそこに集める。最初は大変なので、記載方法などはあまり厳密に決めず、いわゆる「成功例、改善例」に限りできる範囲ではじめるのが良いであろう。

この成功例が五〇〇例ぐらいになれば、どの年齢のどんな子にどのような療育をすると、うまくいくというノウ・ハウが次第に統計的に明らかになってくると期待できる。関係者はネットでアクセスできるようにし、たまたまうまくいった成功例を、他の同じような症状・性格のある子どもへ応用してみることが貴重であろう。データベースができれば、ＡＩ（人工知能）が利用できる。

（C）やる気の問題

リハビリの実態を描いた『「話せない」と言えるまで』（本章1項1）を読んで気がついたのは、これも当事者の方々は百も承知なのかもしれないが、「本人のやる気」の重要さがある。

これは昔「記憶の脳内メカニズム」といった講演を市民向けにやっていたとき、「記憶を良くする良い方法は？」というよくある問いに「記憶のメカニズムから言えば〝くりかえし〟が一番、英語の単語でも繰り返せば、必ず覚えられますよ」といつもの定番の答えをしたら「そのくりかえしが続けられないので、どうしたら良いでしょう」と言われ、ぐっと詰まったことを覚えている。「やる気」の問題は大人には口で説得することでできる可能性があるが、子どもではどうなのであろう。なんらかの「報酬系」、子どものやる気を出させる方法をうまく組み合わせる一連の手法の開発も必要であろう。普通の赤ちゃんがもともと持っている好奇心が利用できないか、なども思うが、赤ちゃんといえども一人一人好奇心の程度も異なるので、創意工夫が必要と思われる。

（D）これまでに開発されている、さまざまな療育法

専門でなくスペースもないので、実際にどのような療育法があるかだけ、調べられただけの方法を名前だけ順不同に枚挙する。それぞれを解説する多くの本が出ており、ネットでも情報が得られるので参考にしていただきたい。

また本人だけでなく、家族支援や両親の対応の改良（ペアレント・トレーニング）も重要である。虐待などで児童養護施設にいた子のアフターケアと乳児院での担当職員が行う子どもの生い立ち学習（ＬＳＷ）も肝心である。

療育は「これが正しい」「この方法で治る」という絶対的なものではなく、子どもの個性を尊重し、適性をみながら、長期的に行っていくものといわれている。

- 応用行動分析（ＡＢＡ：Applied behavior analysis）
- ＴＥＡＣＣＨ（Teaching. Expanding. Appreciating. Collaborating & Cooparating. Holistic）
- 認知行動療法
- ＳＳＴ（Social Skills Training）
- 作業療法（ＯＴ：Occupational Therapy）
- 理学療法（ＰＴ：Physical Therapist）
- 遊戯療法　•箱庭療法　•音楽療法

- ビジョン・ケア（オプトメトリスト）
- RDI（Relationship Development Intervention）
- PECS（Picture Exchange Communication System）
- その他：ポーテージ、モンテッソーリ、シュタイナー、ムーブメント療法、精神療法、精神分析、受容的交流療法、感覚統合、抱っこ療法、イルカ療法

この本で述べてきたように、時間的にも脳内空間的にも複雑に「共発達」している脳、それぞれ個性をもっている子どもたちを対象に行う治療・療育は、相当の試行錯誤が必要と思われ、関係者の決して諦めない地道な努力と、効果の詳細な情報の共有が期待される。

4．薬物療法の可能性と基本的問題点

(1) 根源治療薬の可能性

すでに述べたクレチン症のように、発達障害でも早期発見が可能で発症メカニズムが分子レベルで非常に単純ならば、ホルモン剤などの投与で補充療法的に治療が成功した。

しかし自閉症などの発達障害は、この本の主張のように特定の高次機能関係のシナプスの異常だとすると、薬物の投与だけで治療することはほとんど原理的に不可能である。第1章や第4章で述べたように、ヒト脳の高次機能の分子（遺伝子）レベルの超複雑さから、たとえ特定のシナ

プスの異常以外が真の原因としても、同じように困難であるといわなくてはならない。

その理由は、実際に必要なシナプス形成、神経回路形成は脳のごくごく一部の特定の場所でおこるので、脳全体に広がってしまう薬物では他の大部分の正常なシナプスに影響を与えてしまい、重大な副作用が時にはただちに、一般には後々になっておこるためである。

ちょうど、これまでの普通の抗ガン剤が、ガン細胞だけでなく体内の別の増殖細胞に効いてしまい、毛が抜けるなどの重大な副作用をもたらすのと同様である。

この種の、ガン細胞の増殖を妨げるタイプの抗ガン剤は、標的のガン細胞だけに効くよう改良の努力が続けられており、焦点を絞った局所放射線治療が見直されている理由である。

発達障害の根源治療は「今はない、特定のシナプス結合」を新しくつくるのだから、その根源的治療薬開発の困難さは抗ガン剤の比ではなく、現実としても薬品開発はまったく行われていないようである。

したがって、自閉症、ＡＤＨＤ、ＬＤとも発達障害の治療は、療育といわれる「発達リハビリテーション」に重点がおかれ、五〇年以上の歴史があり、数々の試みがなされ、いくつかの「常法」が開発されてきた。これらの適切な療法と組み合わせる形で、シナプス形成・接続の障害に対してバイパスをつくることを局所的に促進する薬物を開発し、療育の効果を上げ回復を早める可能性は原理的にはある。

(2) 対症治療薬の必要性

根源的な治療は薬では無理にしても、日常の症状で結果的に本人や周囲が困る行動がどうしても出てしまうことがある。また療育のプログラムを実際に行っているときに症状が出て、コミュニケーションがうまくとれなくなることもある。さらにもともとのコア症状だけでなく、長い間療育などケアを受けないでいたため、二次的な症状、三次的な症状としてさらに広範囲の問題行動が見られることは多く、対症治療薬が使われている。どのような子にどのような薬をどの用量で用いるかは、その子をよく診て知っている経験ある主治医の判断にまかせるしかない。

一般の医療でも同じだが、主治医の治療法に疑問があれば、質問してよく説明してもらう。納得がいかなければ、セカンド・オピニオンをもらいに他の専門医に行くことは、最近の医学界では常識になりつつある。

小児・児童に正式に使える向精神薬、抗てんかん薬は一般になく、自閉症の対症療法には、現状では多くの成人用の向精神薬などが医師の責任で処方されている(ピモジドには自閉性障害への適用あり)[269]。きちんとした臨床試験での「多数の自閉症児に有効で副作用が少ない」という治療効果の証明は、個人差が著しいなど困難が多いからである。

ADHDについては、多動を抑制するなどの効果が高いリタリン(化学名：メチルフェニデート)という対症療法薬が古くから処方されてきた。「覚せい剤がなぜ多動を抑えるのか」との疑問もあったが、運動抑制系を興奮させるためと思われる。もともと覚せい剤である上に、効果が持続せず一日三回の服用が必要で、学校などでの管理がむずかしいなどの欠点があった。

しかも安易に使用し続けると一八歳以降の成人では当然覚せい剤として作用するので、依存性をおこし自殺した例もでた。さらに難治性うつ病などと一般開業医に診断してもらい処方箋を手にいれた若者などによるリタリンの乱用がはじまり、二〇〇八年からはナルコレプシーなどに用途が限定され、特定の専門医しか処方できなくなった。

ＡＤＨＤ対症治療薬としては日本では二〇〇七年からコンサータというメチルフェニデート徐放剤が使われるようになっている。

ＡＤＨＤのＨＤ：多動性、衝動性については、このように薬物で対症療法とはいえ〝治療〟できるので、同じ「発達障害」、「シナプス症」でも、発症メカニズムは自閉症よりは単純で、ドーパミン系の抑制神経回路の一部のシナプスの異常と考えられる。一般に一八歳頃から、メチルフェニデート剤が、本来の「覚せい剤」として働くことは、問題のあったドーパミン系のシナプスも成人型に発達するのであろう。ＡＤＨＤの子どもが思春期を過ぎる頃から、これらのシナプスの発達が追いつき、結果として「自然に治る」と言われることの背景であろう。

ＡＤＨＤ（発達障害）の子どもの脳も発達するのである。

ただし、ＡＤ：注意欠如の方のシナプスは成人になっても、あまり改善しないことが多く、しかも注意欠如に限っては、かかりやすさを決める遺伝子背景に男女差がなく、ＨＤ：多動性が男子に多いことと対照的で、より複雑な神経回路、シナプスの異常が想定される。

いずれの対症治療薬でも、次の（3）Aで述べるように原理的な副作用の可能性は、子どもごとに異なる遺伝子背景もあり完全には否定できないので、治療効果によるその子（家族や学校の先生）の利益と副作用のリスクのバランスとなる。投薬の際にインフォームド・コンセントを行い、よく理解してから使うべきである。

（3）対症療法薬についての神経薬理・神経毒性学上の基本的問題

（A）脳内作用薬の副作用の出やすさ

対症療法としての抗精神薬など脳内に入って効果のある薬については、脳の高次機能の分子レベルの研究者としては、根源治療薬で述べたのと同じように、神経薬理・神経毒性学的には基本的な問題点があると考える。最近多用される抗うつ薬の副作用問題などにもからむので、すこし詳しくのべる。

これまでの抗精神薬、抗うつ薬などが作用する標的である、神経伝達物質の各種受容体や代謝酵素など脳内機能分子は、脳のさまざまな所にさまざまな脳機能にかかわって多数存在するものばかりである。

例えばニコチン性アセチルコリン受容体のサブユニット（部分品：図8-3）には、ヒトの遺伝子のレベルで異なる一七種もあるが、それでも脳の特定の部位（種々の機能）のシナプス一か所だけに特定の機能だけにかかわる形で、特定のサブユニット・タンパクが発現しているわけではない。脳内のさまざまな所で、さまざまな機能に関係している神経伝達物質、ホルモンなどの受容体があり、同じものが各所で多様に使い回されているのが普通である。そのため、現在のある薬は治療効果に関係するシナプスなどに働くだけでなく、その治療薬は脳の各所にある同じタイプの標的にも結合し、作用しているはずである。これらのすべてで薬が作用するわけではないかもしれず、作用した場合でもたいした効果がないものもあるが、必ず一定の確率で作用してはいけない余計なシナプスにも働くため、必ずといっていいほど望ましくない副作用を発揮してしまう。これが向精神薬など脳内で作用する薬の開発での一番のハードルで、副作用が避けられない理由である。

では副作用の問題をどうすれば良いのか、さまざまな可能性が考えられるが、スペースの関係もあり以下の（B）（C）の二つの薬理学的視点だけをあげておく。

（B）低用量の重要性

経験のある専門医は成人用に開発された抗精神薬などを小児に使うとき、微量すなわち少量処方から始め、様子を見ながら適量を決めるという。

これは体重が少ない小児だから少なくて良いということだけでなく、おそらく同じ標的分子でも発現部位の数が少ない（低濃度でも有効作用がある）ある特定の部位をねらい、他の副作用をおこしやすい、もう少し高用量でないと効かない標的を経験から察知し巧みに避けている、と分子薬理、毒性学的視点からは説明できる。

このような微量で効く標的は、遺伝子発現の調節を行う転写調節因子など、転写調節メカニズムの一部をなすエピジェネティックな部位に多く、逆に第7章、8章で述べた、発達神経毒性があるニセ・ホルモン、ニセ神経伝達物質が作用する部位でもある。

したがって用量作用曲線が描ければ、図7‐5Aのように逆U字型を示す低用量タイプであるとおもわれる。

通常の抗うつ薬でも、公称されている薬理効果ならば、投与して短時間で症状が改善するはずなのに、まず副作用が先に出ることが多く、実際の症状改善効果が出るには一〜二週間かかることが多い。抗うつ薬の高用量の薬理（毒性）効果が脳内各所を強く刺激し、各所で機能遺伝子の発現変化をおこし、運がいいと多くの遺伝子発現の連鎖的変化で脳の不活発＝うつ状態が改善されるのではないかと考えられるが、データはあまり公表されていない。

この種の微量で効く標的をねらうことは、漢方薬では古来の経験の蓄積で利用されており、漢方薬の特長である副作用があまりない利点の背景をなしている。

（C）複合効果の効用

第7章と8章で述べたように、毒性化学物質が二種以上体内に入ることを複合汚染といい、表8‐1のように日本人は全員多数の毒性化学物質に汚染されている。このとき一つ一つの毒性物質は微量でそれだけではあまり影響がなくても、複数だと相加作用、相乗作用がおこり、発ガンなど大きな健康影響がおこることが多いことを述べた。

複合効果は現在の毒性学の課題であるが、研究は進んでおらず図資料‐2のような実験データは、複合毒性効果の可能性のある膨大な組み合せのごく一部で、それ以外の複合毒性はほとんど明らかにされていない。

一般化学物質にくらべ、薬物については経験的にも複合毒性効果はよく知られており、いわゆる「飲み合わせ」の悪さとして知られている。「Aという薬とBという薬を一緒に服用すると、どうも副作用が出やすい」と医師などが気づき、薬の注意書きに○○という薬と一緒に飲まないよう記載されていることが多い。逆に、二種類の薬物を一緒に飲めば、薬効作用の複合効果が良いことも当然おこるが、あまり強調されていない。市販されている一般の風邪薬のようなものは、症状別に各種の有効な化学物質を一錠のなかにまとめている場合は多い。

複合効果を十二分に使っているのが漢方薬で、多数の有効成分による通常の幅広い適応、すなわち多種の症状を一度に改善することがある。多数の成分の微量投与による微妙な複合効果が「特定の疾患・症状に漢方薬が不思議に効く」の薬理学的な説明であろう。ことに多数の微量成分が効くメカニズムとして、各種の遺伝子発現を微妙に調節し、複合的に目的の治療効果をえている可能性があり、広義のエピジェネティックスを数千年前から利用していた事になる。

ＰＴＳＤなどでみられるトラウマのフラッシュバックの治療には、創始者の名から「神田橋処方」

（桂枝加勺薬湯と四物湯を同時に飲む）と呼ばれる漢方薬がよく効くことも知られている。[270]「薬はともかく効けば良い。理屈は後からついてくる」といえる（コラム10‐2参照）。

【コラム10‐2】

アルツハイマー病対症治療薬の開発史

薬理的な複合効果は、当然とも言えるが一つの化学物質でも持ちうる。

自閉症と同じく、世界各国で増加しているアルツハイマー病も、根源的な治療薬の開発には非常な困難があり、現在までの努力にもかかわらず成功していない。

アルツハイマー病の対症治療薬の開発の方は、三〇年前ごろから盛んになっていた。米国の大手製薬企業などは、当時の記憶の基礎研究からの類推で提唱された「アルツハイマー病はアセチルコリンの不足が原因で発症するのでは」という、当時としても記憶の分子・細胞レベルの研究者から見ればナイーブな「アセチルコリン仮説」に基づいたものが主流だった。この背景には同じ老化関連神経疾患である、パーキンソン病の対症治療薬開発では、「ドーパミン仮説」に基づいたL‐DOPAが治療薬として成功したことがある。

記憶障害の症状を改善するためとして脳内のアセチルコリンの低下を抑える薬、分解酵素であるコリン・エステラーゼの阻害薬が注目され、活性の強い膨大な数の候補化合物がスクリーニングにかけられた。ところが、記憶増強作用がみられても、必ず副作用が強く臨床試験を通るものがない状態が続いた。いまから考えると、第8章でのべたように、抗コリン・エステラーゼ作用が強い物質は、毒ガスのサリンや有機リン系農薬とまったく同じ標的をもつ化学物質なので、体内や脳内に入れれば毒性が強いのは当然だった。

ところが完全に後発だった日本の製薬会社が、あまり抗コリン・エステラーゼ活性が強くない化合物も、コツコツと記憶への影響を調べるスクリーニング系にのせていたところ、有望な化合物をみつけ、それが最終的にも有効性があり、臨床試験も各国でとおり、米国が最初、遅れて日本でも認可された。

しかし後に出た論文によれば、この薬アリセプトにはβアミロイド・タンパクによる海馬LTPの阻害を回復したり一般に神経細胞死を防ぐ作用もあり「本来の標的：コリン・エステラーゼの阻害作用はあまり強くないため副作用は少なく、開発時は予想していなかった別の有効な標的に効いたことで、おそらく複合効果で記憶系の刺激効果が強くなった」と考えられる。

脳の基礎研究からいえば合理性がそれほど十分でないメカニズムを頼りに開発した薬でも、「薬は効けば良いのだ。理屈は後からついてくる」と結果を重視したことを思い出す（黒田洋一郎『アルツハイマー病』岩波新書、一九九七参照）。

これからは、これも第8章でふれたように、全ゲノム・ワイドの遺伝子発現をDNAマイクロアレイで網羅的にしらべるゲノム薬理学（Pharmacogenomics）ゲノム毒性学（Toxicogenomics）により、薬理効果も毒性作用もおおよその見当はつくようになり、新薬の開発もやや楽になるのかもしれない[271]。

5．早期発見の必要性

大人の発達障害が社会的問題としてマスコミに登場してくるほど、日本の発達障害児は長年支援が受けられず、そのまま個人レベル、家族レベルの努力で成長し、成人した人が多い。その後も増加がつづく発達障害児も、現在大学、高校、中学校、小学校で苦闘している子が多い。

米国や英国にくらべ、日本の発達障害児への支援は著しく遅れているが、その第一の理由は「ある子が発達障害であるかもしれない」という最初の発見が遅いためもある。

1項で述べたように、ヒト脳の可塑性は「臨界期」のように、ある時期を過ぎるとまったく回復不可能ではないが、「感受性期」でも時期によって回復しやすさには大きな差がある。シナプスの可塑性と、使われていない神経回路網の〝広さ〟から大まかに推測すると、二歳から六歳ごろにピークがあると思われる。小学校の入学がなぜ世界共通に六歳かというと、その頃の子どもは母国語が十分使え、小学校で先生、友だちとの普通の付き合いができる時期と経験的に決めたのだろうと思う。

自閉症に対する米国の州（state）をふくめた国レベルの対応は、かなり異なっており、歴史的な歩みも早い遅いがあるが、先進国では日本は大きく遅れをとっている。神尾陽子らの実態調査では、日本の首都圏では親が「この子はなにか違う」と気づくのが、平均二・七歳、どこかに受診するのが平均三・九歳、最初の診断を受けるのが入学直前の五・九歳で、福岡では気づき受診するのがさらに平均二年遅れ、最初の診断では四年も遅れ平均九・九歳で、これでは療育の適期を明らかに逃している。

日本の公立をはじめとする小学校は、伝統的に三〇人から五〇人のクラスに先生は一人で、これでは一人一人に目を配れといっても無理な話で、発達障害児に特別に対応してくれるのは、善意ある特定の先生に限られるのは仕方ない。

子どもは自分たちと違う者をかなり敏感に識別する性質があり、「いじめ」の下地になる。したがって、ただでさえ対人関係が苦手な発達障害児はいじめられやすく、本人はとりわけ友だちができにくくなり、学校生活でもトラブルがおこりやすい。発達障害の子どもが増えていない昔でさえ、子ども特有の「いじめ」はよくおきていたが、五〇年前から発達障害児の増加とともに「いじめ」は増え続けて現在に至っている。

一九九〇年頃にはADHDの子どもが授業中にじっとしていられないことをきっかけに、「学級崩壊」がよくおこり、マスコミで盛んに報道された。「学級崩壊」の原因は詰め込み教育、受験第一主義で先生に余裕がないなど、さまざまな要因が絡んでいるが、ADHD児の行動が騒動のきっかけとなりやすかったことは確かであろう。

これらの発達障害児への対応の遅れの最大の被害者は、子どもたち自身である。対人関係がうまくいかないためのさまざまなトラブルに悩み、苦しみ、それで思春期に至るまでに二次障害、三次障害がおこりやすい。「感情障害、抑うつ、強迫、精神病様症状、PTSD、被害妄想、さらには摂食障害や自殺、行為障害、アルコール関連障害など、自閉症でない人でもわずかなリスクとしてはもっているものはすべて、特に高機能の自閉症スペクトラムの人々は合併する症状のレパートリーとして持ち得る」といわれている。

また第4章で述べたように、発達障害の子どもは《養育者》との関係もうまくいかないことが多く、虐待のケースもおこりやすい。

発達神経毒性をもつ化学物質の曝露を避けても、すべての自閉症など発達障害の発症がゼロになるわけではない。ちょうどヨード剤でクレチン症の多発は予防できても、甲状腺機能低下症の子どもの発症は完全には防げないので、新生児検診で発症のリスクがある子どもを早期発見し、甲状腺ホルモン剤の投与に治療が遅れないようにすることと同じである。とりあえず日本では療育システムは増強されつつあり、特別支援教育も不十分とはいえ公的に広く行われるようになったので、早期発見が緊急の課題であろう。

6. 早期発見、早期治療のやり方

早期発見の実際、やり方と対応のしかたについては、市川宏伸・内山登紀夫『発達障害・早めの気づきとその対応』[272]などを参照していただきたい。低体重など、出産にかかわるトラブルはさまざまな障害の危険因子なので注意が必要だろう。現在、なるべく早期に自閉症などの発達障害のリスクのある子を発見しようとする臨床的試みは、米国を中心に日本でも精力的に行われている。最近よく使われる日本語版の早期発見チェックリスト：M‐CHAT＝Modified-Checklist for Autism in Toddlers については、神尾陽子の論文[273]を参考にしていただきたい。

以前から自閉症児は、生まれてから一年から一年半後、頭の大きさが異常に大きくなるといわれており、[35]あまりに大きい場合は一八カ月検診のときに注意できるが、一般には個人差に隠れてしまう。第6章でも述べたように高次機能の発達も運動系、睡眠制御系と「共発達」しており、瀬川の提唱する「昼夜がはっきりした睡眠パターンの確立の遅れ」や、「這い這いのやりかたの異常、上達の遅れ」を観察する方法も、自宅で赤ちゃんの様子を見ていればよいので簡便で誰でもできる。

素人判断では必ずしも相関するわけではないが、母親など《養育者》がおかしいと思えば専門医に診てもらうきっかけとなるのですすめられる。

考えられるシステムとしては、Ｍ‐ＣＨＡＴなどチェック・リストで一次スクリーニングを行い、経験ある臨床医の診断で二次スクリーニングを行うのが現実的であろう。客観的な二次スクリーニングに使えそうなものは、血液検査の可能性を除いて、侵襲が少なく幼児にも比較的簡単に適用できる近赤外線の光トポグラフィー（ＮＩＲＳ）や脳波検査を使って、自閉症児特有の神経回路（シナプス）形成異常を反映し、トポグラフィー像や脳波図で健常児との差が再現性良く検出できるような非常に特殊な課題を発見し使用することが有望であろうが、ＮＩＲＳでは機械の普及と費用も問題になるであろう。

最近、発達障害の増加、特に、数十年前の発達障害児が四〇歳、五〇歳代の大人になり、８０５０問題をはじめ様々な事件の遠因となっている。

マスコミでも真面目に取り上げられることが多くなったのは良いが、どうしても発達障害の表面的な面「既成の発達障害の子ども、大人を、どう対処、処理するか」などに偏り、原因があり予防可能な面があることには、一般には知らされない傾向がある。

いじめ、虐待、不登校、引きこもり、職場でのトラブルなど、最近良く報道される不愉快な社会現象に、発達障害が原因の一部として関わっていることは、児童精神科医の杉山登志郎が、虐待を中心に古くから著書で警告して来た。

根本的な問題として、最近増えた数多い発達障害と思われる子どもの数に比べ、児童精神科医の数が少な過ぎる。日本の専門家と言われる人々の実情は、自分の患者の対応に忙しく、調べ考える時間がない人が多く、社会的にキチンと発言することが少ない。

最近マスコミが「重大な刑事事件が起こってから、今沢山居る発達障害対策が肝要だ」と大慌てで報道するのを、国民レベルでは「あれよあれよ」と見ているだけである。発達障害問題を報道するのは悪いことではないが、療育ましてや予防のためには遅過ぎる。発達障害の増加問題は、日本ではほぼ約五〇年も前に、教育界で〝学習障害〟問題（学校で授業について行けない子が増えた問題）という名で起こっている。それなのに、当時は社会的にはほとんど問題にせず、何十年も障害児の対策をしないまま放置し、その子が四〇歳、五〇歳の大人になってしまい、児童虐待や大人の「引きこもり」などに関わる、事件やトラブルが全日本的に表面化したのである。

実はこの本の改訂のために、世界の医学・生物学論文が主に集められたサイト：パブ・メド（Pub/Med）を使って調べると、虐待と自閉症の相関を示した疫学論文はある。ハーバード大学院のロバーツらは一一万人の調査から、子どもへの虐待の結果、自閉症の発症率が増加したと報告している。虐待されなかった女性の出産による自閉症発症率は、〇・7％だが、母親が子どもの頃虐待されると、自閉症発症率が1・8％に増加した。虐待による発症の危険度を示すオッズ比は3・7

倍（95％信頼区間2・3倍―5・8倍）妊娠期のトラブルを補正しても、3・0倍で有意であった(316)。

しかし環境でも特に社会的要因が強く関わる「引きこもり」と、発達障害の関連について調べた論文は、パブ・メドでは全くといって良いほど引っかからない。「引きこもり」の多さは、日本社会にほぼ特有の問題と思われ、発達障害児も早くから増えているはずの欧米では、現在あまり問題になっていないのだ。子どもが成人する前に、親の家をはなれることが普通の欧米の社会では、大人の『引きこもり』など多くなく、信じられないのである。ごく最近、米国の裁判例では、裁判所は「引きこもる子は、親の家を離れろ」と命令する判決を下した。

これに似た日本特有の例は、アルツハイマー病の日本での、患者の将来の増え方である。数十年後の日本のアルツハイマー患者の増加は、高齢化で補正しても、日本が世界一になる。その原因として、最近世界の研究者の一部でもアルツハイマー病の原因(317〜319)として話題になっている、神経毒性の強いアルミニウムがある。実際危ないのは、日本ではアルミ鍋などで、日本人がどういう訳か危険なアルミ鍋を気がつかずに常用している。鍋などからアルミが高濃度溶出し食物と混じり、結果的にアルミを人体に徐々に沢山取り込む人が多い。欧米では、飲料水のアルミとアルツハイマー病の発症の相関の疫学論文はある。日本では、飲料水中のアルミは調査・規制されている。

しかしアルミ製の鍋を調理に常用するのは、伝統に反し嫌う文化があるためか、欧米ではアルミ鍋は少ない。私の三年以上の欧米滞在経験では、店でアルミ鍋など売っているのを見たことがない。人体、特に脳に一番多いアルミ蓄積の原因、アルミ製の鍋の常用が日本特有の環境、生活習慣なので、欧米ではアルミ鍋があまり問題とされていないだけなのである。

アルミ鍋は底を磨くと地金が出て、その後、酸アルカリの食物を調理すると大量のアルミが流出し食物をアルミ汚染する。ドイツの公立衛生機関が最近論文で警告はしたが[320]、ドイツでは、アルミ箔は使われているがアルミ鍋は日本ほど常用されていない。したがって、欧米に住んでいる人には、日常ではアルミがアルツハイマー病の発症にはあまり問題にならない場合が多いのであろう。

発達障害、アルツハイマー病だけでなく、疾患原因となる日本の環境、生活習慣には日本特異なことや、危険なものがある（アルミ鍋常用などの悪い生活習慣）。

今まで日本の特異な環境条件は、医学では今まであまり指摘されなかったが注意が必要である。なお、アルミはケイ酸と強く結合するので、ケイ酸を摂取していると胃で混ざり、害のないまま排泄される。ビールに必ず加えられるホップは、ケイ酸が含まれており、アルミ鍋常用の日本ではビールが特にすすめられる。ノンアルコールビールでもホップが入っていれば効果がある。

第11章　自閉症と腸内細菌

近年、自閉症と腸内細菌叢の関連に、関心が集まっている。

腸内細菌はヒトの健康に重要であると注目されているが、実際に免疫系の正常な働きを調整し、さらに脳・神経系にも影響を及ぼすことがわかってきた。

初版では、8章1項に、最近の発達障害の研究動向として、免疫系の異常について記載したが、腸内細菌と免疫系の関連、さらに脳との関係については、あえて触れなかった。まだ腸内細菌と脳に関する研究が始まったばかりで、どの程度重要か分からなかったためである。

二〇一四年初版以降、腸内細菌と免疫系についての研究が進み、さらに腸内細菌が脳神経系にも関わり、統合失調症や鬱病、自閉症などの精神疾患とも関連があるとする論文が多数報告されてきている。まだ進行形の研究分野で確定的でない情報も多いが、二〇一九年一一月現在、報告されている研究の概要を紹介する。

1．自閉症と腸内細菌の関連の発端

一九八八年、自閉症の特定なサブセットである後退性自閉症（次頁コラム）の原因として、腸内細菌の異常が関わっているという仮説が、論文発表された[321]。

幼児が感染症の治療で抗生剤を多量に投与され、腸内細菌叢に異常が起こり、有害なクロストリジウム属の破傷風菌が増殖して、その毒素が脳の発達に異常を起こし、自閉症を発症したという仮説であった。この著者はもともと研究者ではなく、自分の息子が急に後退性自閉症を発症して、その原因と治療を根気強く探求していった米国の母親であった。

この発端となった症例では、これまで正常に発達していた生後一五カ月の男子が、中耳炎治療のために長期に抗生物質投与治療を受けた際、子どもの行動が急変して意思疎通が取れなくなり、重度の自閉症状とひどい下痢が併発した。抗生剤を止めても、自閉症状と下痢が続き、二歳で自閉症と診断された。

母親が抗生物質投与と自閉症状、下痢との関連を疑い調べた結果、この男子の血清中には投与された抗生剤に耐性のあるクロストリジウム属（破傷風菌を含む）の抗体が極端に高かった。クロストリジウム属に有効な抗生剤バンコマイシンの投与で、粗暴な行動などが緩和され、下痢も治ったが、自閉症は脳発達の臨界期を越えたため治らなかった。

【コラム】

後退性自閉症と消化器系疾患・腸内細菌叢の異常

自閉症は幅広い病態を伴った複数のサブセットがあるが、そのなかの一つに後退性自閉症（regressive autism）があり、遅発型自閉症ともいわれる。後退性自閉症は、一八カ月くらいまで正常に発達するが、急にこれまでできた言語・行動能が退歩し、自閉症を呈する特別な自閉症のサブセットだが、DSM–5などでは分類されていない。近年、自閉症と診断されたなかで、後退性自閉症が予想を超えて多いという報告が複数出ている。二〇一八年(322)の論文では、16報の研究報告を解析した結果、自閉症全体で約32％は後退性自閉症ともいわれている。しかし、診断基準が明白ではなく、正確な実態はわかっていない。後退性自閉症では既往歴に特徴があり、細菌感染症に罹り、抗生剤を頻繁に投与された後、下痢など消化器障害を伴って自閉症を発症することが多いとされている。

後退性自閉症に限定しなくとも、自閉症児には、下痢、便秘、鼓腸、腹部不快感などの消化器症状を伴うことが多いと報告されていた。自閉症児にみられる腸などの消化器症状の頻度は、それぞれの論文報告で差が大きく、二〇一二年のメタ解析では9—91％(323)、その後二〇一四年(324)、二〇一七年(325)の論文ではそれぞれ49％、42・5％と報告されている。残念ながら国内のデータは発表されていないが、臨床医や教員からの情報では、日本でも自閉症と消化器障害の併発は多いようだ。後退性自閉症や消化器疾患を伴う自閉症が、どのくらい存在するのか、正確なデータはないが、ある程度の割合で存在することは確かであり、後述するように腸内細菌叢の改善で症状が緩和するケースもある。

その後の研究から、仮説であった破傷風菌と自閉症の因果関係は確認されなかったが、自閉症を発症した男子の腸内から、クロストリジウム属の細菌が顕著に増殖していることが分かった。

2．自閉症と腸内細菌の関連

前述の症例と仮説から、自閉症と腸内細菌の関連に注目が集まり、自閉症児における病態と腸内細菌の検査や、動物実験を用いて腸内細菌叢の異常と行動異常の研究が進んでいる。日本では木沢記念病院・渡邉邦友が、この説に着目して総説を複数出している(326)。

自閉症児を対象とした海外の研究では、自閉症児の多くに腸内細菌叢のバランス異常があると報告されている。

全体像からみると自閉症児では、クロストリジウム属や、デスルフォビブリオ属（硫酸還元菌）、バクテロイデス属などが増殖し、ビフィドバクテリウム属（ビフィズス菌）が減少していた(323)。後退性自閉症についても、同様の報告がある(327)。

自閉症児の腸の細菌の細かい分類では多様性がある。もともとヒトの腸内細菌叢に含まれる細菌類は、おおよそ同じ属だが、家族や双子であっても個々に異なり、自閉症児の腸内細菌の種類に幅があるのは当然だろう。

クロストリジウム属に属する細菌類は多種類あり、そのうち病原性の確認されているのはボツリヌス菌、破傷風菌、ディフィシル菌（大腸炎を発症）、ウェルシュ菌（食中毒の原因菌）などだが、それ以外にも免疫機能の調節を担う菌もあるため、クロストリジウム属全てが有害であるわけではない。

デスルフォビブリオ属は、同定されている種類は少ないが、毒性のある硫化水素を産生し、細菌の細胞壁には免疫系に炎症反応を起こすリポ多糖類を持っている。腸内細菌に多く含まれるバクテロイデス属は種類が多く、一概に悪いとも良いともいえず複雑である。

マウスの実験では、腸内細菌の異常が行動異常を起こし、腸内細菌を改善すると行動異常が緩和される研究(328)が報告されており、今後詳しい解析が進むかもしれない。二〇一三年の論文(329)では、妊娠マウスにウイルス由来の抗原を投与して、感染症を起こした状態にした後、生まれた仔マウスは、腸内細菌叢のバランス異常と自閉症類似の行動異常が起こることが確認された。このマウスの腸内細菌叢を改善するようなプロバイオティクスを投与すると、腸管の障壁異常が修正され、自閉症様の行動異常も軽減した。

3. 腸内細菌が産生する短鎖脂肪酸・プロピオン酸の神経毒性

腸内細菌叢の異常が脳の発達に異常を起こし、自閉症を起こすメカニズムについては、悪玉菌が出す毒素や産生物の影響、腸管免疫の異常による炎症性サイトカインの影響、脳と腸を繋ぐ神経系への影響などの関与が提唱されている(324・330)。ことに腸内細菌が産生する短鎖脂肪酸の一種、プロピオン酸による脳機能障害の研究が進展している。

腸内細菌が産生する主な短鎖脂肪酸は、酪酸、酢酸、プロピオン酸で、酪酸産生菌の産生する酪酸や、ビフィズス菌の産生する酢酸は、悪玉菌の増殖を抑えることが知られている。

一方、プロピオン酸は通常体内ではエネルギー源として使用されるが、過剰になると有害であることが報告されている。

血中に過剰なプロピオン酸が検出されるプロピオン酸血症は、プロピオン酸の代謝過程で重要な酵素プロピオニル CoA カルボキシラーゼの遺伝的な欠損や機能障害で起こる常染色体劣性遺伝の先天性代謝異常疾患で、国内では四・五万人に一人の割合で発症している(331)。症状は、身体発育の遅延、呼吸障害、中枢神経障害、意識障害、けいれん、嘔吐発作、心障害などで、自閉症との関連も報告されている。プロピオニル CoA カルボキシラーゼの遺伝子であるPCCA、PCCBは、自閉症関連遺伝子としてSFARI遺伝子データベースに登録されている。

これに着目した研究者が、プロピオン酸をげっ歯類に投与したところ、ヒトの自閉症児に見られる症状に類似した行動異常が起こったと報告されている(325)。

プロピオン酸をラットの脳室内に投入すると、反復行動、多動、他のラットと交流しなくなるなど、自閉症類似の行動異常が起こり、脳内にはグリオーシスや活性化したミクログリアの増加などの炎症反応が見られた。このような症状は腹腔投与でも起こるが一過性で、一定の時間を経過すると行動は元に戻った。さらに、プロピオン酸を胎仔期から出生後まで曝露した仔ラットは、自閉症に類似した特定の行動に異常を起こした(332)。

プロピオン酸は、前述した自閉症児に多く検出されるクロストリジウム属の細菌が産生することが知られており(333)、腸内細菌叢のバランスが崩れて増殖した結果、プロピオン酸が過剰産生され、脳に到達して異常を起こす可能性が指摘されている。

また二〇一九年の論文では、ヒトの神経幹細胞にプロピオン酸を投与して培養すると、神経細胞の分化・増殖が抑制され、グリア細胞が増殖し、炎症性サイトカインの量も増えた(334)。この論文の著者らは、腸内細菌の産生するプロピオン酸だけでなく、食品添加物として多用されているプロピオン酸の曝露に注意するよう警告している。プロピオン酸は、パンやチーズなどの防カビ剤として食品添加物にも使われており、経口経由で人為的に曝露する可能性があり、添加物の多い食材は妊婦や小児は注意する必要がある。

プロピオン酸の生体内の代謝は、ミトコンドリア内で起こるので、プロピオン酸が過剰になるとミトコンドリアに異常を起こす可能性も指摘されている(335)。脳はエネルギーを最も必要とするため、ミトコンドリアの機能異常はまず脳に障害を起こす。初版の8章に記載したように、自閉症ではミトコンドリアの機能異常が指摘されており、プロピオン酸がこれに関与していることも考えられる。

4. 腸管免疫系の異常

腸内細菌叢の異常は、腸管免疫系の機能を阻害し、アレルギーを起こし、脳にも異常を起こすことが報告されている(336・337)。

ヒトの腸管免疫系には、免疫細胞の六、七割が集まり、体内で最も大きな免疫組織となっている。(338)免疫系は、自己以外の異物を排除するシステムだが、非自己でも栄養は必要なので、排除せず取り込む必要があるため、腸管免疫系がその重要な選択をしている。非自己であっても栄養素を攻撃対象としない仕組みを経口免疫寛容といい、抑制性の免疫細胞が重要な役割を果たしている。抑制性の免疫細胞の発達には、腸内細菌の関与が必要であることがわかってきた。経口免疫寛容が機能せず栄養が免疫の攻撃対象となると、食物アレルギーを起こす。自閉症児ではアレルギー疾患を併発していることが多いと報告されているが、(339)腸内細菌叢のバランス異常が関与している可能性もある。

腸内免疫系で分化、増殖した攻撃性免疫細胞や抑制性免疫細胞は、腸管免疫に留まらず、全身に影響を及ぼしたり、移動して各組織で機能したりすると考えられている。

脳に特異的な免疫系細胞ミクログリアが正常に機能するには、腸管免疫系や腸内細菌が関わっていると報告されている。(340)ミクログリアは脳の発達には重要で、不要となったシナプスを刈り込んだり、死細胞の除去など多様な働きをしており、ミクログリアの機能異常は自閉症のリスク因子と報告されている。

このように、腸内細菌叢の異常が脳発達に悪影響を及ぼし、自閉症発症の一因となる可能性について、研究が進んできた。

一方で、自閉症の症状は幅広く、遺伝要因、環境要因どちらも多様であることから、全ての自閉症で腸内細菌がどの程度関与しているかは、まだわかっておらず、今後の研究の進展が注目される。

5. 腸内細菌の改善による治療

一方、前述したように自閉症児では高率に腸・消化器系の疾患がみられることから、腸内環境を改善する治療が進められている。

まだ確定的な結果ではないが、腸管の疾患が改善すると自閉症の症状が緩和するなど一定の効果が出ている。

腸内細菌叢の改善には、善玉菌を増やす食物繊維、オリゴ糖を含む食品類などプレバイオティクス類、乳酸菌、ビフィズス菌など善玉菌そのものを摂取するプロバイオティクス類、さらに健康な人間の糞便から抽出した腸内細菌を移植する方法(341)が試みられ、その効果が報告されている。プロバイオティクスの投与では、マウスのモデル実験で乳酸菌の一種、ロイテリ菌に効果があるという論文報告がある(342)。

バランスの良い腸内細菌叢が健康に重要であることは確かなので、自閉症の治療の一選択肢として、向精神薬などの乱用よりは良いだろう。しかし、極端なサプリメントの摂取や食事制限はかえって危険を伴うこともあり、慎重に考慮する必要がある。

6．腸内細菌に異常を起こす抗生剤、抗菌剤、農薬

腸内細菌叢に異常を起こす物質は、上述した医療用抗生物質（抗菌剤）だけではない。抗生剤（抗菌剤）は家畜の飼料添加物や魚類の養殖、農産物にも殺菌剤として多量に使用されており、消費者は抗菌剤が残留した食材を食べていることになる。厚生労働省の二〇一六年の資料によれば、日本全体の抗菌剤使用量のうち、医療用が33％、家畜の動物医薬品が37％、家畜の飼料や農薬を合わせて30％となり、医療用よりも家畜などに使用している量が多い。抗生剤の乱用による薬剤耐性菌の発生は世界中で大問題となっており、国内でも抗生剤が効かない重篤な感染症の発症が多数起こっている。

そのため、医療面では抗生剤の使用について、厳しい制限を課しているが、医療用以外の使用では規制が進んでいないのは問題だ。

殺菌剤・除菌剤や農薬によっても、腸内細菌の異常が起こると報告されている。日本人はやたらに清潔好きで、殺菌剤や除菌剤がたくさん使われているが、これらの乱用は腸内細菌叢に異常を起こし、アレルギーを悪化させることがわかっている。

殺菌剤・除菌剤には環境ホルモン作用があるものも含まれており、子どもへの悪影響が懸念されている。また人間の共生細菌には腸内細菌だけでなく、体表にも共生する善玉菌がいるので、

全てを殺すような殺菌はアトピーなどを悪化させてしまう。不衛生でいいとは言わないが、極端な殺菌・除菌はやめたほうがいい。

腸内細菌叢に異常を起こす農薬は、抗生剤、殺菌剤以外にも、有機リン系、ネオニコチノイド系殺虫剤や除草剤グリホサートがある。[343] 有機リン系やネオニコチノイド系殺虫剤は、初版8章に記載したように、私たち人間の脳神経系に直接影響を及ぼす以外にも、腸内細菌叢に異常を起こして健康障害を起こしているのかもしれない。

7. 除草剤グリホサート

グリホサートは米国の巨大企業モンサント*が開発した除草剤で、商品名「ラウンドアップ」として、世界では遺伝子組換え作物とセットで多用されてきたが、日本では通常の除草剤として多量に使用されてきた。「ラウンドアップ」は特許が切れたために、ジェネリック製品が一〇〇種以上も農薬登録されて販売されている。グリホサートは農地以外にも非農耕地用として、駐車場、グラウンド、道路、公共施設にも多用されており、最も使用量の多い除草剤である

グリホサートは、植物に特異的なシキミ酸経路（芳香族アミノ酸の合成系）を阻害するので、人間には安全と宣伝されてきたが、二〇一五年に国際がん研究機関ＩＡＲＣが、グリホサートは〝ヒトに対しておそらく発がん性がある〟とするランク２Ａを発表した。続いて欧州食品安全機関

が、グリホサートには〝おそらく〟ヒトへの発がん性はないと発表したため、混乱が生じた。欧州食品安全機関の発表には、モンサント社の元社員が関与していた疑惑が濃く、問題となっている。

米国などでは、グリホサートや「ラウンドアップ」などグリホサート製剤によって発がんを起こしたとする訴訟が四万件も起こっており、そのうち二〇一八年に二件、二〇一九年に一件、患者側が勝訴して、モンサントならびにバイエル社に賠償金として数百億円が課せられた。

グリホサートによる健康影響は、発がん性だけでなく、植物と同じシキミ酸経路をもつ腸内細菌叢のバランス異常、グルタミン酸受容体を介した発達神経毒性、内分泌かく乱作用、生体に必要な金属のキレート化、DNAのメチル化異常を介したエピジェネティクス変異など、多様な毒性が近年報告されている(344)。

＊モンサント社：米国モンサント社は，有害な残留性有機汚染物質・ポリ塩化ビフェニル（PCB）やベトナム戦争で重大な健康被害をもたらした枯葉剤のメーカーでもある。モンサント社は，二〇一八年六月にドイツの巨大企業バイエル社に買収・吸収された。

8．除草剤グリホサート／「ラウンドアップ」の多様な毒性を介した発達神経毒性

グリホサートや「ラウンドアップ」を腸内細菌の培養に入れると、乳酸菌などの善玉菌は死んでしまうが、ボツリヌス菌やサルモネラ菌などの悪玉菌は生き延び、毒素が増えるという実験が

ある。

動物実験でも、「ラウンドアップ」投与により、腸内細菌に異常が起こり、行動異常が確認された報告がある。

人間では、三つ子のうち男子二名が自閉症、女子一名が癲癇という米国の症例で、子ども達の尿中にグリホサートが高濃度で検出され、糞便中に腸内細菌クロストリジウム属の増加が確認された。

食事をオーガニックに変えたところ、グリホサートの濃度が激減し、症状が緩和したことから、論文の著者らは、グリホサート曝露が腸内細菌叢の異常を起こし、それが自閉症を発症させた可能性を示唆した。この例では、自閉症のリスクとなる不妊治療や帝王切開の履歴があり、食事をオーガニックにするとグリホサート以外の農薬曝露も減るので、グリホサートだけが原因とはいいがたい。同様な報告は他にもあるが、「ラウンドアップ」だけが自閉症を起こす原因とは確定できない。しかし、前述したように腸内細菌叢の異常が脳に悪影響を及ぼす可能性は高く、グリホサートもその一因となっているのかもしれない。

グリホサートは、非必須アミノ酸の一種グリシンとメチルホスホン酸が結合した構造で、グリシンによく似た化学構造をもつ。グリシンはタンパク質の成分となるだけでなく、生体内で重要な生理機能をもっており、さらに重要な抑制性神経伝達物質でもあることからグリホサートがその作用をかく乱する可能性が考えられていた。

近年、ラットの脳の培養系を用いた研究からグリホサートが、重要な神経伝達物質であるグルタミン酸の受容体の一種NMDA型受容体に作用して、有害な活性酸素を発生させたり、神経細胞死を起こすことがわかってきた。動物実験でも、「ラウンドアップ」投与により脳内で活性酸素が上昇し、鬱様の行動異常が起こり、これらの作用がNMDA型受容体の拮抗剤で抑えられたことが報告されている。

NMDA型受容体は、大脳皮質のシナプスで最も重要な機能を担っており、自閉症関連遺伝子としても登録されていることから、グリホサートがNMDA型受容体のかく乱作用を介して、脳の発達に悪影響を及ぼしている可能性が高い。

さらにグリホサートは金属のキレートを介した毒性や内分泌かく乱作用を起こすことも報告されており、これらが脳発達に悪影響を及ぼす可能性も懸念されている（詳細は文献343・344）。

二〇一九年のマウスの実験報告では、グリホサートを曝露した個体に影響がなくとも、次世代、次々世代で生殖機能に異常が起きたり、腫瘍を高頻度で発症すると報告された。人間でいうと自分が曝露しても病気にならないが、子ども、孫、ひ孫の世代で、不妊や健康障害を起こすことになる。

この原因は、グリホサートが精子など生殖細胞のDNAのメチル化に異常を起こし、これが世代を超えて引き継がれるためと、論文の著者らは考えている。マウスの結果が人間で全く同じように起こるとはいえないが、予防原則の立場からは、すでに使用を厳しく規制もしくは禁止にすべきであろう。グリホサートによるＤＮＡのメチル化異常は、ヒト末梢血単核細胞でも低用量で起こっており、(344) がん細胞でＤＮＡのメチル化異常が多いことから、がん発症の要因となっている可能性もある。さらにグリホサートの研究から、グリホサート原体の毒性以外に、農薬製剤に加えられる添加剤(343)（界面活性剤など）の強い毒性が桁違い（一〇〇倍以上）に原体より高くなることも報告されているので、農薬は基準値内なら安全とは決して言えないことが明らかとなってきた。世界では、「ラウンドアップ」はすでに使用を禁止、もしくは禁止を予定している国や地域も多い。

一方日本では、輸入小麦などのグリホサートの残留農薬が二〇一七年、大幅に緩和されたことから、人間への曝露影響が懸念されている。

初版でも記載したように、日本は世界のなかでも農地単位面積当たりの農薬使用量がトップクラスである。世界で禁止、規制してきているネオニコチノイド系、有機リン系、さらに除草剤グリホサートも多量使用されている。

日本人の尿中には、有機リン、ネオニコチノイド、ピレスロイドなどこれらの農薬が高率に検出されており、(316) 胎児や子どもたちも複合曝露している。

自閉症など発達障害急増の原因として、毒性の高い農薬曝露が関わっている可能性が高い。

【資料】 ＣＲＥＳＴ研究の成果／研究終了報告書と解説

――分子（遺伝子）レベル、細胞（シナプス）レベル、個体（行動）レベルの実験的証拠

この本の基礎になった、ＣＲＥＳＴ研究（一九九九年～二〇〇五年、研究代表者：黒田洋一郎）の成果の概略を、研究終了報告書（二〇〇五年三月）とその後の成果を中心にまとめておく。

科学技術振興財団、戦略的創造研究推進事業　ＣＲＥＳＴタイプ平成十一年度採択研究課題「内分泌かく乱物質の脳神経系機能発達への影響と毒性メカニズム」報告書（274ab・275）

Ⅰ　全体のまとめ（全文）

医学的には脳の微小な機能発達障害とされてきた学習障害（ＬＤ）、注意欠陥多動性障害（ＡＤＨＤ）、高機能自閉症児が、二〇〇三年文科省調査で全学童の６・３％にのぼるなど、ここ五〇～六〇年の間に米国や日本で、子どもたちの様々な行動の異常が増えつつあり、社会問題になっている。このような大きな人口全体に見られる数世代という短い期間での変化は、数千年以上か

かる遺伝子変化とその拡がりでは説明できず、この間進んだ人工化学物質による環境・人体汚染から家庭・社会環境の変化まで、広い意味での環境が原因と考えられる。胎児性水俣病をはじめ、PCBが混入した食用油によるカネミ油症事件と同じ、台湾での事件では被害者の母親から生まれてきた子どもの知的能力（IQ）が低下したなど、周産期での母親の環境化学物質汚染により、次世代の子どもの脳・行動に異常がおこった例は多い。

内分泌かく乱化学物質（環境ホルモン）の基本毒性メカニズムは、いわゆる〝ニセ・ホルモン〟として、ホルモン受容体を介する遺伝子発現をかく乱し、発生・発達の過程に障害を与えることにある。ところが他の臓器に比し複雑な構造と機能を持つヒトの脳の発達には、数万といわれる遺伝子が、各種ホルモンを含む、数多くの生理化学物質によって精緻に調節されながら発現し、知能や行動を決定する神経回路ができ上がっていく。しかも、脳の機能発達のための遺伝子発現には、ホルモン受容体を介するものの他に、神経興奮に伴う（活動依存性の）遺伝子発現があり、これが外界からの刺激に基づく刷り込み現象や、記憶・学習をはじめとする脳の高次機能の発達に重要である。

したがって、正常な機能を持つ脳を作り上げるための一連の遺伝子発現は、〝ニセ・ホルモン〟ばかりでなく、〝チャネル影響型化学物質〟や〝ニセ・神経伝達物質〟など、より多様な化学物質によって、より微妙にかく乱されやすい。遺伝子は正常でも環境因子によって遺伝子発現がかく乱されれば、発達異常は当然起こるのである。しかも「胎児期や新生児期の脳の、どの部分の発達が、どの時期に、どのような毒性化学物質によって障害されるか」によって、子どもや若者の知能・行動に、それぞれ異なった表現型を持つ、多様な異常を起こすことが予想された。

さらに重度の知的障害を伴うクレチン症だけでなく、母親が妊娠初期に甲状腺機能低下症だと生まれた子どもにＩＱの低下が知られ、甲状腺ホルモンによって特定の脳機能発達関連遺伝子群の発現が調節されており、それが環境ホルモンによってかく乱されていることが考えられる。

本ＣＲＥＳＴ研究で、遺伝子発現を指標にしたオリジナルＤＮＡマイクロアレイなど、新しいトキシコジェノミック（ゲノム毒性学の）実験系が開発され[198]、甲状腺ホルモン類似の〝ニセ・ホルモン〟型環境化学物質である、低濃度のＰＣＢおよびその体内代謝物である水酸化ＰＣＢによる甲状腺ホルモン依存性遺伝子発現の阻害が判明した。また神経活動依存性の遺伝子発現はＤＤＴや殺虫剤ピレスロイド、などの〝チャネル影響型化学物質〟や遺伝子組み換え作物用除草剤であるグルホシネートのような〝ニセ・神経伝達物質〟、ＤＥＳなどの〝ニセ・ホルモン型毒性物質〟でかく乱された。さらに三つの〝チャネル影響型化学物質〟を同時にあたえると毒性は相加的で、複合汚染問題があることを実証した。

遺伝子・分子レベルばかりでなく細胞レベルでも、大脳皮質神経細胞間の機能的シナプス形成のアッセイ系、小脳プルキンエ細胞樹状突起発達系など、培養中枢神経細胞を用いた新しい実験系により、脳機能発達における甲状腺ホルモンの重要性と低濃度の水酸化ＰＣＢによる抑制を証明した。ＰＣＢは三〇年前に使用禁止になっているのにもかかわらず、古い蛍光灯、変圧器などには未だに使われており、注意が必要である。

また環境化学物質が次世代の子どもの行動に与える影響を直接調べるため、オープン・フィールド実験で齧歯類の行動をコンピュータで画像判断させる「キネ・クラスター（Kine-cluster）」システムや、サルを用いた各種の新しい学習・社会行動観察系の開発も行い、ＰＣＢやダイオキシンが次世代の脳発達に影響があることを示した。また母ザル血液中の総ＰＣＢ濃度に比例して生まれた子ザルの記憶・学習行動テストの成績が悪化しているなど、環境化学物質の脳発達毒性をしめすデータが出ている。

今後、これら開発に成功した実験系などを用い、さらに詳しいリスク評価のための実験データを蓄積し、将来の人材確保のためにも重要な、さまざまな対策に役立てることが必要である。

【解説】 脳の機能発達への環境化学物質の影響を調べる研究を始めるにあたっては、まず実験系そのものを新しく開発する必要があった。当時は、子どもの脳の発達に対するＰＣＢ、農薬など環境化学物質の脳神経毒性の多く、ことに発達神経毒性はまったく未知、すなわち安全性は一般には確立されていなかった。脳には著しい階層性があり、環境中の化学物質の脳の機能発達に対する作用メカニズムを明らかにし、どの化学物質が行動や能力にどんな悪影響を及ぼすかを調べるためには、分子（遺伝子）レベルから、細胞（シナプス）レベル、動物個体（行動）レベルまで、総合的に解析することが必要であった。

当然のことだが、人体実験は出来ないので、サル、マウス、ラットなどをつかった動物実験が行われた。本研究では、各レベルで新しい実験系を開発し、さらに得られた結果を再び、他のレベルにフィードバックしていくことによって、化学物質の発達行動毒性作用を最終的に明らかにするシステムをつくり上げることを目標とした。

また実際に生きた動物をつかって環境化学物質の影響を調べる動物実験には、多くの動物数・日数・労力が必要とされ大変な費用と時間がかかる。したがって、環境化学物質などの毒性を調べる一次スクリーニングには、簡便な動物体外（昔は試験管中、現在では培養皿中などが主。in vitroという）すなわち遺伝子レベル、細胞レベルの斬新な実験系が不可欠で、当時は誰もやっていなかったゲノム毒性学（Toxicogenomics）用の新しいＤＮＡマイクロアレイにシナプス関連遺伝子をのせた特別の「シナプト・アレイ」を、理化学研究所と共同で、アレイ技術そのものと共に開発した。

一方、自閉症などの症状に関わるヒトで最も進化した高次の脳機能への毒性を調べるには、マウス、ラットでは不十分である可能性があり、世界でもほとんど行われていなかった多くのサルを実験動物として使った行動毒性試験系開発[276]を行い、マウス、ラットと比較し実用化の目処と問題点を明らかにした。

サルを用いた研究には年月がかかり、ＣＲＥＳＴ研究終了後に、ＰＣＢの自閉症様行動毒性など主な研究成果が論文として報告されたのでⅡの３項にまとめてある。

Ⅱ　新しい実験系の開発と研究成果の概略

1．遺伝子（分子）レベルの研究
――遺伝子発現を指標にした新しいトキシコジェノミック実験系の開発と実験結果

内分泌かく乱物質（環境ホルモン）の基本的な毒性メカニズムは、ある環境化学物質が、たとえば〝ニセ〟ホルモンとして働き、ホルモン受容体などを介する遺伝子発現（転写）を阻害するなど、各種の遺伝子発現をかく乱し、胎児や新生児での発生・発達の過程に障害を与えることである。したがって化学物質による脳機能発達に重要な遺伝子群の発現への影響を、簡便に正確に調べることのできる実験系は大いに役立つ。

(1) ＰＣＢ、水酸化ＰＣＢによる遺伝子発現のかく乱をしらべるレポーター・アッセイ　(鯉淵グループ)

甲状腺ホルモンは甲状腺ホルモン受容体（ＴＲと略）に結合し、ＴＲはＤＮＡ上の甲状腺ホルモン応答配列（ＴＲＥと略）部位に結合して、下流の遺伝子の転写・発現を調節している。鯉淵

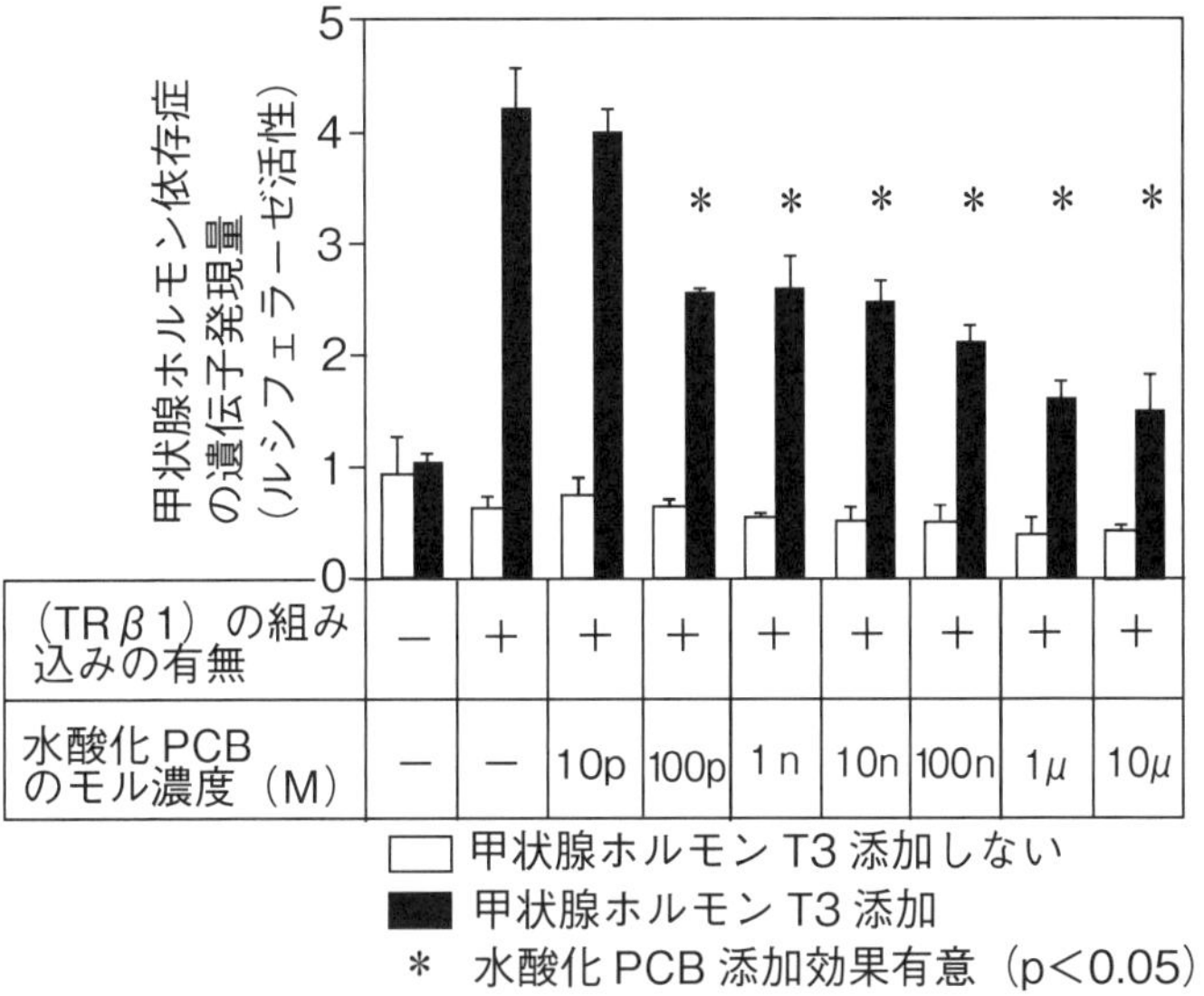

図資料 -1　PCB の遺伝子発現への影響。レポーター・アッセイの確立
低濃度の PCB 、水酸化 PCB 甲状腺ホルモン依存性の遺伝子発現（転写活性）を抑制する（レポーター・アッセイ）TRβ1：甲状腺ホルモン受容体。（文献 178 より改変）

典之（群馬大学医学部）らは適当な培養細胞にTR遺伝子、TRE遺伝子、レポーターとしてのルシフェラーゼ遺伝子を人為的に組み込み、甲状腺ホルモンの添加で始まるTREを介する転写の活性化を、ルシフェラーゼ遺伝子の発現による蛍光の増大で観察できる「レポーター・アッセイ系」をつくることに成功した。この系に低濃度（pMオーダー）のPCB水酸化PCBを加えると、ルシフェラーゼ遺伝子の発現が抑えられ、甲状腺ホルモン依存性の遺伝子発現が阻害された。しかも、腎臓由来の細胞に遺伝子を組み込んだ系よりも、脳由来の細胞に遺伝子を組み込んだ系で、水酸化PCBは甲状腺ホルモンによる下流遺伝子の発現をより強く抑制した（図資料-1）[178・179]。

甲状腺ホルモン系で発現が調節されている遺伝子群には、ニューロトロフィン-3（NT-3）遺伝子をはじめ神経回路形成など脳の機能発達に必須と考えられる遺伝子が多い。

PCBやその脳内代謝物である低濃度の水酸化PCBがこの甲状腺ホルモンによる遺伝子発現調節を阻害することは、カネミ油症事件と同様のPCB混入食用油を食べた母親から生まれた子どもたちのIQが低下したという疫学データの因果関係、すなわち「知能低下を起こした原因はPCB類の毒性である」ことを強く示唆し、重要な結果である。

（2）神経活動依存性の遺伝子発現阻害と農薬などによる複合汚染（津田グループ）

母親の声などをはじめとする脳への刺激によって起こる、発達中の脳のなかでの（神経回路中の）神経細胞群の興奮に依存した神経活動依存性の遺伝子発現が、記憶・学習などヒト高次機能の基盤となる過程として必須であることが知られている。

津田正明（富山医科薬科大学薬学部）らは、このような神経活動依存性の遺伝子発現、ことに記憶などで重要な脳由来神経栄養因子（BDNF）の遺伝子の発現が、身近な環境化学物質で抑制されることを発見した。[221・277]

家庭でもよく使われる殺虫剤の成分・ペルメトリンなどの合成ビレスノイドやDDTなどの農薬類や流産防止剤・ジエチルスチルベストロール（DES：合成女性ホルモン）は、細胞へのカルシウムの流入を介して、神経活動依存性の遺伝子発現を阻害する。

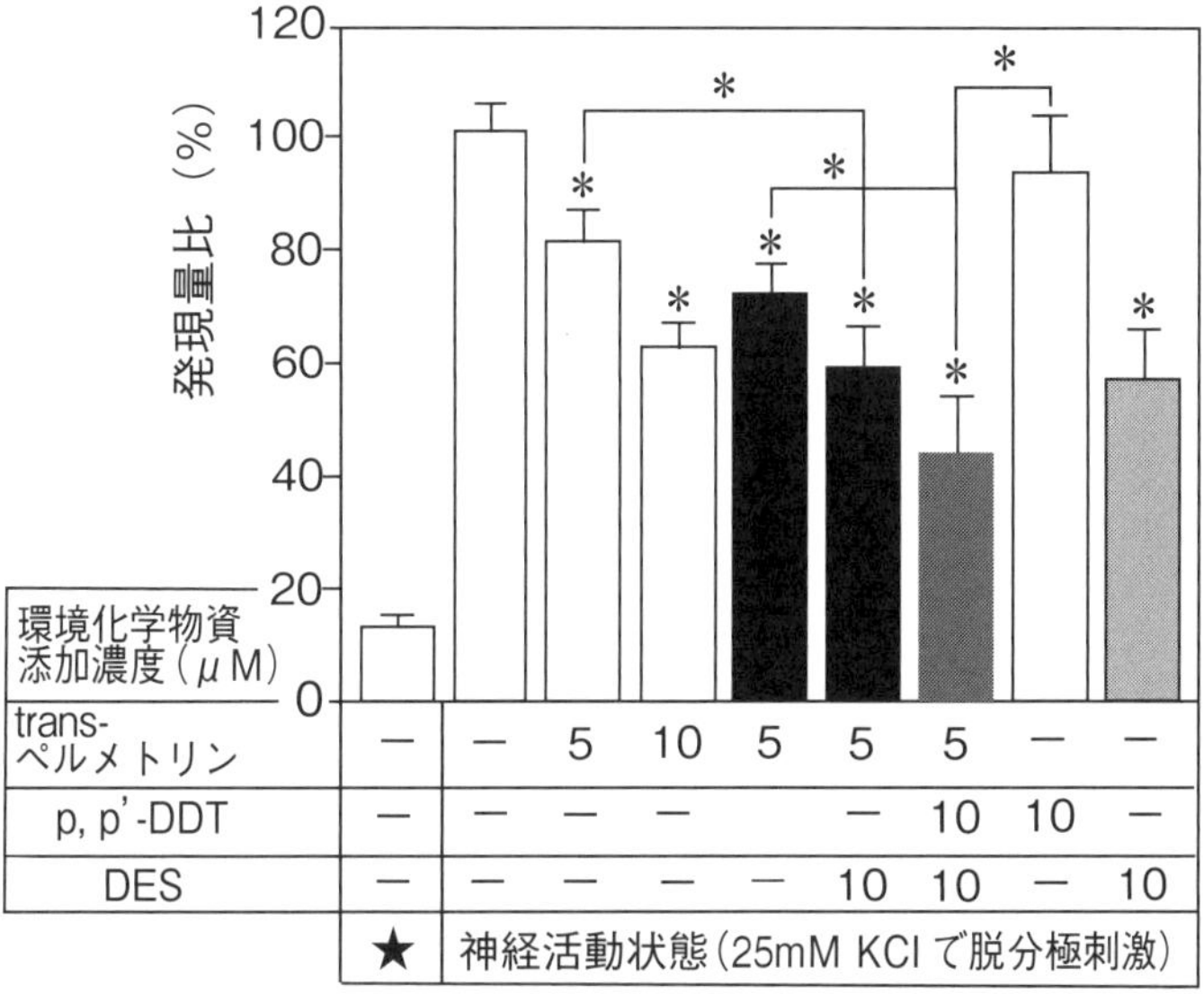

図資料-2　神経活動依存性の脳栄養因子（BDNF）遺伝子発現に対する環境化学物質の複合効果　小脳顆粒細胞を使ったノーザン・ブロット、ピレスロイド（ペルメトリン）、DDT、DES などの「複合汚染」では相加効果がおこる。＊は有意、★は静止状態（5mMKCℓ）。（文献 221）

しかもそれらを一緒に与えると効果は相加的であった（図資料-2）。

有吉佐和子が書き遺した『複合汚染』の問題を実験的に示した点でも重要な結論である。

遺伝子組換え作物用除草剤として使われているグルホシネート（アンモニウム塩）を投与した母ラットから生まれた仔ラットは雌でも、易興奮性をしめし攻撃性が高くなることが報告されている。

ラット大脳皮質培養神経細胞にグルホシネートを投与すると、単独では変化がなかった c-fos 遺伝子の発現が、グルタミン酸によって誘導される c-fos の発現をさら

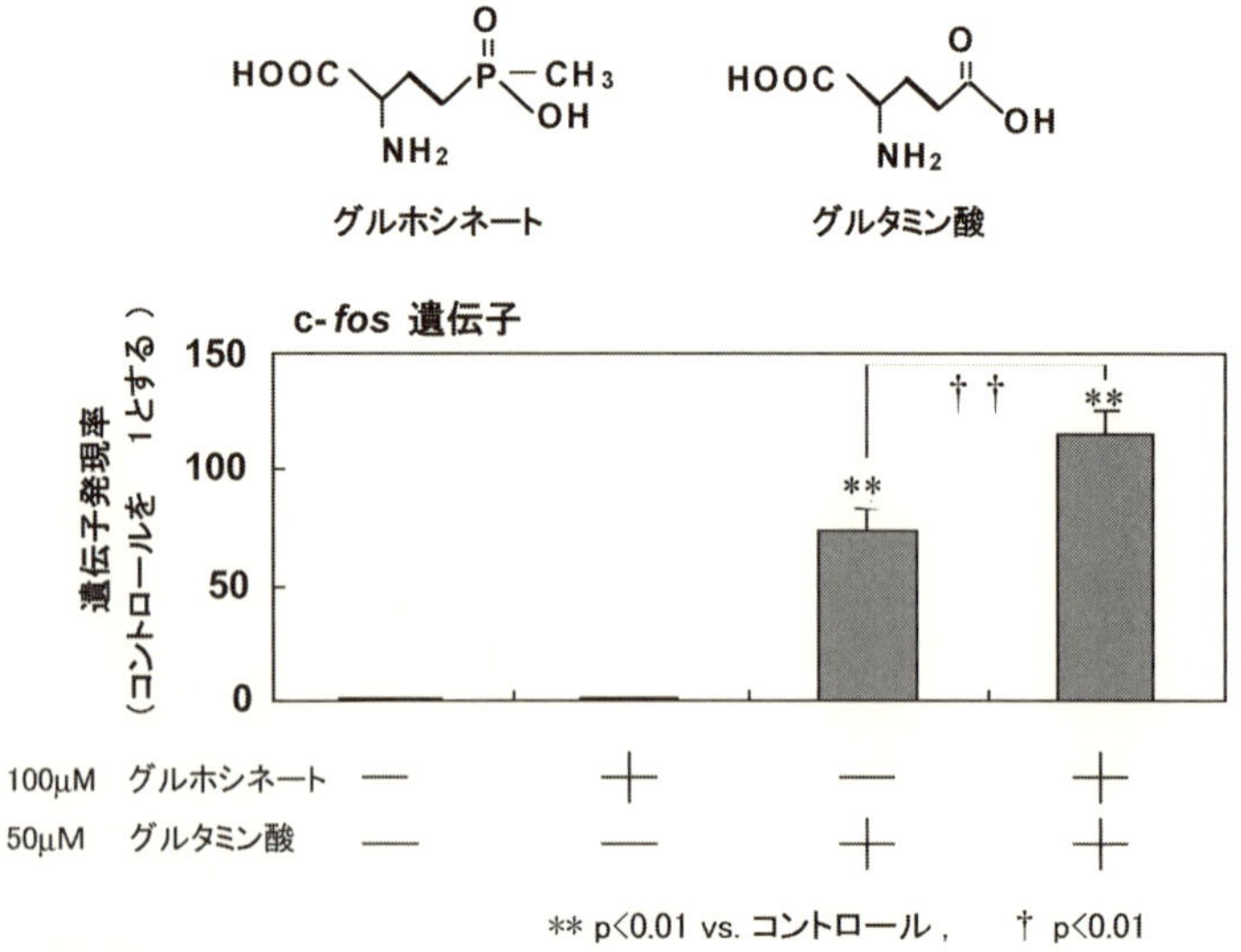

図資料-3 除草剤グルホシネートの興奮増強作用 グルホシネート単独では c-fos 遺伝子の発現を誘導しなかったが、グルタミン酸と共に投与すると c-fos 遺伝子の発言誘導をさらに増強した。グルホシネート投与の母親から生まれた仔ラットがメスでも異常興奮、攻撃性を示すことと対応している。

に増強した（図資料-3）。

c-fos の発現タンパク質は刺激に直ちに反応して情報を細胞内につたえる刺激―反応の調節システムの要の機能タンパク質の一つで、仔ラットにみられた易興奮性、攻撃性に至る脳の異常・機能変化の一過程である可能性がある。

（3）定量性の良いオリジナルなDNAマイクロアレイ「シナプト・アレイ」の開発と実験結果（田代グループ）

DNAマイクロアレイは、数千・数万の遺伝子を基盤の上にならべ、サンプルのmRNA（実際はcDNA化）を含む液を加えて、結合を見ることにより、サンプル中での遺伝子発現の量、変化を網羅的に検索できるきわめて有用な系である（図資料-4に概念図）。

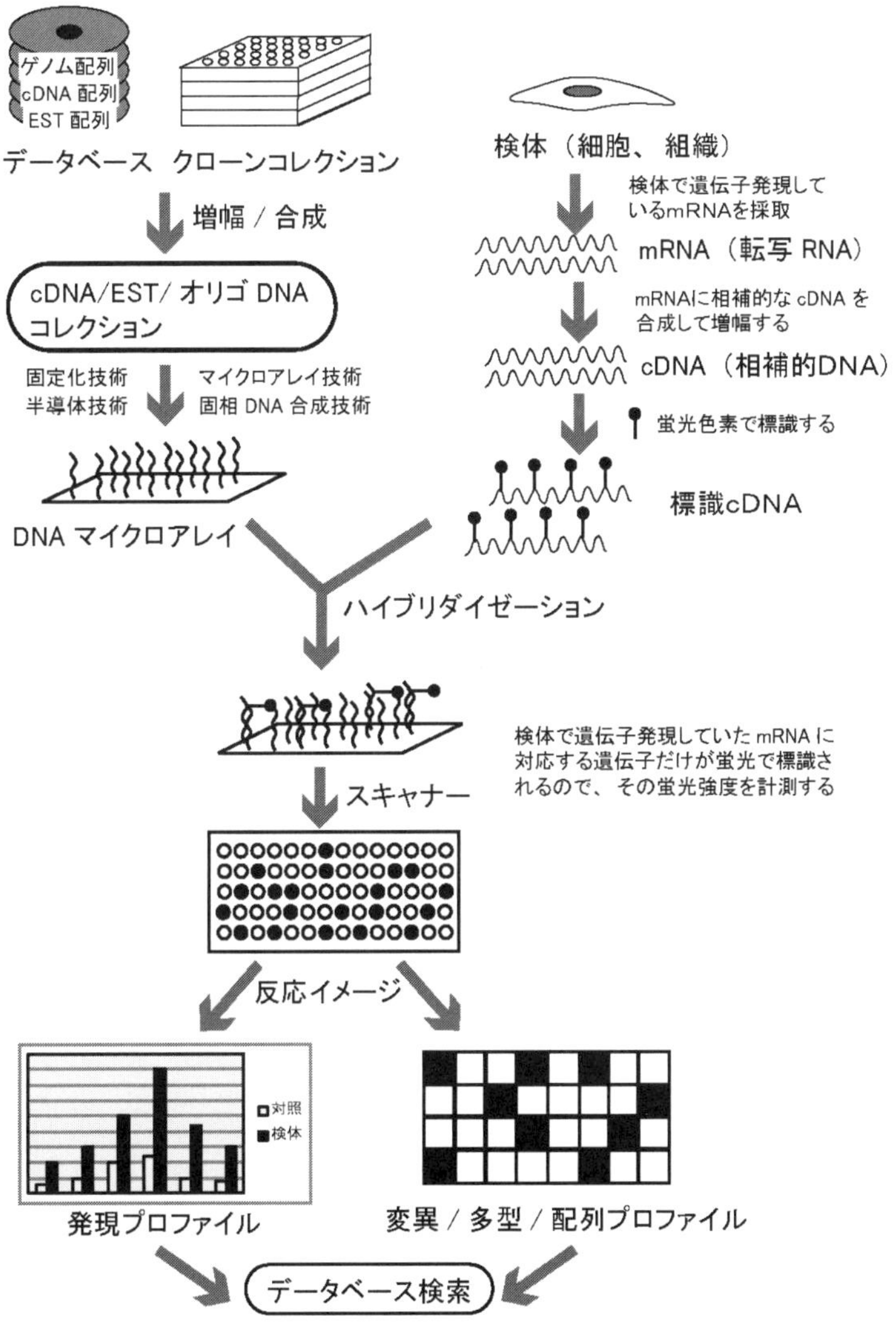

図資料 -4　遺伝子発現を調べる DNA マイクロアレイの原理と概要

ところが当時は現在とは違い、その定量性は著しく悪く、しかもよく使われる市販の米国製は著しく高価なうえに、DNA情報を公開しない、など問題が多く、確立され汎用できる技術とはいえなかった。DNAマイクロアレイの進化を目指し、田代朋子（青山学院大学理工学部）らは理化学研究所と共同で、目的別に最適の遺伝子を選び定量性の良い次世代のオリジナル・アレイの開発を行った。新しい基盤技術の開発とともに、環境化学物質によって脳機能発達の要であるシナプスの発達に関連して発現の変化する遺伝子（オリゴヌクレオチド）を適切に選択することなどを通して、プラス・マイナス20％の優れた定量性を持つ、脳機能発達専用の「シナプト・アレイ(Synapto-array)」の作製に成功した。[198]

（A）シナプト・アレイを用いた小脳でのシナプス遺伝子発現の発達による変化

生後4日〜28日のマウス小脳での遺伝子発現変化を解析した結果を図資料‐5に示す。全体として生後7日をピークとし、生後15日を底とする遺伝子発現の波が捉えられている。形態的には小脳におけるシナプス形成は生後7日から始まり生後21日で完了するとされている。形態変化はタンパク質レベルの蓄積変化を反映すると考えられることから、mRNAレベルの変化がこれに先立つのは妥当である。

また、このようにいわば同期した変化には、多数の遺伝子を同時に発現変化させる、大きな転写スイッチが関与していることが予想される。

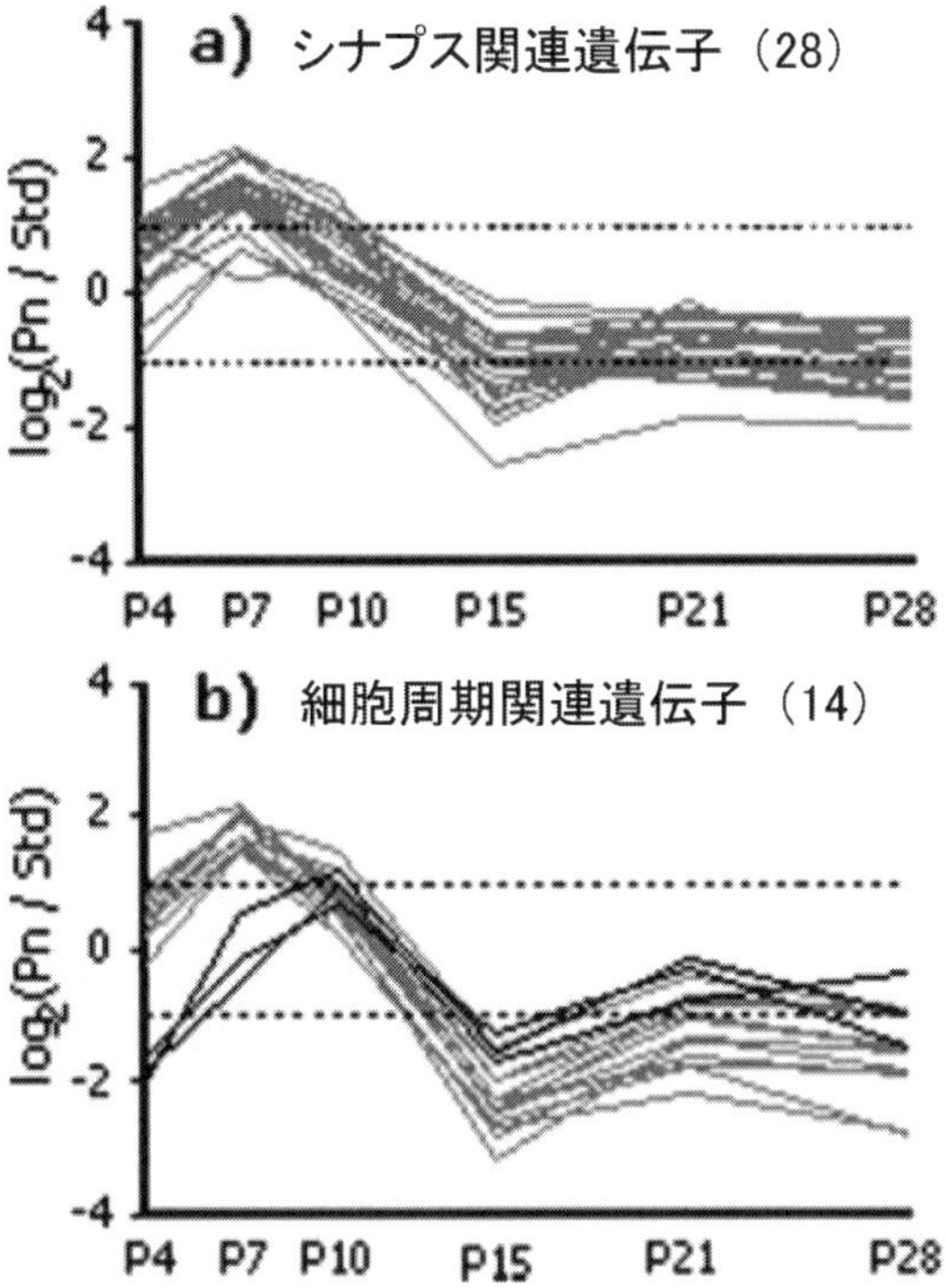

図資料 -5　シナプス関連遺伝子発現の小脳生後発達での経時変化　シナプス関連遺伝子の発現は生後 7 日にピークになるものが多いが、細胞周期関連遺伝子の発現は生後 15 日以降は抑制される。ハウスキーピングな遺伝子（b の実線）は生後 10 日が発現のピーク。（文献 278）

個々の遺伝子では、細胞周期関連遺伝子や一般的な膜輸送、開口放出関連の遺伝子群の発現は生後4日で既に高く、発現が早いことが分かる。これらに対してミエリン・タンパク、ニューロフィラメント・タンパクなどは明らかに異なる遅い発現を示す。

このように、シナプトアレイにより、シナプス形成に関与する遺伝子群の発現を一連の変化の波として検出できることが確認され、これを利用すればシナプス形成の遅れといった異常を検出できる可能性が示された。[278]

（B）水酸化ＰＣＢの胎児期被曝による、子どもの大脳皮質、海馬、線条体でのグルタミン酸受容体遺伝子、開口放出関連遺伝子の発現変化

水酸化ＰＣＢは甲状腺ホルモンで調節されている遺伝子群の発現のかく乱を通じて、脳の機能発達を障害している証拠が多い。その分子メカニズムを探るため、脳機能の要であるシナプスに関連する遺伝子群に注目し、妊娠7日から母ラットに水酸化ＰＣＢ（1.0 mg／kg体重／日）を皮下投与し、生後1日の仔ラットの大脳皮質、海馬、線条体から全ｍＲＮＡを抽出し、全ゲノムワイドの遺伝子発現解析をＤＮＡマイクロアレイで行った。このうち主要機能遺伝子であるグルタミン酸受容体と開口放出に関わる遺伝子群に変化が見られたので、ＲＴ－ＰＣＲで変化の様子を定量化した（図資料－6）。

グルタミン酸受容体を構成する遺伝子（タンパク質）は、イオンチャネル共役型、代謝型あわせて多数あるが、水酸化ＰＣＢによって、それらの発現は上下し、大脳皮質、海馬、線状体など脳の組織により異なる複雑なかく乱をうけた。興味深いのは開口放出に関係する遺伝子がすべての組織で発現量が増加したことで、これはグルタミン酸系ばかりでなく、シナプスでの伝達物質放出全体が増加していることになる。もちろん、ここに出ている遺伝子群だけではなく「細胞分化」「細胞死」「神経細胞発生」など非常に多くの重要な機能遺伝子群がかく乱されていた。(279)

これらの遺伝子発現の変化が行動などどのような表現型の異常に結びついているのか、データ

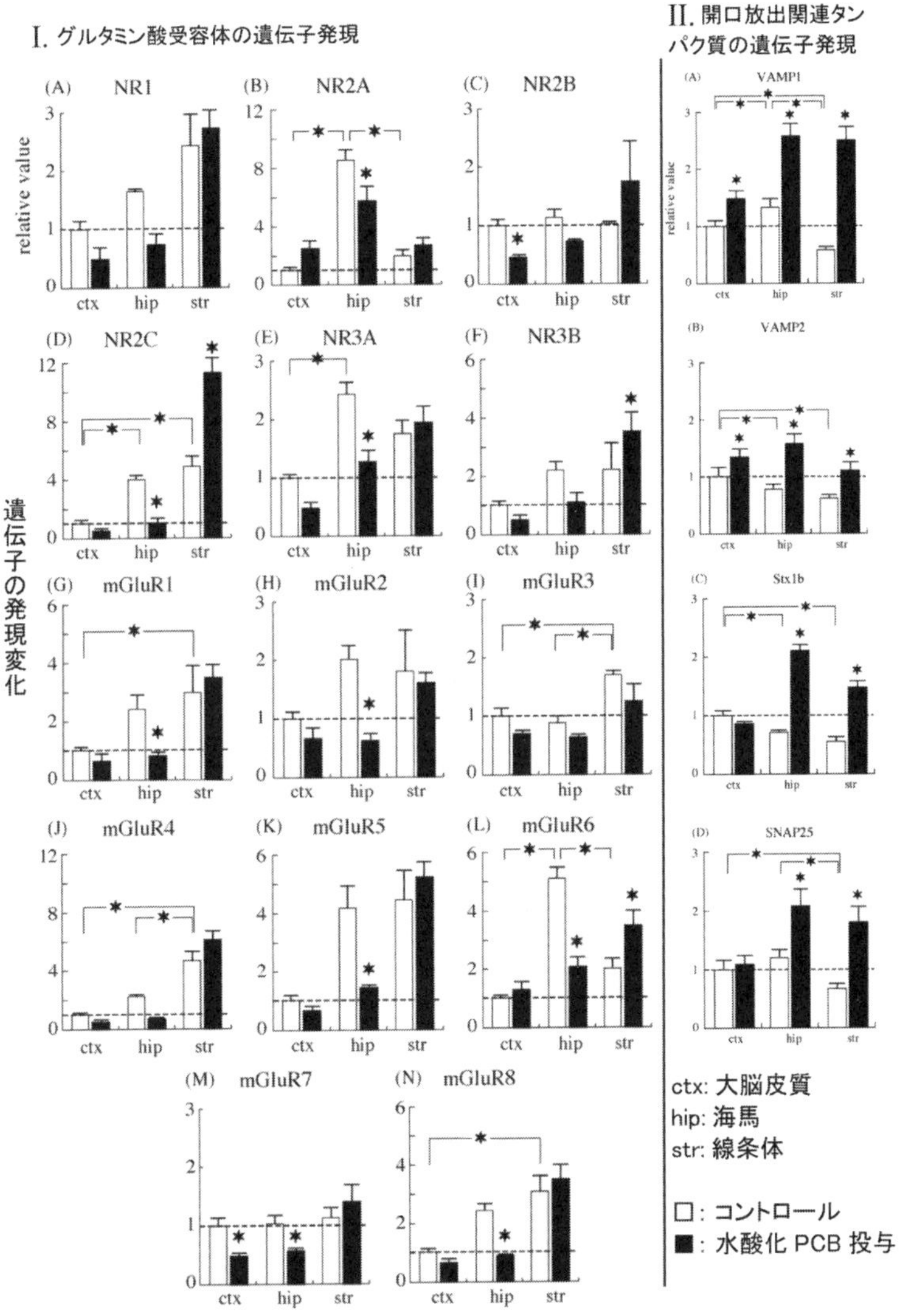

図資料-6　幼児期の水酸化 PCB 曝露による脳各組織におけるシナプス関連遺伝子の発現変化　妊娠7日目から出生まで水酸化 PCB を投与された母ラットから生まれた子どもの大脳皮質、海馬、線条体から RNA を取り出して、DNA マイクロアレイと real time-PCR で解析した。（文献 279）

が蓄積すれば、少しずつ脳内の細胞レベル、分子レベルの発達過程の理解も進むと思われる。逆にいうと、このような一見大規模な遺伝子発現の変化が胎児期に起こっていても、機能は異常があるであろうが実際に形態的な脳は出来上がっているようで、進化過程で獲得された「共発達」のシステムがいかに頑健なのか、が垣間みられる。

2. 細胞（シナプス・神経回路）レベルの研究
――培養神経細胞を用いた新しい実験系の開発と実験結果（黒田グループ）

培養神経細胞を用いる実験系も、ヒト由来の細胞さえも使えるため最近はよく用いられる。環境ホルモンの検出には、乳ガン細胞由来のＭＣＦ７細胞を用いる培養皿でのアッセイ系等が開発されているが、神経系については未だ適当なアッセイ系は開発されていなかった。

(1) 機能的シナプス形成する大脳皮質初代培養神経細胞を使ったアッセイ系

これまでにラット大脳皮質初代培養神経細胞の長期培養系を確立していた。ラット胎仔より得られた神経細胞は、培養開始後数日で突起を伸展させ、神経細胞同士がシナプスによって結合されるようになる。この、いわば培養皿内で形成された神経回路網は、さまざまな神経伝達物質受容体や神経特異的タンパクを発現させるなど、生体内で形成される神経回路網と類似した性質を持っており、しかも回路中の神経細胞は自発的に興奮を始める。

この活動を細胞内 Ca^{2+} 濃度同時多点観察システムによって観察したところ、約一週間で、ほぼ全ての神経細胞で同期した細胞内 Ca^{2+} 濃度の振動を生じるようになってくる（280）（次頁、図資料 - 7 ＡＢ）。

この同期した自発的な細胞内 Ca^{2+} 振動は、シナプス活動によることがさまざまな薬理学実験（281）から判明しており、しかも、この振動数は定量的電子顕微鏡観察によって測定されたシナプス密度と良い相関を示すことが明らかになった（282）（次頁、図資料 - 7Ｃ）。

言いかえれば、細胞内 Ca^{2+} 振動の振動数を測定することによって、培養神経細胞間のシナプス数を簡便に定量できることになる。しかも、この培養神経細胞は一カ月以上長期間にわたって保持することが可能であり、レーザー共焦点顕微鏡を用いてシナプスの形態変化を定量的に観察することも可能になっている。

このシナプス形成のアッセイ系を用いて、甲状腺ホルモン（Ｔ3、Ｔ4）がこの大脳皮質初代培養神経細胞のシナプス形成を促進することを見いだした（283）。

したがって、甲状腺ホルモンによって促進されるシナプス形成を指標にすれば、甲状腺ホルモン系をかく乱する化学物質の探索が可能となる。我々は既に除草剤アミトロールなどの阻害効果を見いだしている。

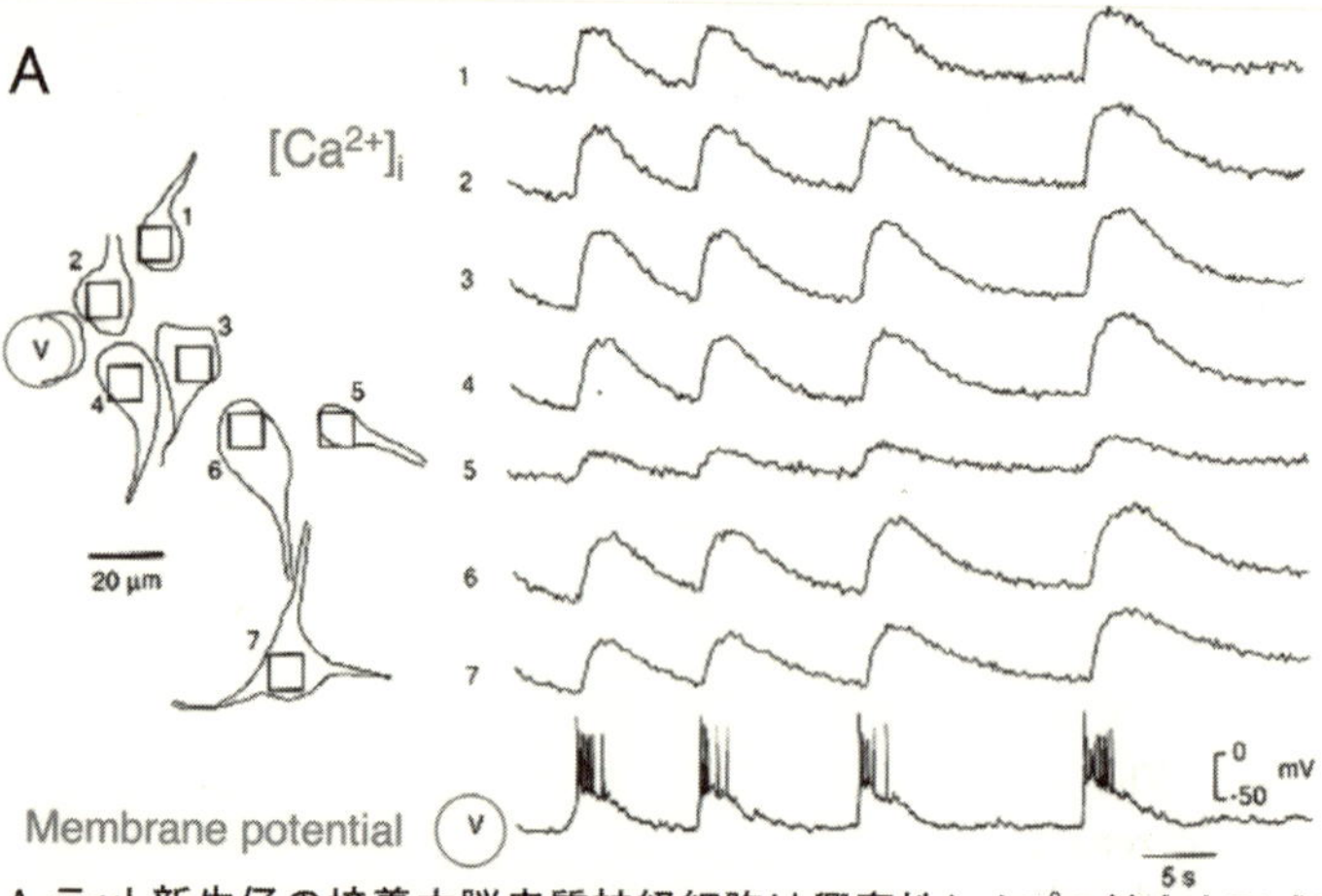

A. ラット新生仔の培養大脳皮質神経細胞は興奮性シナプス結合を形成して自発的に発火し、細胞内 Ca 濃度のオシレーション（同期した一過性上昇）を起こす（番号は観察した神経細胞）

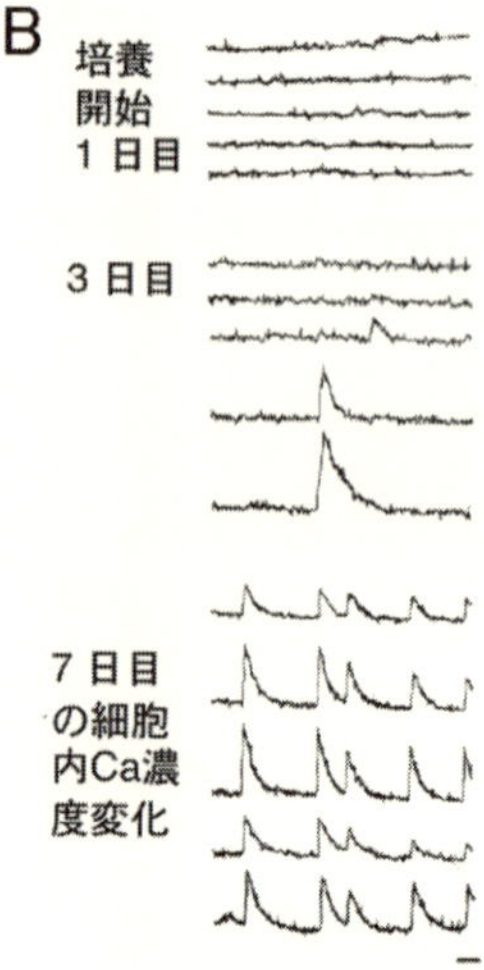

B. 培養日数に従い Ca オシレーションの頻度が増える。

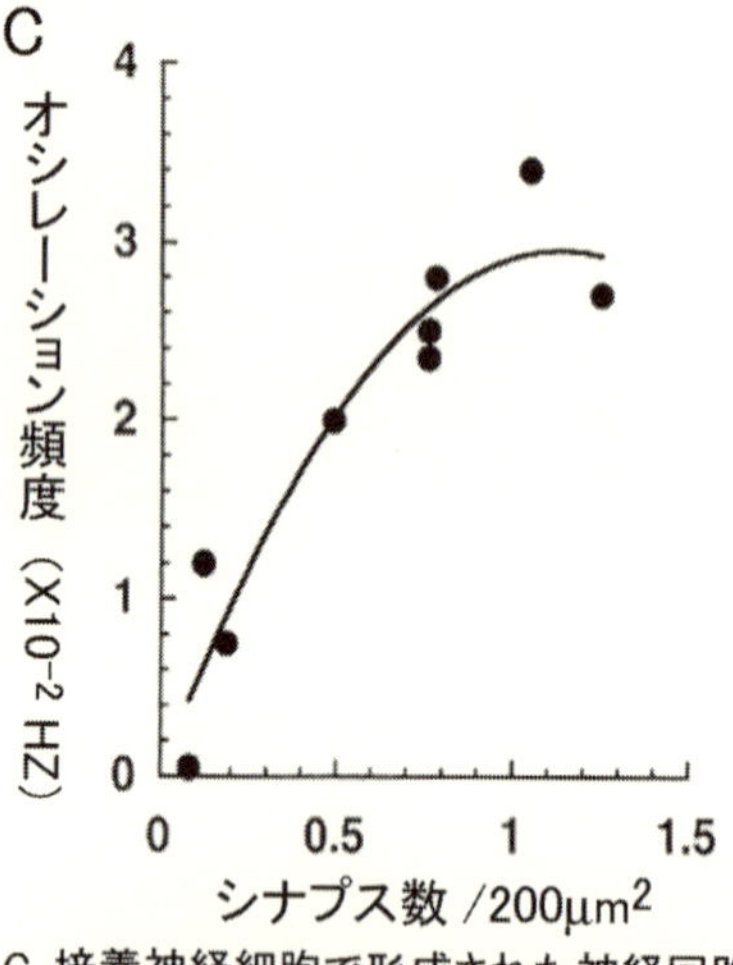

C. 培養神経細胞で形成された神経回路での Ca 同期上昇の頻度は形成されたシナプス数に比例する。オシレーション頻度から形成されたシナプス密度が算出できる。

図資料 -7　大脳皮質培養神経細胞間でのシナプス形成系（文献 280、281、282）

（２）培養小脳神経細胞の樹上突起の発達観察実験と水酸化ＰＣＢによる阻害

小脳の代表的な神経細胞であるプルキンエ細胞は特徴ある大きな樹状突起を発達させる。樹状突起は神経細胞体から樹の枝状に長く大きく伸びた構造で、他の神経細胞からの情報を運んでくる数百以上の軸索（入力線維）末端とシナプスを作り、情報を受け取り処理・統合する神経細胞に特有の重要な構造である。

新生の仔ラットから取り出した小脳神経細胞を、ホルモン類を除去した無血清培地に、甲状腺ホルモン（Ｔ４）と水酸化ＰＣＢを添加し、三週間培養した後固定し、特異抗体で染色してからプルキンエ細胞の数と形態を観察した。

ホルモン類無添加の対照群に比べ、Ｔ４添加群では樹状突起の発達がよく、正常マウス小脳におけるプルキンエ細胞特有の形態を示した。このとき、甲状腺ホルモンと同時に低濃度（ＰＭオーダー）の水酸化ＰＣＢを与えると、樹状突起の発達はほぼ完全に阻害されてしまった[284]（次頁、図資料‐８）。このとき有効な水酸化ＰＣＢの最小濃度は、前に述べた遺伝子の発現を阻害する水酸化ＰＣＢとほぼ同じ数十pMオーダーであり、樹状突起伸展の抑制は、伸展に必須な甲状腺ホルモン依存性遺伝子群の発現を水酸化ＰＣＢが抑制したためであることが強く示唆された。

一方ビスフェノールＡ（ＢＰＡ）を添加しても、樹状突起の伸展は悪く、水酸化ＰＣＢと同様プルキンエ細胞の発達分化に異常がみられた。プルキンエ細胞の発達分化には、甲状腺ホルモンが必須であること、また水酸化ＰＣＢやＢＰＡが影響を及ぼすことが示唆された[285]。このプルキン

a）

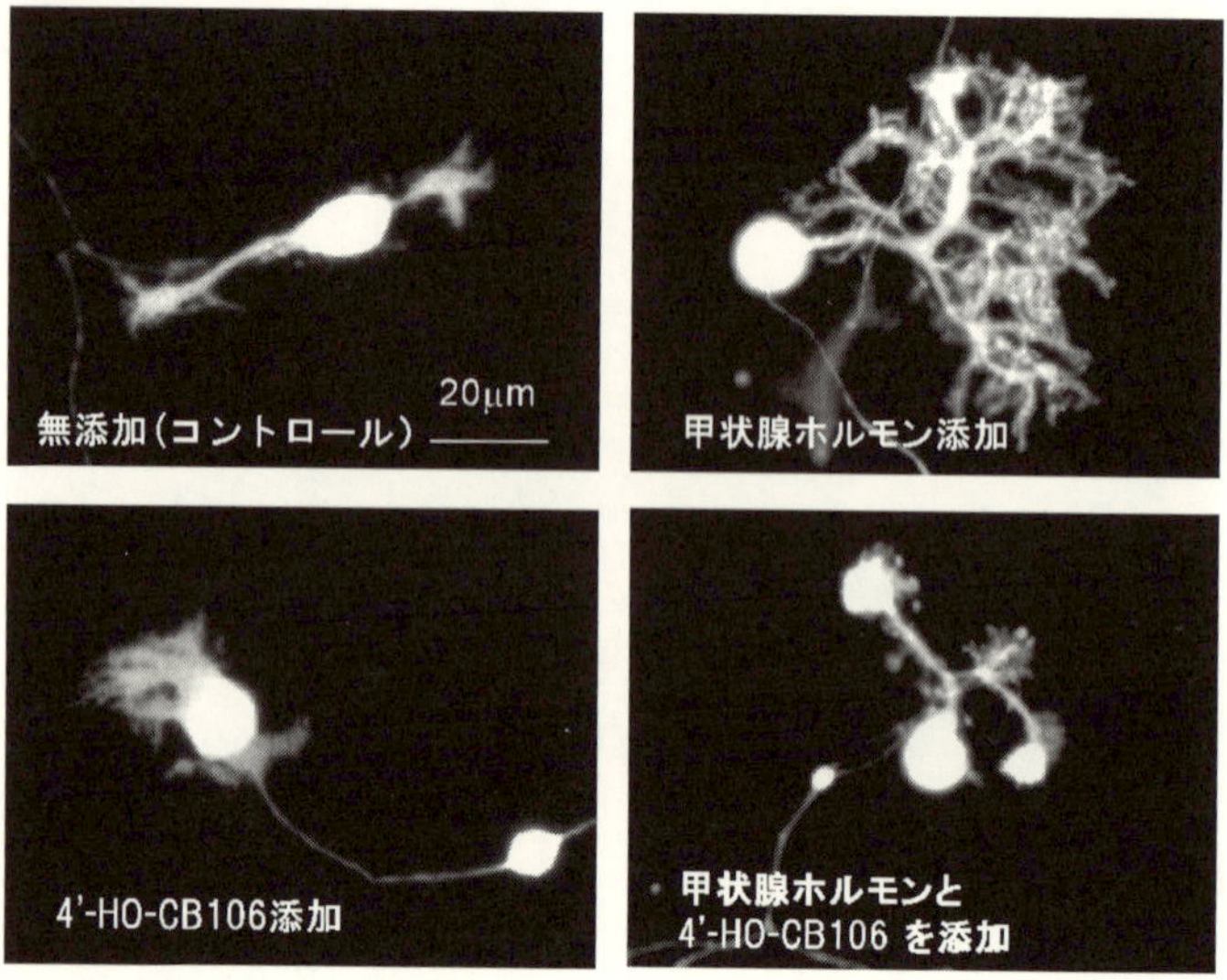

b）

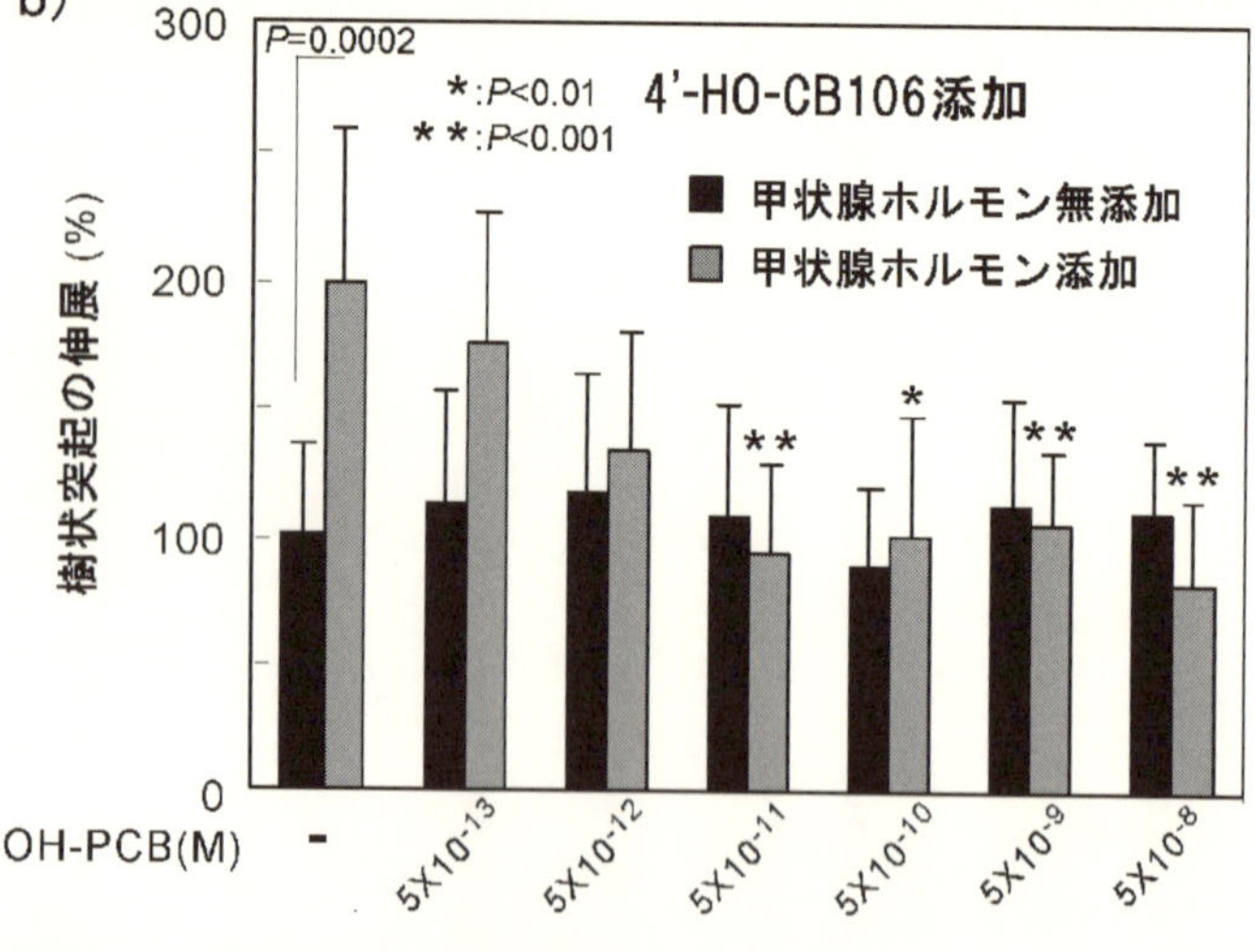

図資料-8　水酸化PCBは甲状腺ホルモン依存性の小脳プルキンエ神経細胞の樹状突起伸展を阻害する。

a）：甲状腺ホルモン（T4）を添加すると生体脳中と同様の特徴ある樹状突起が伸展する（写真右上）T4と水酸化PCB（4-HO-CB106）を添加すると伸展が悪く、異常な樹状突起となる（写真右下）。

b）：極めて低濃度の水酸化PCB（5×10^{-11}M）で阻害がおこる。（文献285）

エ細胞培養系は簡便で、リスク評価の一次スクリーニング系としても有用であると考えられる。

３．個体（行動）レベルの研究
——化学物質の母親曝露によるラット、サルなどの子どもの行動への影響を観察する新しい実験系の開発とＰＣＢ、ダイオキシンなどの実験結果（吉川グループ）

モデル動物に適した多面的な行動学的評価系を確立するために、齧歯類（ラット）はもちろん、最もヒトに近い実験動物であるサル類を用い、種差を検討しながら、ヒトにおけるリスク評価に外挿することを目指した。

(1) サルを実験動物として用いた行動観察実験系の開発と研究結果

環境化学物質の脳機能発達の影響へのエンド・ポイントとしては、子どもの学習行動・社会的行動などさまざまなヒト脳の高次行動発達への関与の可能性が疑われている。マウス、ラットでは観察しにくい霊長類を特徴づける行動の観察には、サルの利用が必要と考えた。吉川泰弘（東京大学農学部）らは子ザルでもできる知的機能発達の定量化や、その他の行動発達の観察実験系として、

①母子行動（母親と次世代個体の間の行動を多項目に分類し評価する）

② 四段指迷路試験（どの個体でも適用できる記憶学習能力試験）
③ 出会わせ試験（同世代二個体の相互行動を分類し社会性を評価する：行動発達をみるため一年の間隔をおき二回行った）
④ アイ・コンタクト試験（観察者（ヒト）に対する意識を定量化する簡便な試験）を確立した（『科学』吉川論文）(276)。

(A) アカゲザルを使ったダイオキシン胎児期曝露子ザルの行動実験

自閉症や子育て行動の異常を念頭に置いて、安田峯生（前広島大学医学部）らとの共同実験で、ダイオキシン（2、3、7、8TCDD）を妊娠20日から、0、30、300 ng／kg継続投与したから母ザルから生まれた子ザルを用い、四段指迷路試験、母子行動の観察、子ザル同士の出会わせ実験、アイ・コンタクト実験などをビデオ映像をもとに行った。ダイオキシン投与は出生時体重がやや減少する傾向があった程度で、大きな変化は起こさなかった(286)。

胎児期ダイオキシン曝露個体は、生後12〜15カ月に行った四段指迷路試験では、最初に次の段に移す学習が速かった。認知・学習行動発達がコントロールより進んだ可能性、後の出会わせ実験の結果から、環境に対する好奇心・適応性が高くなった可能性、自己指向性・幼児性が減少した可能性がある。結論としてはダイオキシンの曝露は、この実験で示される知能発達全体にたいして悪影響はなかった。

1歳時ではコントロールに比し、出会わせテスト用特別ケージという新規場面における恐怖心が比較的希薄で、視覚的探索行動が多く、また他個体に対してより多く接近行動を示し、ケージ外への関心が高く、ステレオタイプ行動が減少した。

この傾向は接近行動、ステレオタイプ行動では2歳児になると明確に減少し、環境探索行動、ケージ外への関心も変化した（次頁、図資料‐9A）。これらの傾向は正準判別分析を行い、「緊張感・不安」成分を横軸、「親近性・自己性」成分を縦軸に展開すると、1歳児のときダイオキシン投与群は明瞭に分離され、かつ用量反応関係が認められた。これに対し、2歳児になると、対照群とダイオキシン投与群の差はなくなっており、いずれの群も正準判別の効果がなく原点に接近した。これは発達にともないダイオキシンによる行動異常・行動の偏りが少なくなったことを示唆している（次頁、図資料‐9B）。サルの1歳から2歳の間でも、ヒトで観察されるような発達による行動異常の変化・改善（図2‐5）が見られた。

(B) カニクイザルにおける母体血中ＰＣＢ濃度と子ザルの母子行動との関係——自閉症モデル動物

実験用カニクイザルはすでに、日本人の現状と同様、全ての個体が多少なりともＰＣＢに汚染しており、投与実験はしなかった。

妊娠中の母体血漿中ＰＣＢ濃度（平均95・2pg／mℓ：35～190pg／mℓ）と、生まれてきた

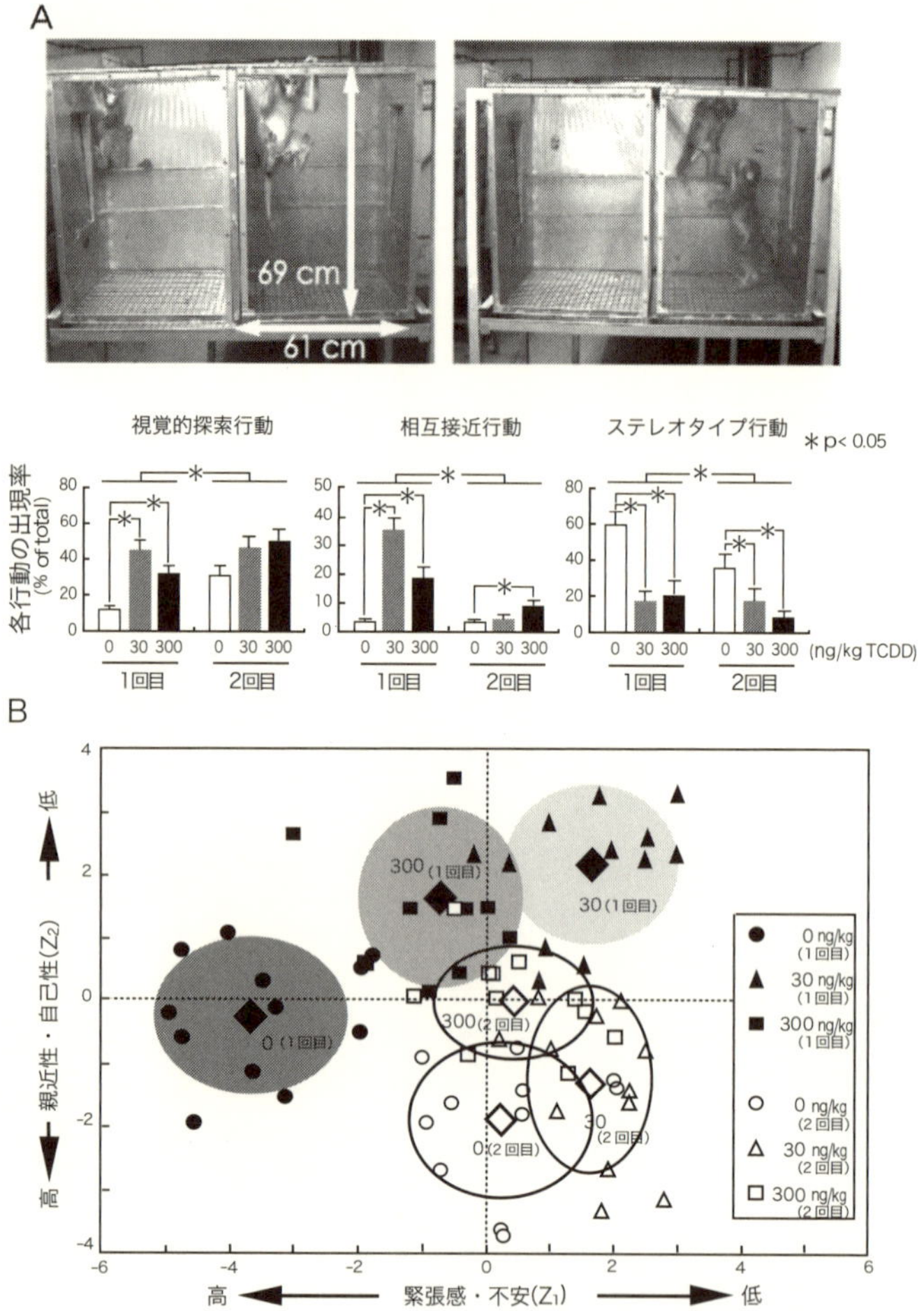

図資料-9　胎生期・授乳期にダイオキシン（TCDD）曝露したアカゲザルから生まれた子ザルの出会わせ試験（1回目：1歳時　2回目：2歳時）　**A**）2匹の隔離飼育された子ザルを箱の中で出会わせ、各種の行動指標を観察した。**B**）それをコントロール（0μg/kg体重）、低用量TCDD（30 μg/kg体重）、高用量（300 μg/kg体重）に分け、各項目を分散分析した傾向を正準判別分析し、行動発達の傾向を調べた。1歳時の異常が、発達にともない改善される傾向が見られた。（文献276）

次世代個体の行動発達の関係を検討した。

次世代個体について生後8日から9カ月時にアイコンタクト試験、生後16から18カ月時に四段指迷路試験を行い、その成績と妊娠131日目における母体血漿中ＰＣＢ濃度の相関関係を調べた。四段指迷路の成績（課題をクリアするのに必要とした試行回数）と総ＰＣＢ濃度との間には弱い正の相関関係があった（図資料‐10）。

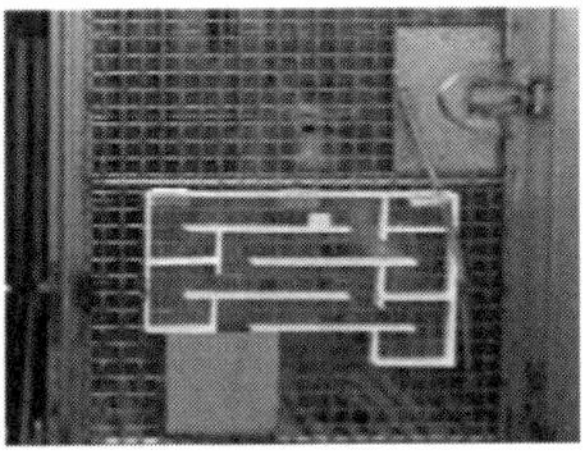

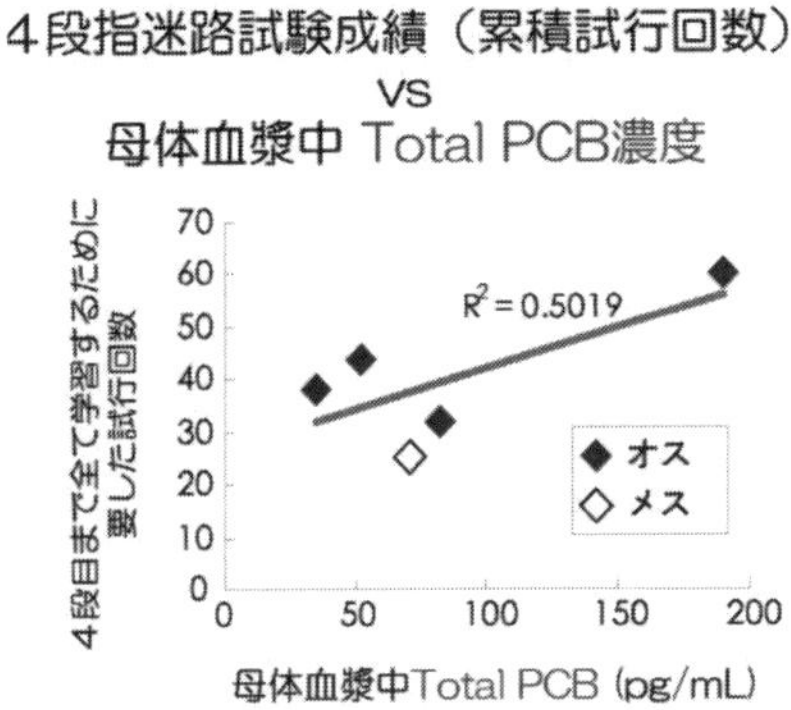

図資料-10　カニクイザルにおける妊娠母体・血漿中 PCB 濃度と次世代個体の学習行動
4段指迷路を使いリンゴ片を指で動かし下の段に移動させ、4段目で食べられるように学習訓練し、必要な試行回数を調べた。頭数が少ないが、母ザルの PCB 汚染が多いほど子ザルの学習能力が低い傾向がみられた。（文献 276）

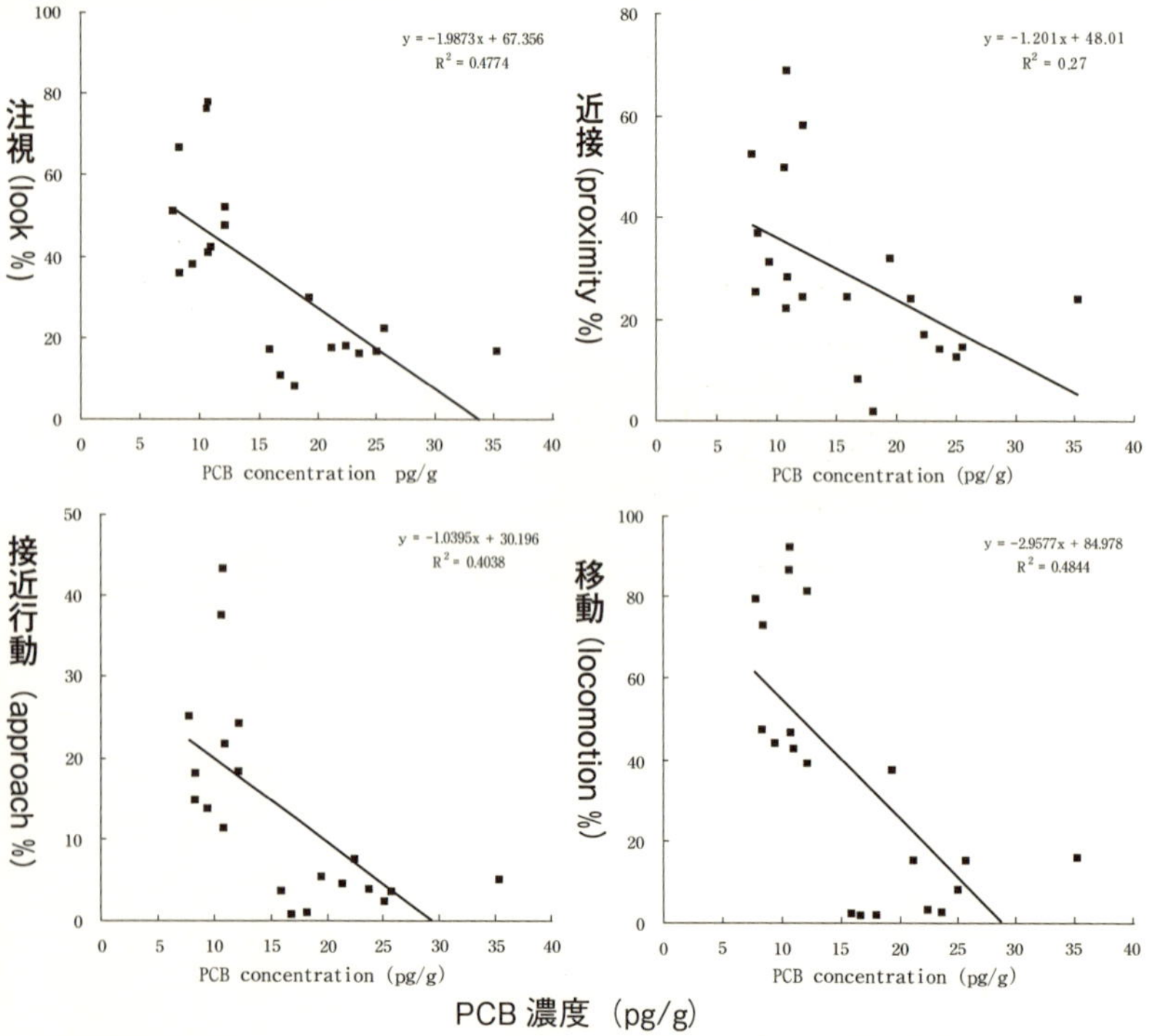

図資料 -11　母ザルの血中 PCB 濃度と生まれた子ザルの行動異常との相関（文献 173）

また同時に測定した各異性体濃度と行動学的指標との相関を見た結果、異性体によって相関の度合いは異なり、異性体間で神経系への影響の強さに差があることが予測された。

また妊娠した母ザルの血中のPCB濃度と、20組の同居飼育した母ザルと子ザルの相互行動を生後180日間にわたって調べた。

子ザルが6カ月のときの母ザルに対する行動を、注視、接近行動、近接、移動の観察項目で定量化すると、胎児期のPCB曝露量にしたがって明確な行動発達の低下がみられた（図資料‐11）。

ことに高濃度PCB汚染群は、母

親を注視しない、近寄ろうとしないなど、自閉症の幼児と同様の症状をしめした。(173)

(C) カニクイザルにおける胎児期ビスフェノールA曝露と次世代個体の行動発達異常、オス脳のメス化：性同一障害のモデル動物実験

ビスフェノールＡ（ＢＰＡ）は女性ホルモンであるエストロゲンと同じような作用をもつ典型的な内分泌かく乱物質（環境ホルモン）である。ヒトの脳は元々女性の脳として発達して、ある時点で男性ホルモンのシャワーを浴びると男性の脳として発達する。女性ホルモンと男性ホルモンは性分化の際には、しばしば競合することもしられている。

妊娠カニクイザルに皮下ポンプを用いてＢＰＡの極低濃度（10 μg／kg／日）曝露を継続的に行った。

生まれた子ザルは、授乳期にオス・メスで異なる特徴的な行動を示すが、胎児期に低濃度でもＢＰＡに曝露されたオスの子ザルは、あたかもメスのような行動を示した。従って、オスを育てている母ザルの行動にも異常があった。メスの子ザルの行動にもわずかだが異常な変化があった。(287)オスの脳がメス化し、逆も少しあることになり、近年、日本でも増加している性同一性障害や、メス化したオスの軽度の症状では、成人して〝草食系男子〟と俗称される子どもたちのモデル動物となる。

(2) ラットなどげっ歯類を用いた行動学的評価のための実験系と研究結果

ラットなどげっ歯類を用いた行動観察系は多数考案されているが、リスク評価のためには、これまでの実験系では観察者の負担が大きく、また観察者により観察のバラツキが生じるなどの問題があった。観察の省力化、データ解析のコンピュータ化などが現実的な課題の一つとなっており、新しい実験系を開発し、環境化学物質の発達行動毒性を評価した。

(A) ラットのオープン・フィールドでの行動観察をビデオカメラで行い、その画像から行動パターン分析を行うソフトをつくり、コンピュータで判断させ、定量化する「キネ・クラスター(KineCluster)」システムを開発した。妊娠ラットに、妊娠時より母胎にBPAを投与し、出生後の仔の行動変化、学習実験を行った結果、BPAを胎児期に投与されたラットでは、そのオープン・フィールド実験によりグルーミングの頻度が変化していることがわかった。(288)

(B) 衝動性(ポーキング維持時間)とカフェイン投与による注意力の変化を観察する「ノーズ・ポーキング(鼻端挿入)型」のオペラント・チャンバーを用いた新しい行動実験法を開発した。周産期プロピオ・チオウラシル(抗甲状腺剤)投与ラットの衝動性をテストした結果、投与ラットはポーキング訓練期において維持時間が長くなるにつれてポーキング訓練から脱落する個体が増え、学習能力は維持されているものの注意力の持続性が低くなっていた。カフェイン投与により、鼻抜き潜時が短縮したポーキング訓練の獲得率や鼻抜き潜時の変化を観察することでADHDモデル動物の注意力・衝動性を調べるテストが可能であると考えられた。(289)

（Ｃ）低濃度ＢＰＡ、ノニルフェノール（ＮＰ）の周産期曝露がオスの子どもの行動発達におよぼす影響を検討し、ＢＰＡおよびＮＰ曝露は子どもの受動的回避学習能力試験では対照群に比べ電気刺激を回避する傾向がみられた。能動的回避学習能力試験ではＢＰＡ曝露群は顕著な条件刺激による回避率の低下、および非条件刺激（電気刺激）からの逃避（移動）の失敗の増加がみられた。これら一連の行動学的試験から、周産期ＢＰＡおよびＮＰ曝露個体は、電気刺激という恐怖条件に対し過敏であると考えられた。さらにモノアミンオキシダーゼ阻害剤投与により誘発される移動量の増加がＢＰＡおよびＮＰ曝露個体においては減弱していたことから脳内モノアミン系の異常が推察された。(290)

（３）サル胎仔大脳皮質初代神経細胞、無血清選択培養法の確立

カニクイザル胎仔由来大脳神経細胞の初代培養を作成するために胎齢80、93、102日齢の胎仔の大脳を液体窒素にて長期保存した。(291)

それぞれの胎齢の神経細胞を血清含有培養液で培養した結果、材料としては組織重量あたりの得られる細胞数および培養後の生存率の点で80日齢胎仔が最良と考えられた。さらに機能的シナプスを形成させ、神経活動を観察することに成功した。(292)

4. 海馬でのＬＴＰ、ＬＴＤなど記憶・学習の分子メカニズム（藤井グループ）

(1) 研究内容及び成果

脳高次機能の基礎研究の重要な対象に、ヒト記憶・学習の初期の現象である海馬シナプスの長期増強（ＬＴＰ）、長期抑圧（ＬＴＤ）がある。

ＬＴＰは興奮性入力の軸索の束に高頻度電気刺激を与えると、その経路のシナプスの伝達効率が2時間以上持続して増大する現象である。ＬＴＤは逆に低頻度電気刺激を続けると、シナプスの伝達効率が長期に低下する現象で、記憶シナプスの可塑性の代表例である。

電気刺激を与えると、シナプス前終末より大量のグルタミン酸とＡＴＰが放出されてシナプス後部にあるＮＭＤＡ型グルタミン酸受容体、代謝型グルタミン酸受容体およびＡＴＰ／アデノシン受容体が同時に活性化するはずだが、ＬＴＰ／ＬＴＤ誘導において、これら伝達物質のどの受容体が活性化がどのように必須なのか判っていなかった。

まず、海馬ＣＡ1シナプスでは電気刺激の代わりに、グルタミン酸代謝型受容体とＮＭＤＡ型受容体を同時にアゴニスト化学物質で活性化させると、ＬＴＰが誘導されることを実証した（図資料‐12）。

次いでＡＴＰとＮＭＤＡ受容体が共役するとＬＴＰが誘導され、細胞外リン酸化を抑制した状態でＡＴＰを投与すると化学的ＬＴＰ誘導が抑制されることを明らかにした。

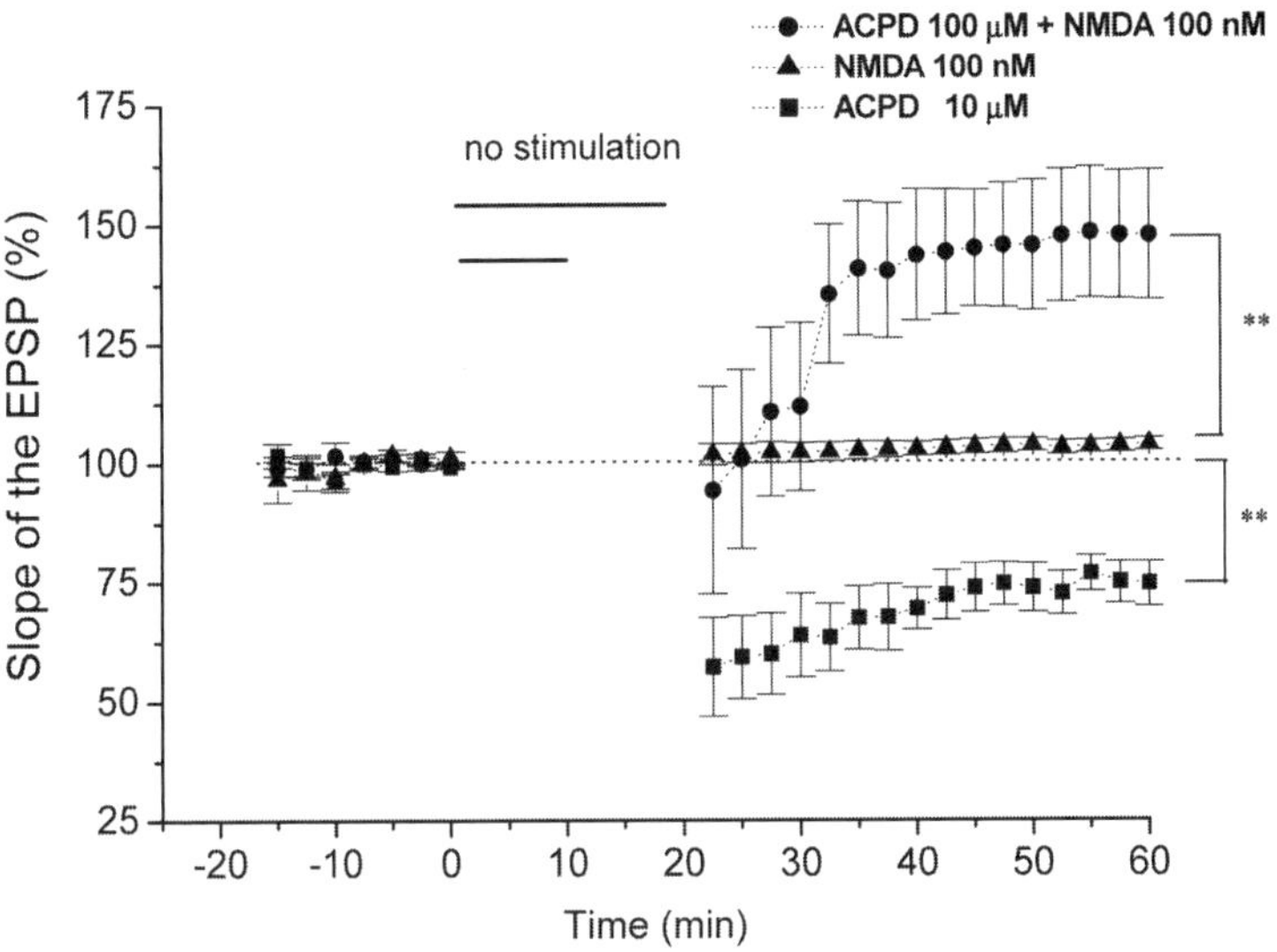

図資料-12　LTP、LTD の誘導分子メカニズム
高頻度電気刺激なしで 2 種のグルタミン酸受容体刺激薬（APCD+NMDA）で LTP、APCD 単独で LTD が誘導できた。電気刺激をとめた状態で代謝型グルタミン酸受容体アゴニスト ACPD と NMDA を投与すると LTP が誘導された（●）。APCD 単独投与では LTD が誘導され（■）、NMDA 単独投与では LTP も LTD も誘導されなかった（▲）。（文献 294）

このＬＴＰ誘導抑制は、予めアデノシン受容体を阻害しておくと起こらない。ＡＴＰ／細胞外リン酸化はアデノシン受容体の活性化を阻害している可能性がある。

従って、ＬＴＰ／ＬＴＤ誘導へのＡＴＰ、アデノシンおよびグルタミン酸の関与様態は、以下のように考えられる。

①ＮＭＤＡ型受容体活性化＋ＡＴＰ・細胞外リン酸化：ＬＴＰ誘導

②ＮＭＤＡ型受容体活性化＋アデノシン受容体活性化：ＬＴＰ抑制（ＬＴＤ）

③ＮＭＤＡ型受容体活性化＋

代謝型受容体活性化：ＬＴＰ誘導

ＬＴＰ誘導／抑制には上記受容体および関連する二次情報伝達系の活性化が必要であると結論できた。ＡＴＰは細胞外タンパク質リン酸化反応によりアデノシン受容体の活性化を積極的に阻害することで、ＬＴＰ誘導に関与すると結論した。(293・294)

今まで重要視されていなかった、電気刺激により神経終末から（グルタミン酸などと同時に）放出されるＡＴＰと、それがシナプス間隙で直ちに分解されて生じるアデノシンの脳のシナプス可塑性、ひいては記憶・学習の分子メカニズムへの重要性が明らかになった。(295)

なお、最後に引用した、電気刺激による神経終末からのＡＴＰ・アデノシンの放出の論文は、著者の一人（黒田洋一郎）の恩師であるＨ・マッキルウェイン教授との最後の共同研究によるものである。（あとがき参照）

あとがき

モーズレイ病院／ロンドン大学精神医学研究所の自閉症研究とマッキルウェイン先生

黒田洋一郎

モーズレイ病院は、一二四七年に創設された世界最古の精神病院といわれる、ベスレム王立病院を含む病院組織の中心病院で、ロンドンの南西部デンマーク・ヒルの麓にある。サウス・ダウンズとよばれる丘陵地が始まるところで、設立当時はロンドン市街地からはるか離れた辺境部であった。ロンドンの発展と共に、このテムズ川の南にも人家が密集し始めたが、土地代が安かったので、主として下層階級のちには黒人も多く住むようなところであった。あの夏目漱石も、このあたりの安下宿を転々とし、精神的におかしくなる直前、気晴らしにデンマーク・ヒルを散歩している。

このモーズレイ病院の付属研究所で、ヨーロッパ最大の精神医学専門の研究機関であるロンドン大学・精神医学研究所は、さまざまな精神疾患の基礎・臨床研究を行ってきた。ロンドン大学・児童青年精神医学専門研修プログラムでの臨床研修施設としても、モーズレイ病院の児童精神科とともに、機能しており、臨床研究のみならず教育機関としてのレベルも高い。

この研究所は、一九七〇年代ごろから、自閉症研究の中心ともなっており「モーズレイ学派」と呼ばれている。本文でも述べたが、まず一九六八年、モーズレイ病院のマイケル・ラターが「自閉症は先天性の脳の異常、すなわち器質的障害である」と喝破した。米国で、世界初の脳研究を統合した神経科学会(The Society for Neuroscience)が設立されたのが、一九六九年であるから、その頃から真の自閉症・原因研究が始まったと言える。

一九八一年にはやはりモーズレイの児童精神科医ローナ・ウィングが、埋もれていたアスペルガーの論文を英文で紹介し、アスペルガー症候群の名が世界に広まった。さらに彼女は自閉症のスペクトラム概念を言い出し、ジュディス・グールドとともに、多くの子どもたちを調べ、自閉症の「三大症状」を同定し診断基準のもととなった。同じ頃ウタ・フリスらは「求心性の情報統合の障害」を提唱し、サイモン・バロン＝コーエンと共に早くから「心の理論」を唱えた。まさにモーズレイ病院は自閉症研究の歴史の主な舞台だったのである。

そのロンドン大学・精神医学研究所・神経化学部門に、私は一九七一年から2年間、英国政府留学生(British Council Scholar)として留学した。当時の私は、それまでやっていた遺伝子(DNA)よりも「人間とは何か」、その行動の本体である「脳とは何か」がともかく知りたかった。

脳研究でもまさに「駆け出し」だった私は、当然のことながら研究所で蠢動が始まっていたはずの自閉症研究のことなど全く知らなかった。当時は「IQには人種差があり、それは遺伝要因による」と主張したアイゼンク教授の優生学的行動遺伝学が、所内でも科学的、思想的に非難され大激論になっていた。ラターが、行動遺伝学では良い方法だった一卵性双生児法をいち早く自閉症研究に取り入れたのには、この議論の中から気がついたのかもしれない。

当時の私は自閉症には全く関心がなかったので、誰かに紹介されたり、研究所のコモン・ルームでの3時のお茶の時間、病院の食堂での食事の時に言葉を交わした、多くの若い精神科医や研究者の中に、ラターがいたかどうか、残念ながら全く記憶がない。いいわけではないが日本人はもともと、初めて会った人の名前をすぐに覚え、あまり印象深くない人の名前を記憶に留めることは、欧米人にくらべ苦手と思う。ウィング、フリスなど女性が活躍したのは、私が帰国し、東京都神経科学総合研究所（以下、神経研）で記憶の研究を始めたあとのことである。

しかし留学から三〇年後、全く偶然の〝事件〟からウタ・フリス教授と「自閉症発症の環境要因」について話すことになった。二〇〇三年の世界脳研究（IBRO）大会はプラハで開かれ、フリス教授が自閉症について特別講演をした。彼女の要領の良いレヴュウが終わったあと、座長のネアー教授（電気生理学でのパッチクランプ法の開発でノーベル医学生理学賞受賞）が突然「特別講演の慣習には反するが、重要なことなので短く質問させてくれ。自閉症は遺伝要因が主だ、といわれたが、何の根拠でそういうのか」と噛みつき、会場はざわめいた。彼女は困ったような顔を浮かべたが、本書にもあるように一卵性双生児法のデータをのべた。ネアー教授は納得していなかったようなので、顔見知りを幸い終了後、彼にCREST研究の成果、「環境要因が大きいこと」を説明していた。ところが脇で耳に入ったらしいフリス教授が、私に「あなたは、近い将来ロンドンに来る予定はないか」と聞くので、「学会後、モーズレイ時代の友人を訪ねる予定」というと、驚いたようで「あなたはモーズレイの同窓ではないか、ぜひ一時間でも私の研究所（ロンドン大学・認知神経科学研究所）にも寄ってくれ」ということになった。研究所の教授室で再会し、この本のように「遺伝子発現の調節がかく乱され――、エピジェネティックスもあり――」と説明を始めると、フリス教授はあの正直そうな笑顔をうかべ「私は遺伝子や脳の最新の所は、全部はよくフォローできないので――」と言いながら、一人の若い女性を呼び出し「このドクターの言うことは重要なので、よく聴いてメモを取ってくれ」といい、あとで復習するから続けてくれと熱心に聴いてくれた。別れ際に「関連論文を送ってくれ」といわれたが、ＣＲＥＳＴ研究終了時の忙しさなどにまぎれ、不義理をしてしまった。

この本を書くとき、彼女の近著を読み直したら、最終節は「もっと知る必要があること」と題され、【脳のメカニズムについて、もっとよく知る必要があります。―中略―これらの無知という危険領域を、未踏の大陸の空白地域と見なすこともできます。いろいろな探検者、特に心理学的実験と神経科学の技術を組み合わせることができ、細胞生物学者や遺伝学者と協力していける探検者は、地図を埋めて、豊かな恩恵を約束してくれる答えを持ち帰ることでしょう。―中略―私がダイアン（あの若い女性？・それとも訳者・華園力先生の推察するフリス教授の分身？＝著者注）に助言したいことは、別の大仮説を作り出すことを恐れず、この本で示されたことを厳しく批判的に見直すべきだということです。知識の最前線を推し進めるためには、初めは少し突飛にみえる考えでも、実際に検証できる限り、それを試してみるよりほかに、よい方法はないのです。】（『ウタ・フリスの自閉症入門』[128] 神尾陽子監訳、華園力訳より引用）と結ばれていた。

大学時代、学術調査探検部を創設し、ダーウィンの後をたどって中南米縦断〝探検〟調査旅行をした私としては、この本で「シナプスの異常」仮説を全面展開するのを後押ししてくれた、ありがたい彼女からのメッセージであった。

この本の新しい二つのポイントのうち、第一の発達神経毒性をもつ化学物質については既に数多くの証拠となる論文が出ており、将来は化学物質の種類も論文数も、さらに増えるであろう。

第二の「シナプスの異常」仮説は、生きたヒトでの特定の機能神経回路とそれを接続しているシナプス群の観察が必要で、証明は今の所、技術的に困難である。しかし米国のオバマ大統領は二〇一四年から新しい大型脳研究プロジェクト（BRAIN Initiative）を立ち上げ、神経回路と回路中のシナプスの結合状態（コネクトーム）を脳全体で明らかにし、「脳マップ」をつくると宣言した。この計画で特定のシナプスの異常を観察できるようになれば、自閉症、ＡＤＨＤをはじめとする発達障害のみでなく、統合失調症やうつ病、双極性障害などの原因がはっきりしてくると期待される。

自閉症の研究やこの本ができるにあたっては、まず、留学先の恩師、ヘンリー・マッキルウェイン教授の影響が大きい。人のやらない新しいテーマを選択する、正しいと信じたら他の人が何と言おうと信念を変えない、広く論文を読み、全体の動きを総合的にフォローする態度は、主に彼から学んだ。

彼（通称マック先生）は、脳を化学物質（分子）レベルで研究する神経化学（Neurochemistry：後に遺伝子レベルまで含んだ分子神経生物学 Molecular Neurobiology とも呼ばれる、）の世界的権威で、当時唯一といってもいい専門誌、*Journal of Neurochemistry* の編集長でもあった。

マック先生の名は、脳の *in vitro*（試験管内）実験技術の草分けである「脳切片法」の創始者として神経科学の歴史に残る。しかし当時は「神聖な精神が宿る脳を薄く切り出し、泡のブクブクたつ怪しげな液の中で生かしておく」技術は一般の人、ことにキリスト教信者には「悪魔の仕業」と映った。研究者の間でさえ怪しむ人が多く「脳から取り出した切片が生きているはずがない」と非難した。当時としてはもっともなこの疑問は、この研究室に留学した有能な電気生理学者・山本長三郎先生の巧みな発想で、「世界で初めて、脳切片から刺激に伴う電気活動が記録された」ので、「実際に脳内と同様に機能している＝生きている」ことが証明された。しかし、私のロンドンでの研究生活が始まって直ぐに連れて行ってもらった英国生理学会例会で発表した先生には、まだ嘲笑的な質問が浴びせられていた。帰りの車の中で、先生は眼鏡をキラリと光らせ「彼らは過去の人間だから」と泰然自若だった。現在では、各種の脳切片や脳由来の神経細胞を長期に培養した系は、世界中で記憶をはじめ、さまざまなタイプの実験に使われ、脳高次機能でも分子レベルを含む最先端の研究が行われているが、五〇年前の脳研究、大脳生理学はそんなレベルだったのである。

さらに先生は、当時ほとんど注目されてなかった新しい神経伝達物質：ＡＴＰとその分解物であるアデノシンの脳における作用も精力的に研究していた。現在はＡＴＰなどプリン作動性神経伝達物質として「記憶」「痛覚」など脳でさまざまな重要な役割を示すことが次々に分かってきている。私に与えられた研究は、神経伝達物質であることを、電気刺激による神経終末からの放出で実験的に証明することで、まず脳切片で、ついでマック先生の新しい技術の開発として神経終末の人工標品：シナプトゾームをベッド状にネットで挿んで電気刺激して放出を確かめた。

マック先生は時間が空けば、必ず論文を読んでカード化しており、当時まだ少なかった脳の生化学論文をおそらく全部読んでおられて、厚い教科書にまとめられ、頻繁に改訂された。私もその頃から実験が終わると図書室に行き論文を読むクセがつき、この本のために数千の論文に目を通すのは、あまり苦ではなかった。

マック先生の研究室へは日本人が多く留学していた。最初は東京大学医学部精神科から留学された黒川正則先生（後に東京大学脳研究施設生化学部門教授）。世界で最初の神経化学会を塚田裕三先生（慶応大学医学部生理学教室教授、後に日本学術会議会長）らとともに日本で創立された中心メンバーである。そのあと、前出の山本長三郎先生（金沢大学医学部生理学教室教授、後医学部長）、垣内史朗先生（大阪大学医学部教授、Ca^{2+}結合調節タンパク質・カルモデュリンを世界で初めて発見）とつづき、私も同じ研究室の留学後輩として、帰国後ずいぶん親切に教えていただいた。

この本を書くのに必要だった幅広い情報を理解するのに、学生時代非常に多くの先生方に教育、指導していただいた。全ての方は挙げられないが、東京大学教養学部で「分子生物学ゼミ」を日本で最初に開いた今堀和友先生、農学部農芸化学科で新種タンパク質の精製記載を卒論指導していただいた志知均先生（後に米国ＮＩＨ・眼研究所副所長）、同大学院・応用微生物研究所で最先端の分子遺伝学ばかりでなく、古典遺伝学、放射線遺伝学まで基礎をしっかり講義してくださった池田庸之助先生、実験指導してくださった斉藤日向、野々山明範の両先生に御礼申し上げたい。

「ＤＮＡから脳へ」の転向は、まず親切な黒川正則先生による、農学系大学院後期からの「医学部脳研、生化学研究部門、ゼミなど出入り自由」の許可と、留学の際のマック先生への紹介状がなければ実現しなかった。それには五〇年前、大雪山の頂上で偶然会って以来の盟友、小宮義璋さん（医学部脳研、後に群馬大学医学部分子病態教授）の助力があった。小宮さんには、医学の基礎、神経科学や生化学はもとより、さまざまなことを教えていただき、かつパプア・ニューギニアやマダガスカルの「神経毒」海外学術調査などで常に一緒に行動し、亡くなるまでお世話になった。また「ダーウィンを生んだ国にあこがれている」という理由だけで、英会話が良くできなかった私を留学させてくれ、さまざまにサポートしてくれた、British Council にも感謝したい。

　帰国後は、奇しくも元々は重症心身発達障害児のための「東京都立心身障害総合研究所」[296]として白木博次先生（元東大医学部長、水俣病、スモン、ワクチン禍の三大裁判で活躍、『冒される日本人の脳』）、時実利彦先生（元東京大学医学部脳研究施設長、岩波新書のロングセラー『脳の話』[297]）らが計画され、日本で最初の「神経科学」と名のついた総合研究所に入れていただいた。都立府中療育センターの隣に新設（後に都立神経病院も）されたばかりでもあり、おおらかな雰囲気で、医学部出身でない私に、所内のさまざまな先生方が電気生理、解剖、病理などを親切に教えて下さった。

　ことに生化学部長だった高垣玄吉郎先生（慶応大学医学部客員教授）には、全く好きなことをやらせてもらっただけでなく、豊富な知識を惜しみなく教えていただき、研究に役立つ良い情報をもっている方々を紹介していただいた。「幼稚舎から慶応」の方で福沢諭吉の精神を実践なさり、多くの同僚、後輩・働く人々から慕われ、名著『神経生化学』Ⅰ・Ⅱ巻（共立全書）を纏められた。小川鼎三、佐藤昌康、嶋津浩、本郷利憲の歴代所長、島村宗夫、高橋清久、川合述史、二木宏明、森松義雄、水谷俊雄、藤沢浩四郎、平田幸男、越智淳三、寺島俊雄などの諸先生、ことに長い研究歴の間に実際に一緒に仕事をした、市川眞澄、ヒュー・ロビンソン、川名明夫、小柳清光、高元喜代美、岡田安弘の諸先生方、小林和夫、川原正博、村本和世、松田譲、山崎晋、関野祐子ら研究仲間と専属事務をやってくれた本田幸子、江口麻耶の皆さんや東京都衛生局の方々にも、御礼を申し上げたい。

「クロマフィン研究会」などを通じて研究や議論を活発にしていただいた小林繁、小林晴雄、熊倉鴻之助、畠中寛、工藤佳久、小倉明彦、高橋正身、持田澄子、井上和秀、内田洋子、吉井光信、加藤総夫などの諸先生に、まず「ありがとう」と言いたい。廣中直行先生をはじめとする「薬物・精神・行動の会」の皆様にも、いろいろ教えていただいた。

広い範囲の脳神経科学をさまざまな面で多々勉強させていただいた、塚田裕三、植村慶一、中村重信、御子柴克彦、高坂新一、芳賀達也ら諸先生をはじめとする神経化学会、伊藤正男、生田房弘、久保田競、宮下保司、内山安男、下條信輔、酒井邦嘉、池谷裕二ら諸先生をはじめとする神経科学会、環境化学物質については森田昌敏、森千里、菅野純、遠山千春、伏木信次、粟生修司、久保和彦、下東康幸、戸高恵美子ら諸先生をはじめとする内分泌かく乱化学物質（環境ホルモン）学会の皆様に感謝したい。

臨床的なことなどは、さまざまな国の重点研究班などでの勉強が役に立った。「筋ジストロフィー症」での江橋節郎、野々村禎昭、「神経難病・神経細胞死」での永津俊治、吉田充男、金澤一郎、水野美邦、「脳老化・アルツハイマー病」での朝長正徳、宮武正、立石潤、「脳高次機能」での甘利俊一、丹治順、の班長や班員の先生方に深く感謝したい。

また『Brain Medical』誌の編集会議では、岩田誠、中野今治両先生に幅広い臨床の知識や情報などを楽しく学ばせていただき大変ありがたかった。神経毒調査などで中嶋暉躬、生化学・栄養学では香川靖雄、細胞内情報系などでは宇井理生の先生方には大変お世話になった。

さらに若い頃、生物学の大きな話題への多様な視点、議論の仕方を勉強した「チカニカイ」の養老孟司、矢原一郎、森敏、米本昌平、岸由二、粒良文洋、宮部信明の諸氏にも感謝したい。

国外では、飽くなき好奇心の必要性、斬新な仮説を立てる大切さ、新しい実験事実がでれば、自分の仮説を改良・撤回する謙虚な態度を直接教えて下さった、英国医学研究機構（MRC、DNA研究）から米国ソーク研究所（脳研究）に移られたフランシス・クリック博士、日仏学術交流で仏国立科学研究機構（CNRS）神経化学センターのポール・マンデル教授、海外学術交流で米国ノースウェスタン大学医学部の楢橋敏夫教授、UCLA医学部の萩原成長教授、NIH生物有機化学部長のジョン・デイリー博士など多くの研究者に個人的にもお世話になった。

「環境化学物質の脳の発達への影響」研究では、CREST研究総活の鈴木継美先生（国立環境研究所所長）から、日本医師会の「環境ホルモン・シンポジウム」以来さまざまにご教示、激励していただいた。ことに基礎研究者には分かりにくい疫学の、データの評価の仕方、困難さ、限界をフランクに教えていただかなかったら、コラム3-2は書けなかったであろう。巻末に資料として成果の一部をまとめたが、鯉淵典之、田代朋子、津田正明、藤井聡、吉川泰弘の優秀なグループ・リーダーの先生方、小山高正、岩崎俊晴先生をはじめとする川崎勝義、根岸隆之、中神明子さんら多くのメンバーの方々のご努力の賜物で、十分な成果が上がったことに大変感謝している。井上達、井村伸正、紫芝良昌、など領域アドバイザー、研究代表者の堤治、名和田新、長濱 嘉孝、諸橋 憲一郎など諸先生方の助言もありがたかった。また北澤 宏一理事長始め「金は出すが、口はださない」で自由にCREST研究をやらせていただいた科学技術振興機構の皆様、ことに領域事務で研究の推進を直接手配いただいた岸本文貴技術参事に御礼を申し上げたい。

素人からはじめた自閉症など発達障害については、杉山登志郎、神尾陽子、佐々木正美、原仁、中根晃、市川宏伸など諸先生などの書かれた多くの本や高木陸郎、上野一彦、加藤進昌先生を始めとする多くの先達、海外の自閉症研究者からも、貴重な情報をいただいた。

脳の発達に関しては、津本忠治先生の『脳と発達』(259)が初期のバイブルだったが、ことに子どもの脳の実際の発達過程については、瀬川昌也先生に長年の碩学からの貴重なご示唆、ご教示をいただいた。DOHaDの情報を教えていただいた、福岡秀興先生、久保田健夫先生に感謝する。青山美子先生は、ネオニコチノイド系農薬のヒトへの毒性に日本でいち早く気付き警鐘をならし、平久美子先生と共に種々お教えいただいた。モーズレイ時代からお世話になっている神田橋條治先生からの絶え間ない激励、貴重な情報にも感謝したい。

いうまでもないが、本書の内容は全て著者のみが責任を負うものである。著者の非力により、誤りや不十分な点があると思う。ご指摘・ご批判をあおぎたい。

読み直してみると、三年以上の長期にわたって非常に多くの面から記述したため、「神経回路、シナプスの異常」など同じような表現が各所で繰り返されている。冗長なのだが、それだけ重要なことども感じられ、また繰り返し書けば記憶に残していただけるとも思い、さらに整理して書き直す時間もなく、そのままにしたことをお許しいただきたい。また「シナプス症」は、精神疾患の多くの発症メカニズムをまとめた、新しく提唱する概念なのだが、ことに発達障害の場合「シナプスの異常が原因なので、子どもはことにシナプスの可塑性が大きいために、症状が治りやすい」と理解していただきたい。

この本は、河合雅雄先生の、出来上がりかけていた「一般書」よりも、まず「専門書」の書き下ろしを、との的確なご助言がなければ、生まれていなかった。また共著者として第8章執筆の他、最新研究情報の提供や文献整理とともに、日常生活も支えてくれている、連れ合いの純子にも感謝したい。

最後に、〝遅筆亭〟を自称する著者の一人の、いつできるかもしれない原稿と新しい情報による絶え間ない追加、訂正をじっくり待っていただき、良い本になるよう常に気をくばっていただいた、編集の旧友小池信雄さんに深く感謝する。

また、専門書なのと複雑な子どもの脳が対象なので、分子レベルなど難しく分かりにくい所も多いと思う。次の「岩波新書」などは、一般向きにやさしく書く予定である。また自閉症など発達障害の研究は急激に進歩を始めており、ことに脳神経科学からの新しい情報が今後激増することが予想される。この本では最新の情報としていることでも、追加訂正が必要となろう。機会をいただければ、数年後には改訂版を出さなくてはいけないであろうことを、お断りしておく。

二〇一四年二月六日

七一歳の誕生日、今年も多く咲いてくれた庭の節分草を眺めながら。

あとがき

海の生き物とレイチェル・カーソンから学んだこと

木村 - 黒田純子

海で素潜りをしたり、身近な虫を観察したり、自然の中で遊ぶことが何よりも好きだった私は、生き物に魅了され、大学では迷わず生物学を専攻した。大学の臨界実験所で海の多様な生き物に感動しつつ、生物学の基礎を学ぶ一方、レイチェル・カーソン著『沈黙の春』に出会い、先進諸国の人間が積み上げてきてしまった負の遺産の大きさに気づき愕然とした。知識がなかったとはいえ、難分解性、蓄積性、高毒性のPCBや有機塩素系農薬などが、生き物や生態系に多大な負担をかけている事実に衝撃を受けた。そして、私自身もなにか自分にできることがないかと漠然と考えていた。

その後、東京都神経科学総合研究所で研究職についてから、ウイルス学や脳神経科学の研究に没頭する中で、シーア・コルボーン著『奪われし未来』が話題となり、新たな環境問題がおこっていることを実感した。環境中の人工化学物質が生命の存続に必須な内分泌系に影響を及ぼしていることを示唆したこの著書は、世界的に大きな話題となったのは多くの方が覚えておられるだろう。このいわゆる環境ホルモン問題は、日本では残念なことに忘れかけられているが、多くの疫学調査と実験研究から実際の影響が確認されており、内分泌系だけでなく神経系、免疫系への影響も懸念されている。世界的にはＷＨＯでも環境ホルモンを大きな課題とし、特に子どもへの影響を懸念して取り組みが進んでおり、ＥＵでは二〇一四年に環境ホルモン作用のある化学物質の規制が始まろうとしている。

自然界では、地球生態系から個々の生き物、その細胞に至るまで、生理的化学物質が合成され、分解され、循環し、物質の輪廻転生をくりかえして、長い地球の歴史がつくられてきた。この四六億年余の地球の歴史の中でたった五〇～六〇年間に、いわゆる先進国の人間がもたらした人工化学物質の莫大な生産は、この均衡を破り、あらゆる生き物に影響を及ぼしてきている。私たち自身も子どもたちも、どれだけ多くの環境化学物質に曝露してしまっているのか？

そして私の子ども時代とはまったく違った健康問題、喘息やアトピー、花粉症などアレルギー疾患、不妊症、さらに発達障害やうつ病など精神疾患が多発しており、その大きな要因として環境化学物質が懸念されている。特に子どもの自閉症やＡＤＨＤなど発達障害の問題は、自分の娘の子育て中も多々耳に入ってきて、気がかりであった。

自然科学の世界では、昔ははっきりした実証が「立て前」となっていたが、現代の地球温暖化のように、厳密な実証がなされるには何年、何十年、何百年かかるか分からない問題では、手遅れになるので、信頼すべき証拠がいくつか出た時点で、「予防原則」を適用して実際の対策を立てるようになった。日欧米の社会で発達障害の子どもの増加が実際に問題になっている現状では、原因を予測できる実証的実験をし、その環境毒性化学物質のヒト脳発達への影響の問題を広く世に問うことが、研究者の一責務であろうと思う。

水俣病の最高裁判決でも示されたように、複雑でよく分かっていない胎児期を含むヒト脳での毒性化学物質による病気・障害の発症でさえ、厳密な実証などなくても因果関係の科学的・社会的判断は合理的にできる。この本にもあるように、因果関係は明白なのだが「有機水銀がどのように胎児性を含む水俣病をおこしたのか」、約六〇年後の現在の最先端の脳神経科学をもってしても、実はまだ良く分かっていないのだ。地球温暖化に対する世界的な取り組みと同様、農薬など環境化学物質の発達神経毒性についても、既に米国小児科学会や欧州食品安全機関が危険性を公表したように、厳密な実証にはまだ不十分な部分があっても、発達障害との因果関係が予測されている以上「予防原則」の適用と実際の対策が必要な課題と確信する。

連れ合いの黒田とは多々論争しながらも、この点では一致して、この本がなんとか出来上がった。まだ至らない点が多々あるであろうが、一つの提言として読んでいただけたら有り難い限りである。なお、本書の内容については著者のみがすべて責任を負うものである。ご意見、ご批判を歓迎する。

私自身がこれまで研究を継続できたことには多くの方のご助力、ご支援があった。ここに全員は載せられず、また連れ合いの謝辞と重なる方々のお名前はここに省かせていただくが、多くの方のご指導や励ましに深謝したい。

お茶の水女子大学では、精子の先体反応を世界で初めて見つけられた団ジーン先生の研究室に入れていただき、ウニの受精に関わる研究に取り組み、先生や先輩から研究者の初歩を教えていただいた。ジーン先生は研究者として素晴らしいだけでなく、社会の動向にも常に関心を向け、ご自分の意見を持っている方であった。またお連れ合いの元都立大総長であり著名な生物学者である団勝磨先生やご家族の話もよくされ、多いに刺激を受けた。お茶大付属の館山臨海実験所では泊まり込みで実験をすることが多く、研究指導していただいた根本心一先生をはじめとする、お茶大生物学科の渡辺洋子先生、米田満樹先生、実験所を切り盛りしていた青山公夫・みどりご夫妻、先輩や仲間、大阪市立大学の団まりな先生や所外からの研究者の方々と、研究だけでなく社会問題などの話が続き、多々勉強になった。団ジーン先生の後任で着任された能村堆子先生には、独立した女性研究者の姿勢を教えていただいた。就職前に研究のご指導をいただいた埼玉大学の石原勝敏先生、末光隆志先生にも感謝を述べたい。

東京都神経科学総合研究所に就職後も、保井孝太郎先生をはじめ多くの諸先生や研究仲間、事務の方々に支えられ、研究を続けてきた。特に脳神経系の発生学の基本をご指導下さり、環境化学物質の脳発達への影響にかかわる研究を続行させて下さった永田功先生、川野仁先生にまず感謝したい。そして現在所属している、公益財団法人・東京都医学総合研究所でも所長田中啓二先生、元副所長石塚典生先生、現副所長新井信隆先生をはじめ多くの諸先生の先駆的研究に刺激を受け、仲間や事務の方々に支えられて研究が続けられた。

中でも環境化学物質の脳発達への研究を理解し、時には討論しながら研究を続けさせて下さった脳発達・神経再生研究分野長、こどもの脳プロジェクトリーダーの林雅晴先生に深謝する。研究以外でも子どもを育てる中で知り合った友人達、環境化学物質の問題に取り組む環境ＮＰＯの方々などから、多くの刺激や力を得たことにも感謝したい。

二〇一四年二月

大雪の後に顔を出した新芽の息吹を感じつつ

THE ETIOLOGY OF INCREASED DEVELOPMENTAL DISORDERS:

Environmental chemicals as a causal factor for "developmental origins of health and diseases (DOHaD)-type synaptic disease" and the "co-development" of functional neuronal networks in the brain

Yoichiro Kuroda
and
Junko Kimura-Kuroda

Summary

This book proposes three general concepts:

1. The recent rapid increase in developmental disorders, including autism spectrum disorders (ASDs), attention deficit/ hyperactive disorders (ADHDs), and learning disorders (LDs) are mainly caused by environmental factors, especially exposure to environmental neurotoxic chemicals during the early developmental stage. Genetic factors provide vulnerability of the developing synapses to neurotoxic chemicals, during their formation and maintenance in neuronal circuits, specific for the disordered function (e.g., social communication ability lacking in ASD). Other synapses develop normally.

2. This leads to the concept of "developmental origins of health and diseases (DOHaD)-type synaptic disease" for the etiology of developmental disorders, which might also be common for schizophrenia, depression, and other psychiatric diseases (at least in part).

3. "Co-development" of higher function modules in the human brain occurs during the developmental process, when branches of neuronal networks interact mutually by chemical information and may compensate for each other to finally achieve normal function. Therefore, developmental processes of the brain are different from child to child, explaining both the heterogeneity and co-morbidity of developmental disorders and individual variation of the human brain / personality.

This "co-development" accomplishes the development of a higher functioning system of the human brain, even if one branch of the module failed to develop normally. This "co-development" system for higher brain function may have been evident when primates evolved to human beings millions of years ago. However, the highest functions of the human brain have not been achieved and the brain remains vulnerable especially to artificial chemicals, such as pesticides and PCB,

which have been exposed to the fetal brain only in the past few decades of human history. This explains why the increase in developmental disorders closely follows the trend of the increase of human exposure to neurotoxic chemicals.

In the US, Japan, European countries, and Korea, the incidence of developmental disorders such as ASDs has increased in recent decades. The cause of the increase is mainly environmental for those with a genetic predisposition. Hundreds of genes have been reported as "autism related". Genes associated with synaptogenesis for higher brain functions that are impaired in children's brain disorders may lead to vulnerability for these disorders. Environmental factors include nurture, parental age, nutrition, infection, and so forth, and environmental chemicals are the most likely risk factors, because of their rapid increase in the past 70 years and the evidence-based various epidemiological and animal model studies.

The unique vulnerability of synaptogenesis and synaptic plasticity in the developing human brain to environmental chemicals is recognized as the cause of developmental disorders, including ASDs. Various reports have indicated that environmental chemicals, including heavy metals, polychlorinated biphenyls (PCBs), and pesticides, trigger developmental disorders. Epidemiological data have shown that children exposed to organophosphate pesticides have anti-cholinesterase toxicity, and appear to have more risk for ADHD [(1)]. Perinatal exposure to an organophosphate insecticide is suggested to be a causal factor for ASDs in which cholinergic abnormalities are found in the brain. In 2012, the American Academy of Pediatrics published an official statement that indicated that "pesticides are risk factors for developmental disorders"[(2)].

Dysfunctions in corresponding neuronal circuits may explain the symptoms of developmental disorders, which often show heterogeneity and comorbidity. For ASDs, a unifying model has

been suggested in which higher-order association of the brain, and synapses in particular for correct long-distance projections, are partially disconnected during development. Precise connections of neuronal circuits need exact spatiotemporal gene expressions for synaptogenesis and maintenance of synaptic plasticity. These cascades of gene expressions are finely regulated by many physiological chemicals, including hormones and neurotransmitters. Although these systems are very complex and delicate, they have evolved robustly to facilitate the development of the normal human brain in its natural environment (without exposure to artificial chemicals). However, gene expression can be vulnerable to artificial chemicals that now contaminate the environment and disrupt gene expression needed for normal brain function. Because the fetal and infant blood-brain barrier is not yet well developed, various environmental chemicals can easily enter the brain from the mother. Exposure to these chemicals during the perinatal period can cause functional deficits at doses much lower than those affecting the adult brain.

PCBs and their metabolites, hydroxy-PCBs, have a similar chemical structure to thyroid hormone (TH). Insufficient TH in the perinatal brain can cause severe developmental disorders, such as cretinism with mental retardation. TH is known to bind to the TH response element on DNA and regulate downstream gene expressions. Using reporter gene assays, very low doses of PCBs and hydroxy-PCBs have been shown to inhibit TH-regulated gene expression [(3)]. In addition, similar doses of hydroxy-PCBs have been shown to inhibit TH-dependent dendrite extensions of cerebellar Purkinje neurons [(4)]. TH can stimulate synapse formation in cultured cortical neurons. A low dose of hydroxy-PCB can inhibit synapse formation. Considerable amounts of PCB derivatives have been detected in human cerebrospinal fluid (CSF). In contrast to plasma, higher concentrations of hydroxy-PCB congeners were found in human CSF than PCBs. Social behavior in monkeys was observed in

offspring born to mothers exposed to different levels of PCBs in plasma. These offspring showed difficulty in communicating with other offspring [(5)]. These data suggest that perinatal brain exposure to PCBs causes failure of synapse formation/maintenance of long-distance projections through inhibition of TH-regulated gene expressions, resulting in increased ASDs and other developmental disorders.

Gene expression during brain development can be disrupted by many other environmental chemicals. Insecticides such as pyrethroids repress activity-dependent brain-derived neurotrophic factor and c-fos gene expressions, which are important for learning and memory [(6)].

Neonicotinoids, which are recently introduced pesticides, bind nicotinic acetylcholine receptors, including human receptors, which are distributed widely in the central and peripheral nervous systems. Two types of neonicotinoids were reported to disrupt cholinergic synaptic transmission in the developing brain [(7)]. These neonicotinoids disrupt expression of many synaptogenesis-related genes, which were detected by whole genome gene expression microarray [(8)]. In 2013, the European Food Safety Authority (EFSA) considered developmental neurotoxicity of the two neonicotinoids and recommended more stringent regulations [(9)]. Epidemiological reports of organophosphates suggest that anti-cholinergic pesticides are possible causal factors for developmental disorders. Neuropathological data support the concept that cholinergic systems are disturbed by nicotine in the developing cortex of ASD and ADHD individuals.

Heterogeneity and comorbidity of ASD symptoms can be explained by differences and combinations of dysfunctional neural circuits, caused by different genetic backgrounds, different types and doses of neurotoxic chemicals (e.g., PCBs, pesticides, methylmercury), and different spatiotemporal exposures in the developing brain. During the evolutionary processes, the development of brain functions evolved rather

robust "co-development" systems against environmental changes. Because such changes are so slow, the brain can evolve "co-development" systems, which rescue disorders of one sub-system of the developmental branch by interaction and compensation by other sub-systems. Development of each sub-system needs a large number of gene expressions, therefore this increases the risk of mutations, perhaps by natural radiation. Therefore, without the "co-development" system, the developmental processes of the human brain may be more fragile to environmental changes, including exposures to toxic chemicals, such as mercury and lead.

In the past 70 years, pollution by new artificial chemicals, such as pesticides and PCBs, has increased in our environment more rapidly than the human nervous system can adapt. Therefore, neurotoxic chemicals can impair the most vulnerable part of the human brain, such as regions associated with higher functions evolved more recently, as follows: 1) Social interaction, communication, language, higher behavioral control, and inhibition are impaired in ASDs. 2) Continuous attention and inhibition of hyperactivity are impaired in ADHD. 3) Reading, writing letters, and mathematics are impaired in LD.

ASDs, ADHD, and other developmental disorders can possibly be prevented when the causal factors are environmental. Avoiding exposure to chemicals with developmental neurotoxicity, such as pesticides and PCBs, is generally recommended. Furthermore, "de novo" DNA mutations in germline cells and infant somatic cells appear to be a risk factor for developmental disorders. Avoiding exposure to genotoxic chemicals and radiation may aid in preventing developmental disorders.

It is well known that synaptogenesis is most active in the infant brain and synaptic plasticity is very high during children's brain development. The concept of "DOHaD-type synaptic disease" may lead to the possibility of preventing autism and other developmental disorders.

References

1. Bouchard MF, Bellinger DC, Wright RO, and Weisskopf MG. Attention-deficit/hyperactivity disorder and urinary metabolites of organophosphate pesticides. Pediatrics. 2010;125(6):e1270-7.
2. Council on Environmental Health. Pesticide exposure in children. Pediatrics. 2012;130(6):e1757-63.
3. Iwasaki T, Miyazaki W, Takeshita A, Kuroda Y, and Koibuchi N. Polychlorinated biphenyls suppress thyroid hormone-induced transactivation. Biochem Biophys Res Commun. 2002;299(3):384-8.
4. Kimura-Kuroda J, Nagata I, and Kuroda Y. Disrupting effects of hydroxy-polychlorinated biphenyl (PCB) congeners on neuronal development of cerebellar Purkinje cells: a possible causal factor for developmental brain disorders? Chemosphere. 2007;67(9):S412-20.
5. Nakagami A, Koyama T, Kawasaki K, Negishi T, Ihara T, Kuroda Y, and Yoshikawa Y. Maternal plasma polychlorinated biphenyl levels in cynomolgus monkeys (Macaca fascicularis) affect infant social skills in mother-infant interaction. Dev Psychobiol. 2011;53(1):79-88.
6. Imamura L, Yasuda M, Kuramitsu K, Hara D, Tabuchi A, and Tsuda M. Deltamethrin, a pyrethroid insecticide, is a potent inducer for the activity-dependent gene expression of brain-derived neurotrophic factor in neurons. J Pharmacol Exp Ther. 2006;316(1):136-43.
7. Kimura-Kuroda J, Komuta Y, Kuroda Y, Hayashi M, and Kawano H. Nicotine-like effects of the neonicotinoid insecticides acetamiprid and imidacloprid on cerebellar neurons from neonatal rats. PLoS One. 2012;7(2):e32432.
8. Kimura-Kuroda J, Komuta Y, Kuroda Y, Nishito Y, Kawano H, and Hayashi M. Exposure of neonicotinoid pesticide, imidacloprid and acetamiprid, disrupts gene expression profiles in cerebellar cultures from neonatal rats. The 36th annual Meeting of the Japan Neuroscience Society. 2013.
9. EFSA Panel on Plant Protection Products and their Residues. Scientific Opinion on the developmental neurotoxicity potential of acetamiprid and imidacloprid EFSA Journal. 2013;11(12):51.

【文献】

はじめに

1. Council on Environmental Health. *Pediatrics* 130, e1757-1763 (2012).
2. M. F. Bouchard et al. *Pediatrics* 125, e1270-1277 (2010).
3. J. R. Roberts, C. J. Karr. *Pediatrics* 130, e1765-1788 (2012).
4. EFSA Panel on Plant Protection Products and their Residues. *EFSA Journal* 11, 51 (2013).
5. 黒田洋一郎 , *アルツハイマー病* . 岩波新書 , (1998).

1 章

6. N. Takahashi *et al. Science* 335, 353-356 (2012).
7. 桜井芳雄 , *脳と機械をつないでみたら* . 岩波現代全書 , (2013).
8. Y. Sakurai, S. Takahashi. *J Neurosci* 26, 10141-10153 (2006).
9. M. Larkum. *Trends Neurosci* 36, 141-151 (2013).
10. Hirabayashi *et al. Science* 341, *191-195* (2013)
11. ベアー , M.F. ら , *ベアー コノーズ パラディーソ神経科学 : 脳の探求* . 訳 加藤宏司ら , 西村書店 , (2007).
12. 黒田洋一郎 , 木村 - 黒田純子 . *科学* 83, 693-708 (2013).
13. 村上富士夫 , *脳はこうしてつくられる* . 羊土社 , (1998).
14. T. V. Bliss, T. Lomo. *J Physiol* 232, 331-356 (1973).
15. M. Ito et al. *J Physiol* 324, 113-134 (1982).
16. S. Fujii et al. *Exp Brain Res* 111, 305-312 (1996).

17a. 小倉明彦 , 冨永恵子 , *記憶の細胞生物学* . 朝倉書店 , (2011).
17b. 小倉明彦、冨永（吉野）恵子、*科学* 84, 256-262 (2014).

18. 井ノ口馨 , *記憶をコントロールする* . 岩波書店 , (2013).
19. 黒田洋一郎 . *Brain Medical* 3, 13-20 (1991).
20. F. Crick. *Biosci Rep* 8, 531-535 (1988).
21. 藤井聡 . *Brain Medical* 5, 257-266 (1993).

22a. 瀬川昌也 . *Brain Medical* 16, 285-291 (2004).
22b. 瀬川昌也 . *神経内科* 71, 123-130 (2009).
22c. 瀬川昌也 . *Clinical Neuroscience* 31, 228-232 (2013).

23. 池谷裕二、脳の世紀推進会議編：*『脳を知る・創る・守る・育む』* 14、87-104, クバプロ（2013)

24, Y. Kuroda, *Neurochem Int.*, 14:309-319, (1989)

2 章

25. 平岩幹男 , *自閉症スペクトラム障害* . 岩波書店 , (2012).
26. 春原則子 . *Brain Medical* 24, 337-342 (2012).
27. A. L. Murray *et al. J Autism Dev Disord* 44, 55-64 (2014).
28. Baron-Cohen, S., *自閉症スペクトラム入門* . 訳 水野薫ら , 中央法規出版 , (2011).
29. S. Lundstrom *et al. Arch Gen Psychiatry* 69, 46-52 (2012).
30. Y. Kamio *et al. Acta Psychiatr Scand* 128, 45-53 (2013).
31. 神尾陽子ら . *精神神経学雑誌* 115, 601-606 (2013).
32. 神尾陽子ら . *最新医学* 68, 2080-2087 (2013).
33. 原仁 , *発達障害専門医 Dr. 原の臨床覚書 (メモ)*. 明治図書出版 , (2011).
34. M. Roy *et al. Psychiatr Danub* 25, 133-141 (2013).
35. E. Courchesne *et al. JAMA* 290, 337-344 (2003).
36. 高木隆郎ら , *自閉症と発達障害研究の進歩* . 星和書店 , (2006).
37. R. Iwanaga *et al. Psychiatry Clin Neurosci* 67, 203-209 (2013).

38. L. Pina-Camacho *et al. J Autism Dev Disord* 42, 1326-1341 (2012).
39. 杉山登志郎 , *発達障害の子どもたち* . 講談社現代新書 , (2007).
40. 高橋三郎ら ., *DSM-IV-TR 精神疾患の分類と診断の手引* . 医学書院 , (2003).
41. 神田橋條治 , *精神科診断面接のコツ* . 岩崎学術出版社 , (1994).
42. 神尾陽子 , *教育と医学 61*, 264-274, (2013)

3 章

43a. M. Elsabbagh *et al. Autism Res* 5, 160-179 (2012).
43b. K. M. Keyes *et al. Int J Epidemiol* 41, 495-503 (2012).
44. K. Nomura *et al. Brain & development*, Epub ahead of print(2013).
45. Y. Kita *et al. Brain* 136, 3696-3708 (2013).
46. S. N. Visser *et al. J Am Acad Child Adolesc Psychiatry.* 53, 34-46.e32 (2014).
47. M. E. McDonald, J. F. Paul. *Environ Sci Technol* 44, 2112-2118 (2010).
48. R. Perou *et al. MMWR Surveill Summ* 62 Suppl 2, 1-35 (2013).
49. H. Honda *et al. Dev Med Child Neurol* 47, 10-18 (2005).
50. 杉山登志郎 , *発達障害のいま* . 講談社現代新書 , (2011).
51. 坂爪一幸 . *早稲田教育評論* 26, 21-32 (2012).
52. 土屋賢治 . *教育と医学* 61, 286-295 (2013).
53. Y. C. Chen *et al. Journal of the Formosan Medical Association* 91, 704-707 (1992).
54. S. Folstein, M. Rutter. *J Child Psychol Psychiatry* 18, 297-321 (1977).
55. H. Honda *et al. J Child Psychol Psychiatry* 46, 572-579 (2005).
56. Lancet editor. *Lancet* 375, 445 (2010).
57. W. Jones, A. Klin. *Nature*, 504, 427-431 (2013).
58. I. Hertz-Picciotto, L. Delwiche. *Epidemiology* 20, 84-90 (2009).
59. S. Lundstrom *et al. J Child Psychol Psychiatry* 51, 850-856 (2010).
60. J. Christensen *et al. JAMA* 309, 1696-1703 (2013).
61. 河村雄一ら . *精神神經學雜誌* 111, 479-485 (2009).
62. 文部科学省 . 平成３０年度全国特別支援学級設置学校長協会資料 http://zent2014.xsrv.jp/htdocs/?action=common_download_main&upload_id=399.
63. *通常の学級に在籍する発達障害の可能性のある特別な教育的支援を必要とする児童生徒に関する調査結果について* , 文科省 , http://www.mext.go.jp/a_menu/01_m.htm (2012)
64. Y. S. Kim *et al. Am J Psychiatry* 168, 904-912 (2011).
65. OECD. http://www.oecd-ilibrary.org/ (2008).
66. Y. Kuroda. *1st. International Future Research Conference*, (1970).

4 章

67. R. Feil, M. F. Fraga. *Nat Rev Genet* 13, 97-109 (2011).
68. ヘッブ , D.O. , *行動学入門 : 生物科学としての心理学* . 訳 白井常 , 紀伊國屋書店 , (1979).
69. A. Kong *et al. Nature* 488, 471-475 (2012).
70. B. J. O'Roak *et al. Nature* 485, 246-250 (2012).
71. A. Poduri *et al. Science* 341, 1237758 (2013).
72. A. Bremer *et al. Am J Med Genet B Neuropsychiatr Genet* 156, 115-124 (2011).
73. B. Wisniowiecka-Kowalnik *et al. Medycyna wieku rozwojowego* 17, 207-223 (2013).
74. J. J. Michaelson *et al. Cell* 151, 1431-1442 (2012).
75. S. Inoue *et al. Transgenic Res* 17, 817-826 (2008).
76a. 松崎早苗ら . *環境ホルモン* , 藤原書店 , 4, 81-104 (2004).

76b. 黒田洋一郎 . *科学* 73, 1234-1243 (2003).
77. 原田正純 , *水俣病* . 岩波新書 , (1972).
78. F. I. Roullet *et al. Neuroscience* 170, 514-522 (2010).
79. 明和政子 , *まねが育むヒトの心* . 岩波ジュニア新書、(2012)
80. M. W. Wan *et al. Res Dev Disabil* 33, 924-932 (2012).
81. 星野仁彦ら , *学習障害・MBD の臨床* . 新興医学出版社 , (1992).
82. 菅原ますみ , *子ども期の養育環境と QOL*. 金子書房 , (2012).
83. シング , J.A.L., *狼に育てられた子:カマラとアマラの養育日記* . 訳 中野善達ら , 福村出版 , (1977).
84. 酒井邦嘉 , *言語の脳科学* . 中公新書 , (2002).
85. 小西行郎 , *早期教育と脳* . 光文社 , (2004).
86. A. H. Marques *et al. Front Neurosci* 7, 120 (2013).
87. F. Mora *et al. Brain Res* 1476, 71-85 (2012).
88. J. A. Cummings *et al. Front Neuroendocrinol* 31, 440-451 (2010).
89. ラター , M., *Gene and Behaviror, Nature -Nurture Interplay Expand, 遺伝子は行動をいかに語るか* . 訳 安藤寿康 , Blackwell (2006), 培風館 , (2009).
90. J. Hallmayer *et al. Arch Gen Psychiatry* 68, 1095-1102 (2011).
91. 安藤寿康 , *心はどのように遺伝するか* . 講談社ブルーバックス , (2000).
92. バーカー , D. J. P., *胎内で成人病は始まっている:母親の正しい食生活が子どもを未来の病気から守る* . 訳 福岡秀興ら , ソニー・マガジンズ , (2005).
93. M. C. del Rosario *et al. Metabolism*, On line press (2014).
94. H. Jaaro-Peled *et al. Trends Neurosci* 32, 485-495 (2009).
95. N. J. Brandon, A. Sawa. *Nat Rev Neurosci* 12, 707-722 (2011).
96. 神田橋條治、*臨床精神医学*、38, 349-365(2009)
97. 加藤進昌 , 大人のアスペルガー症候群 . 講談社 +α 文庫 , (2012).
98. 星野仁彦 . *Brain Medical* 24, 331-335 (2012).

5章

99. T. C. Sudhof. *Nature* 455, 903-911 (2008).
100. ルリア , A. R., *偉大な記憶力の物語:ある記憶術者の精神生活* . 訳 天野清 , 文一総合出版(1983), 岩波書店 , (2010).
101. W. E. Kaufmann *et al. Brain & development* 27 Suppl 1, S77-s87 (2005).
102. R. Lu *et al. Proc Natl Acad Sci U S A* 101, 15201-15206 (2004).
103. K. Muramoto *et al. Biochem Biophys Res Commun* 205, 1467-1473 (1994).
104. B. M. Neale *et al. Nature* 485, 242-245 (2012).
105. G. Huguet *et al. Annu Rev Genomics Hum Genet*, 14, 191-213 (2013).
106. C. Yoshida, M. Takeichi. *Cell* 28, 217-224 (1982).
107. M. Takeichi. *Nat Rev Neurosci* 8, 11-20 (2007).
108. T. Yagi. *J Neurogenet* 27, 97-105 (2013).
109. T. Yagi. *Front Mol Neurosci* 5, 45 (2012).
110. A. Ito-Ishida *et al. Neuron* 76, 549-564 (2012).
111. K. Tominaga-Yoshino *et al. Hippocampus* 18, 281-293 (2008).
112. N. Hirokawa *et al. Neuron* 68, 610-638 (2010).
113. J. Veenstra-VanderWeele *et al. Mol Psychiatry* 4, 64-67 (1999).
114. E. L. Nurmi *et al. Mol Psychiatry* 8, 624-634, 570 (2003).
115. D. H. Yasui *et al. Human molecular genetics* 20, 4311-4323 (2011).
116. M. A. Robichaux, C. W. Cowan. *Current topics in behavioral neurosciences*, Epub ahead of print (2013).
117. 加藤忠史 , *動物に「うつ」はあるのか:「心の病」がなくなる日* . PHP 新書 , (2012).

118. S. J. Baudouin *et al. Science* 338, 128-132 (2012).
119. J. Peca *et al. Nature* 472, 437-442 (2011).
120. 内匠透 . *日本神経精神薬理学雑誌* 31, 219-222 (2011).
121. M. Yamashita *et al. Psychopharmacology* 227, 741-749 (2013).
122. B. O'Neill, H. H. Gu. *Pharmacology, biochemistry, and behavior* 103, 455-459 (2013).
123. K. Miyazaki *et al. Int J Dev Neurosci* 23, 287-297 (2005).
124. N. Guo *et al. J Neurosci* 33, 6691-6704 (2013).
125. M. Fromer *et al. Nature*, 506, *179-184* (2014).
126. A. Hayashi-Takagi *et al. Communicative & integrative biology* 4, 211-212 (2011).

6 章

127a. 十一元三 . *科学* 77, 305-310 (2007).
127b. E.J. Sonuga-Barke *et al. J Am Acad Child Adolesc Psychiatry* 49,345-355 (2010)
127c. 橋本竜作、*Brain Medical* 24, 323 ～ 329（2007）
128. フリス , U., *ウタ・フリスの自閉症入門 : その世界を理解するために* . 訳 神尾陽子ら , 中央法規出版 , (2012).
129. 千住淳 , *社会脳の発達* . 東京大学出版会 , (2012).
130a. P.Shaw *et al. Proc Natl Acad Sci USA* 104,19649-19654 (2007)
130b. K. Suzuki *et al. Arch Gen Psychiatry* 68, 306-313 (2011).
131. P. Shih *et al. Biol Psychiatry* 70, 270-277 (2011).
132. M. A. Just *et al. Neuroscience and biobehavioral reviews* 36, 1292-1313 (2012).
133. M. Kikuchi *et al. PLoS One* 8, e56087 (2013).
134. B. Keehn *et al. Frontiers in human neuroscience* 7, 444 (2013).
135a. 黒田洋一郎 . *科学* 78, 451-457 (2008).
135b. 黒田洋一郎 . *科学* 74, 1155-1160 (2004).
136. A. L. Alexander *et al. Neurotherapeutics* 4, 316-329 (2007).
137. M. Noriuchi *et al. Brain Res* 1362, 141-149 (2010).
138. A. Matsui *et al. Science* 342, 1114-1118 (2013).
139. 工藤佳久 , *脳とグリア細胞* . 技術評論社 , (2011).
140. 大隅典子 , *脳の発生・発達 : 神経発生学入門* . 朝倉書店 , (2010).
141. 無藤隆ら ., *発達心理学入門* . 東京大学出版会 , (1990).
142 Frankenburg, W.K. *et al. Pediatrics*, 89, 91-97（1992）
143. 岩田誠 , 河村満 , *発達と脳 : コミュニケーション・スキルの獲得過程* . 医学書院 , (2010).
144a. M. Matsuoka *et al. Brain & development* 36, 35-44 (2014).
144b. Y. Moriguchi,K. Hiraki.*Developmental cognitive neuroscience* 1, 153-162 (2011).
145. 正高信男 , *子どもはことばをからだで覚える : メロディから意味の世界へ* . 中公新書 , (2004).
146. 杉山登志郎 , *発達障害の豊かな世界* . 日本評論社 , (2000).
147. 高畑圭輔 , 加藤元一郎 . *Brain Medical* 24, 351-357 (2012).

7 章

148. 藤原武男 , 高松育子 . *保健医療科学* 59, 330-337 (2010).
149a. L. Sheng *et al. Toxicol Sci* 118, 625-634 (2010).
149b. H. Yasuda *et al. Scientific Reports*, 3,1-7 (2013)
150. T. Nomura. *Nature* 296, 575-577 (1982).

151. N. Narita *et al. Pediatr Res* 52, 576-579 (2002).
152. T. Ito *et al. Science* 327, 1345-1350 (2010).
153. R. L. Bromley *et al. Journal of neurology, neurosurgery, and psychiatry* 84, 637-643 (2013).
154. M. R. Favre *et al. Front Behav Neurosci* 7, 88 (2013).
155. K. C. Kim *et al. Mol Neurobiol,* 49, 512-528 (2013).
156. M. A. Edalatmanesh *et al. Brain Res* 1526, 15-25 (2013).
157. O. S. Cohen *et al. Int J Dev Neurosci* 31, 740-750 (2013).
158. A. Oyabu *et al. Int J Dev Neurosci* 31, 202-208 (2013).
159. T. A. Slotkin, F. J. Seidler. *Neurotoxicol Teratol* 34, 232-241 (2012).
160. 柳沢幸雄 , 石川哲ら ., *化学物質過敏症* . 文春新書 , (2002).
161. 石川哲 , 宮田幹夫 , *化学物質過敏症 : ここまできた診断・治療・予防法* . かもがわ出版 , (1999).
162. 川島紘一郎 . *日本薬理学雑誌* 127, 368-374 (2006).
163. I. Wessler, C. J. Kirkpatrick. *Br J Pharmacol* 154, 1558-1571 (2008).
164. O. Boucher *et al. Environ Health Perspect* 120, 1456-1461 (2012).
165. P. Grandjean *et al. Neurotoxicol Teratol* 19, 417-428 (1997).
166. G. C. Windham *et al. Environ Health Perspect* 114, 1438-1444 (2006).
167. A. L. Roberts *et al. Environ Health Perspect* s, 978-984 (2013).
168. A. Chen *et al. Environ Health Perspect* 121, 181-186 (2013).
169. L. Pochini *et al. Toxicol Mech Methods* 23, 68-76 (2013).
170. M. F. Denny, W. D. Atchison. *Neurotoxicology* 17, 47-61 (1996).
171. Y. C. Chen *et al. JAMA* 268, 3213-3218 (1992).
172. A. Hisada *et al. Int J Hyg Environ Health,* Epub ahead of print (2013).
173. A. Nakagami *et al. Dev Psychobiol* 53, 79-88 (2011).
174. T. Tanida *et al. Journal of applied toxicology : JAT* 34, 117-126 (2014).
175. T. Endo *et al. PLoS One* 7, e50741 (2012).
176. A. Haijima *et al. Neurotoxicology* 31, 385-390 (2010).
177. D. M. Walker, A. C. Gore. *Nat Rev Endocrinol* 7, 197-207 (2011).
178a. T. Iwasaki *et al. Biochem Biophys Res Commun* 299, 384-388 (2002).
178b. W. Miyazaki *et al. J Biol Chem* 279, 18195-18202 (2004).
179. K. Ibhazehiebo *et al. Environ Health Perspect* 119, 168-175 (2011).
180. S. Takeuchi *et al. Toxicology* 289, 112-121 (2011).
181. F. Fonnum *et al. J Toxicol Environ Health A* 69, 21-35 (2006).
182. 加須屋実 , *環境毒性学 : 複合汚染の恐怖* . 日刊工業新聞社 , (1977).
183. S. C. Gilfillan. *J Occup Med* 7, 53-60 (1965).
184. 金子史朗 , *ポンペイの滅んだ日* . 東洋書林 , (2001).
185. J. O. Nriagu. *New England Journal of Medicine* 308, 660-663 (1983).
186. M. Weitzman *et al. Jama* 269, 1647-1654 (1993).
187. C. F. Needles. *Pediatrics* 91, 855-856 (1993).
188. R. Ronchetti *et al. Acta paediatrica* (Oslo, Norway : 1992). *Supplement* 95, 45-49 (2006).
189. L. Schnaas *et al. Environ Health Perspect* 114, 791-797 (2006).
190. G. Pottier *et al. PLoS One* 8, e67501 (2013).
191. 藤田博美 . *医学のあゆみ* 202, 915-917 (2002).
192. M. T. Miller, K. K. Stromland. *Curr Opin Ophthalmol* 22, 356-364 (2011).
193. T. Matsutani *et al. J Neurochem* 34, 950-956 (1980).
194. 永江誠司 . *福岡教育大学紀要* 51, 207-216 (2002).
195. P. I. Yakovlev, A. Lecours, *The myelogeneic cycles of regional maturation*

*of the brain.*Oxford Blackwell, (1967).
196. N. Kerekes *et al. Comprehensive psychiatry* 54, 1140-1147 (2013).
197. 井上達 . *科学* 79, 1022-1028 (2009).
198. 田代朋子 , 黒田洋一郎 . *科学* 74, 28-37 (2004).
199. 井上達 , 平林容子 . *科学* 82, 1078-1092 (2012).

8 章

200. K. Polanska *et al. Int J Occup Med Environ Health* 26, 16-38 (2013).
201. 木村 - 黒田純子 , 黒田洋一郎 . *科学* 83, 818-832 (2013).
202a. D. A. Rossignol, R. E. Frye, *Mol Psychiatry* 17, 389-401 (2012).
202b. D. A. Rossignol *et al., Translational psychiatry* 4, e360 (2014)
203. J. F. Shelton *et al. Environ Health Perspect* 120, 944-951 (2012).
204a. D. B. Noriega, H. F. Savelkoul. *European journal of pediatrics* 173, 33-43 (2014).
204b. K.Suzuki, *J AMA Psychiatry.* 70, 49-58 (2013)
205. P. C. Badgujar *et al. Environ Toxicol Pharmacol* 35, 408-418 (2013).
206. C. Coscolla *et al. J Chromatogr A* 1200, 100-107 (2008).
207. I. Voineagu *et al. Nature* 474, 380-384 (2011).
208. J. Tokumoto *et al. J Vet Med Sci* 75, 755-760 (2013).
209. J. M. Ross *et al. Nature* 501, 412-415 (2013).
210. C. Giulivi *et al. Jama* 304, 2389-2396 (2010).
211a. 森千里 , 戸高恵美子 , *へその緒が語る体内汚染 : 未来世代を守るために* . 技術評論社 , (2008).
211b. 森千里、*胎児の複合汚染、子宮内環境をどう守るか* , 中公新書 , (2002)
212 J. M. Braun *et al. Environ Health Perspect,* Epub ahead of print (2014).
213a. M. F. Bouchard *et al. Environ Health Perspect* 119, 1189-1195 (2011).
213b. S. M. Engel *et al. Environ Health Perspect* 119, 1182-1188 (2011).
214. V. Rauh *et al. Environ Health Perspect* 119, 1196-1201 (2011).
215. C. Song *et al. Mol Pharmacol* 77, 621-632 (2010).
216a. D. Crews *et al. Proc Natl Acad Sci U S A* 109, 9143-9148 (2012).
216b. J. R. Richardson *et al., JAMA neurology*, Epub ahead of print (2014)
217. J. B. Dwyer *et al. Pharmacol Ther* 122, 125-139 (2009).
218. J. R. Suarez-Lopez *et al. Pediatrics* 132, e1649-1658 (2013).
219. 紺野信弘 . *日本衛生学雑誌* 57, 645-654 (2003).
220. C. J. Winrow *et al. Nat Genet* 33, 477-485 (2003).
221. L. Imamura *et al. J Pharmacol Exp Ther* 316, 136-143 (2006).
222. S. Imanishi *et al. Environ Toxicol* 28, 617-629 (2013).
223. 藤井儔子 , 中木敏夫 . *周産期医学* 29, 462-468 (1999).
224. R. J. Gill *et al. Nature* 491, 105-108 (2012).
225. M. Henry *et al. Science* 336, 348-350 (2012).
226. P. R. Whitehorn *et al. Science* 336, 351-352 (2012).
227. D. Mitsushima *et al., Nature commu* 4, 2760 (2013).
228. E. Palma *et al. Current drug targets* 13, 579-586 (2012).
229. E. X. Albuquerque *et al. Physiol Rev* 89, 73-120 (2009).
230. M. Lee *et al. Brain* 125, 1483-1495 (2002).
231. T. McLaughlin *et al. Neuron* 40, 1147-1160 (2003).
232. A. F. Lozada *et al. J Neurosci* 32, 7651-7661 (2012).
233. Y. Momose-Sato *et al. Eur J Neurosci* 35, 1230-1241 (2012).
234. H. Morishita *et al. Science* 330, 1238-1240 (2010).
235. 三澤日出巳 . *医学のあゆみ* 237, 1053-1056 (2011).

236. F. C. Bandiera *et al. Archives of pediatrics & adolescent medicine* 165, 332-338 (2011).
237. J. E. Bruin *et al. Toxicol Sci* 116, 364-374 (2010).
238. K. Yoshimasu *et al. Attention deficit and hyperactivity disorders* 1, 223-231 (2009).
239. E. R. Polina *et al. Neuromolecular medicine*, Epub ahead of print (2013).
240. R. J. Neuman *et al. Biol Psychiatry* 61, 1320-1328 (2007).
241. A. E. Kalkbrenner *et al. Environ Health Perspect* 120, 1042-1048 (2012).
242a. J. Cao *et al. Int J Neuropsychopharmacol* 14, 157-174 (2011).
242b. J. Zhu *et al. J Neurosci* 32, 9410-9418 (2012).
243a K. A. Chase, R. P. Sharma, *Int J Neuropsychopharmacol* 16, 1129-38 (2013).
243b. J. Zhu *et al., J Neurosci* 34, 2768-73 (2014).
244. K. Taira *et al. PLoS One* 8, e80332 (2013).
245. 平久美子 . *臨床環境医学* 21, 24-34 (2012).
246. P. Li *et al. J Neurosci Res* 89, 1295-1301 (2011).
247. J. Kimura-Kuroda *et al. PLoS One* 7, e32432 (2012).
248. M. B. Abou-Donia *et al. J Toxicol Environ Health A* 71, 119-130 (2008).
249. T. Tanaka. *Toxicol Ind Health* 28, 697-707 (2012).
250a. K. A. Ford, J. E. Casida. *Chem Res Toxicol* 19, 944-951 (2006).
250b. M. Tomizawa, J. E. Casida. *Annu Rev Entomol* 48, 339-364 (2003).
251. A. P. Keil *et al., Environmental Health* 13, 3:1-10 (2014)

9章

252. 堤治 , *環境生殖学入門* . 朝日出版社 , (2005).
253. A. Kitayama *et al. Int Arch Occup Environ Health* 84, 927-935 (2011).
254. 渡邉泉 , *いのちと重金属 : 人と地球の長い物語* . 筑摩書房 , (2013).
255. M. Kawahara *et al. J Biol Chem* 275, 14077-14083 (2000).
256. 正田孝明ら . *日本臨床* 62, 183-189 (2004).
257a. S. Zaidi *et al. Nature* 498, 220-223 (2013).

10章

257b. D. Fein *et al. J Child Psychol Psychiatry* 54, 195-205 (2013)
258. 関啓子 ,*「話せない」と言えるまで : 言語聴覚士を襲った高次脳機能障害* . 医学書院 , (2013).
259. 津本忠治 , *脳と発達 : 環境と脳の可塑性* . 朝倉書店 , (1986).
260. R. Lewin. *Science* 210, 1232-1234 (1980).
261. D. H. Hubel, T. N. Wiesel. *J Physiol* 206, 419-436 (1970).
262. P. R. Huttenlocher *et al. Neurosci Lett* 33, 247-252 (1982).
263. T. Elbert *et al. Science* 270, 305-307 (1995).
264. A. Sterr *et al. Nature* 391, 134-135 (1998).
265. 榊原洋一 , *子どもの脳の発達臨界期・敏感期 : 早期教育で知能は大きく伸びるのか ?* 講談社 , (2004).
266. T. L. Briones *et al. Brain Res* 1018, 130-135 (2004).
267. 佐々木正美 , *自閉症児のための TEACCH (ティーチ) ハンドブック* . 学習研究社 , (2008).
268. 柘植雅義 , *学習障害 (LD) : 理解とサポートのために* . 中公新書 , (2002).
269. 市川宏伸 , *広汎性発達障害の子どもと医療* . かもがわ出版 , (2004).
270. 神田橋條治 . *臨床精神医学* 36, 417-433 (2007).
271. T. J. Urban, D. B. Goldstein. *Science Translational Medicine* 6, 220ps221 (2014).
272. 市川宏伸 , 内山登紀夫 , *発達障害 : 早めの気づきとその対応* . 中外医学社 ,

(2012).
273. Y. Kamio *et al. J Autism Dev Disord* 44, 194-203 (2014).

資料

274a. 黒田洋一郎 . *科学技術振興機構、戦略的創造研究推進事業終了報告書* , (2005).
274b. Y. Kuroda, *Environmental Science* 10, Suppl. :23-33 (2003).
275. 黒田洋一郎 . *医学のあゆみ* 217, 1007-1013 (2006).
276. 吉川泰弘 . *科学* 74, 43-49 (2004).
277. L. Imamura *et al. J Pharmacol Exp Ther* 295, 1175-1182 (2000).
278. M. Takahashi *et al. J Neurosci Res* 80, 777-788 (2005).
279. M. Takahashi *et al. Toxicology* 257, 17-24 (2009).
280. K. Muramoto *et al. Neurosci Lett* 163, 163-165 (1993).
281. H. P. Robinson *et al. J Neurophysiol* 70, 1606-1616 (1993).
282. M. Ichikawa *et al. Neurosci Res* 16, 95-103 (1993).
283. R. Hosoda *et al. Cell Mol Neurobiol* 23, 895-906 (2003).
284. J. Kimura-Kuroda *et al. Brain Res Dev Brain Res* 154, 259-263 (2005).
285. J. Kimura-Kuroda *et al. Chemosphere* 67, S412-420 (2007).
286. T. Negishi *et al. Toxicol Lett* 160, 233-244 (2006).
287. A. Nakagami *et al. Psychoneuroendocrinology* 34, 1189-1197 (2009).
288. T. Negishi *et al. Environ Toxicol Pharmacol* 14, 99-108 (2003).
289. T. Negishi *et al. Behav Brain Res* 159, 323-331 (2005).
290. T. Negishi *et al. Environ Health Perspect* 112, 1159-1164 (2004).
291. T. Negishi *et al. Neurosci Lett* 328, 21-24 (2002).
292. T. Negishi *et al. J Neurosci Methods* 131, 133-140 (2003).
293. S. Fujii *et al. Neurosci Res* 46, 509-521 (2003).
294. S. Fujii *et al. Brain Res* 999, 20-28 (2004).
295. Y. Kuroda, H. McIlwain. *J Neurochem* 22, 691-699 (1974)
296. 白木博次 . *冒される日本人の脳* 藤原書店 (1998)
297. 時実利彦 . *脳の話* 岩波新書 (1962)
.

＊全ての文献を引用すると膨大になり冗長になるので、適当に選択したことをお断りする。文献がついていないものも、適当なキーワードを入力すれば、PuB Med で該当文献が見つかるはずである。

第 2 版追加引用文献

298. J. Kanno, *The Journal of toxicological sciences 41 (Special)*, Sp105-sp109 (2016).
299. 菅野純 *国立医薬品食品衛生研究所報告* (133), 21-28 (2015).
300. K. Sano, et al., *Frontiers in neuroscience* 10, 228 (2016).
301. G. C. Di Renzo, et al., *International journal of gynaecology and obstetrics* 131 (3), 219-225 (2015).
302. 橋本正則 , *第 22 回環境ホルモン学会研究発表会* (2019).
303. N. Hoshi, et al., *Biological & pharmaceutical bulletin* 37 (9), 1439-1443 (2014).
304. 星信彦 , *野鳥* 779 (11) (2013).
305. A. Abdel-Rahman Mohamed, et al., *Environmental pollution* 221, 15-25 (2017).
306. T. Hirano, et al., *The Journal of veterinary medical science* 77 (10), 1207-

1215 (2015).
307. N. Yoneda,et al. i, *The Journal of veterinary medical science* 80 (4), 634-637 (2018).
308. 久保静花ら, *第 22 回環境ホルモン学会研究発表会* (2019).
309. 宮田怜稀ら, *第 22 回環境ホルモン学会研究発表会* (2019).
310. H. Terayama, et al., *International journal of environmental research and public health* 13 (10) (2016).
311. N. D. Volkow and J. M. Swanson, *The New England journal of medicine* 369 (20), 1935-1944 (2013).
312. K. E. Pelch, et al., *Environmental health perspectives* 127 (4), 46001 (2019).
313. S. Wu, et al., *Acta psychiatrica Scandinavica* 135 (1), 29-41 (2017).
314. R. Wakeford, *Radiation and environmental biophysics* 53 (2), 365-379 (2014).
315. A. Osaka, et al., *Environmental research* 147, 89-96 (2016).
316. A. L. Roberts,et al. , *JAMA psychiatry* 70 (5), 508-515 (2013).
317. 黒田洋一郎, *アルツハイマー病*. (岩波新書, 1998).
318. 黒田洋一郎, 科学 87 (11), 1060-1073 (2017).
319. 黒田洋一郎, 科学 88 (1), 79-99 (2018).
320. T. Stahl, et al., *Environmental sciences Europe* 29 (1), 19 (2017).

第 11 章　文献

321. E. R. Bolte, *Medical hypotheses* 51 (2), 133-144 (1998).
322. N. Pearson, et al., *Autism research* 11 (12), 1602-1620 (2018).
323. F. Liu, et al., *Translational psychiatry* 9 (1), 43 (2019).
324. G. Sharon, et al. , *Cell* 167 (4), 915-932 (2016).
325. D. F. MacFabe, et al., *Behavioural brain research* 176 (1), 149-169 (2007).
326. 渡邉邦友 *Brain and nerve* 68 (6), 623-631 (2016).
327. H. T. Ding, et al., *Journal of autism and developmental disorders* 47 (2), 480-489 (2017).
328. 須藤信行, *腸内細菌学雑誌* 31 (1), 23-32 (2017).
329. E. Y. Hsiao, et al., *Mazmanian*, Cell 155 (7), 1451-1463 (2013).
330. P. Srikantha & M. H. Mohajeri, *International journal of molecular sciences* 20 (9) (2019).
331. *プロピオン酸血症*, (日本先天代謝異常学会).
332. K. A. Foley, et al., *PloS one* 9 (1), e87072 (2014).
333. E. Petit, et al., *PloS one* 8 (1), e54337 (2013).
334. L. S. Abdelli, et al. , *Scientific reports* 9 (1), 8824 (2019).
335. R. E. Frye, et al., *Translational psychiatry* 3, e220 (2013).
336. J. F. Cryan & T. G. Dinan, *Nature reviews. Neuroscience* 13 (10), 701-712 (2012).
337. R. Rachid & T. A. Chatila, *Current opinion in pediatrics* 28 (6), 748-753 (2016).
338. 木村-黒田純子, *地球を脅かす化学物質　発達障害やアレルギー急増の原因*. (海鳴社, 2018).
339. G. Xu, et al., *JAMA network open* 1 (2), e180279 (2018).
340. Y. Lebovitz, et al., *Frontiers in Immunology* 9, 1993 (2018).
341. D. W. Kang, et al., *Scientific reports* 9 (1), 5821 (2019).
342. M. Sgritta, et al., *Neuron* 101 (2), 246-259.e246 (2019).

343. 木村 - 黒田純子 , 科学 89 (10), 933-944 (2019).
344. 木村 - 黒田純子 , 科学 89 (11), 1036-1047 (2019).

【著者略歴】

黒田洋一郎（くろだ・よういちろう）Kuroda Youichiro

1943年、東京都生まれ。1966年、東京大学農学部農芸化学科卒業。1966～68年、東京大学農学系大学院、応用微生物研究所（現：分子細胞生物学研究所）、修士課程修了、農学修士。68～71年、同博士課程所定単位修得退学。71～73年、ロンドン大学精神医学研究所にBritish Council Scholarとして留学。1973年、東京都神経科学総合研究所研究員。76～77年、フランス国立科学研究機構（CNRS）神経化学センター日仏学術交流研究員。78年、医学博士（東京大学医学部）。79年、米国ノースウェスタン大学医学部、客員研究員。2002年の参事研究員での定年退職をまたいで、1999～2005年、科学技術振興機構、CREST研究プロジェクト「内分泌化かく乱物質の脳神経系機能発達への影響と毒性メカニズム」研究代表者。2002～12年、東京都神経科学総合研究所客員研究員。05～07年、東京理科大学MOT大学院客員教授。

専門は記憶など高次機能の脳神経科学、中枢神経毒性学。

現在、環境脳神経科学情報センター代表。

ヒト記憶の分子細胞メカニズム、アルツハイマー病の原因と発症メカニズムなどを研究したが、近年は子どもの脳の発達異常、行動異常への環境化学物質の影響を研究し結果を憂慮している。趣味は国内外の登山、旅行、温泉：花、蝶、鳥などの自然観察。まとめて『私の世界百名山――山と人と花鳥風物』を執筆中（６６山までHPあり）。【著書】『ボケの原因を探る』（岩波新書、1992）、『アルツハイマー病』（岩波新書、1998）、『脳と神経の科学』（共著、オーム社、1997）、『神経細胞死 up to date』（編著、クバプロ）、『生物学のすすめ』（編著、筑摩書房）ほか。

木村 - 黒田純子（きむらくろだ・じゅんこ）Kimura kuroda junko

東京都生まれ。1975年、お茶の水女子大学理学部生物学科卒業、1977年、同大学院理学系生物学修士課程修了。埼玉大学理工学部研究生を経て、1977年より、東京都神経科学総合研究所、微生物学研究室研究職員。1997年より同研究所、脳構造研究部門を経て発生形態研究部門主任。2011年、同研究所の統合に伴い公益財団法人東京都医学総合研究所、脳発達・神経再生研究分野、神経再生研究室、研究員、2013年より同研究所、こどもの脳プロジェクト、研究員。1984年、東京大学にて医学博士号取得。2017年、研究所を退職し、現在、環境脳神経科学情報センター副代表。

専門は、神経発生学、神経毒性学。日本脳炎やエイズウイルスなど神経特異的なウイルスについて研究し成果を上げてきたが、環境問題への関心が強く、ここ15年はPCB、農薬を中心に環境化学物質の脳発達への影響について、細胞レベルから研究を進めてきた。「自分を含み人間が自然界にどうあればいいのか」を生涯のテーマとして、日々悩みつつ研究を進めている。【著書】『地球を脅かす化学物質――発達障害やアレルギー急増の原因』（海鳴社、2018）

発達障害の原因と発症メカニズム
——脳神経科学からみた予防、治療・療育の可能性

2014年5月30日　初版発行
2020年2月20日　2版発行

著者　黒田洋一郎
木村-黒田純子

装幀　前野洋一

発行者　小野寺優
発行所　河出書房新社
〒151-0051　東京都渋谷区千駄ヶ谷2-32-2
電話　03-3404-8611（編集）　03-3404-1201（営業）
http://www.kawade.co.jp

企画・編集・組版　スタジオK
〒180-0016　東京都三鷹市深大寺2-33-27-102
電話　0422-90-5985

印刷・製本　亨有堂印刷所

Printed in Japan
ISBN978-4-309-90992-9